U0377027

Color Atlas of Endo-Otoscopy
Examination–Diagnosis–Treatment

耳内镜彩色图谱
检查、诊断与治疗

主　编　［意］Mario Sanna　　　　　副主编　［意］Fernando Mancini

　　　　［意］Alessandra Russo　　　　　　　　　［日］Hiroshi Sunose

　　　　［意］Antonio Caruso　　　　　　　　　　［意］Enrico Piccirillo

　　　　［意］Abdelkader Taibah　　　　　　　　 ［意］Lorenzo Lauda

　　　　［意］Gianluca Piras　　　　　　　　　　［意］Annalisa Giannuzzi

　　　　　　　　　　　　　　　　　　　　　　　［意］Sampath Chandra Prasad Rao

主　译　钟时勋

译　者　（按姓氏笔画排序）

　　　　王鹏军　左汶奇　刘　军　汤文龙

　　　　严晓虹　李万鑫　时海波　汪照炎

　　　　宋勇莉　陈　阳　赵　宇　钟时勋

世界图书出版公司

西安　北京　上海　广州

图书在版编目（CIP）数据

耳内镜彩色图谱：检查、诊断与治疗 /（意）马里奥·桑纳（Mario Sanna）等主编；钟时勋主译 . —西安：世界图书出版西安有限公司，2021.1
书名原文：Color Atlas of Endo-Otoscopy: Examination–Diagnosis–Treatment
ISBN 978-7-5192-7924-0

Ⅰ . ①耳… Ⅱ . ①马… ②钟… Ⅲ . ①内窥镜—应用—耳疾病—诊疗—图谱 Ⅳ . ① R764-64

中国版本图书馆 CIP 数据核字（2020）第 194547 号

书　　名	耳内镜彩色图谱：检查、诊断与治疗	
	ER NEIJING CAISE TUPU: JIANCHA、ZHENDUAN YU ZHILIAO	
主　　编	[意] Mario Sanna	
	[意] Alessandra Russo	
	[意] Antonio Caruso	
	[意] Abdelkader Taibah	
	[意] Gianluca Piras	
副 主 编	[意] Fernando Mancini	
	[日] Hiroshi Sunose	
	[意] Enrico Piccirillo	
	[意] Lorenzo Lauda	
	[意] Annalisa Giannuzzi	
	[意] Sampath Chandra Prasad Rao	
主　　译	钟时勋	
责任编辑	马元怡	
装帧设计	新纪元文化传播	
出版发行	世界图书出版西安有限公司	
地　　址	西安市锦业路 1 号都市之门 C 座	
邮　　编	710065	
电　　话	029-87214941　029-87233647（市场营销部）	
	029-87234767（总编室）	
网　　址	http://www.wpcxa.com	
邮　　箱	xast@wpcxa.com	
经　　销	新华书店	
印　　刷	陕西金和印务有限公司	
开　　本	889mm×1194mm　1/16	
印　　张	21.75	
字　　数	410 千字	
版次印次	2021 年 1 月第 1 版　2021 年 1 月第 1 次印刷	
版权登记	25-2019-020	
国际书号	ISBN 978-7-5192-7924-0	
定　　价	320.00 元	

医学投稿　xastyx@163.com ‖ 029-87279745　029-87284035
☆如有印装错误，请寄回本公司更换☆

原著作者 Contributors

Antonio Caruso, MD

Otologist and Skull Base Surgeon

Gruppo Otologico

Piacenza and Rome, Italy

Annalisa Giannuzzi, MD, PhD

Otologist and Skull Base Surgeon

Gruppo Otologico

Piacenza and Rome, Italy

Lorenzo Lauda, MD

ENT and Skull Base Surgeon

Gruppo Otologico

Piacenza and Rome, Italy

Fernando Mancini, MD

ENT and Skull Base Surgeon

Gruppo Otologico

Piacenza and Rome, Italy

Enrico Piccirillo, MD

ENT and Skull Base Surgeon

Gruppo Otologico

Piacenza and Rome, Italy

Gianluca Piras, MD

Otologist and Skull Base Surgeon

Gruppo Otologico

Piacenza and Rome, Italy

Sampath Chandra Prasad Rao, MS, DNB, FEB-ORLHNS

ENT and Skull Base Surgeon

Gruppo Otologico

Piacenza and Rome, Italy

Alessandra Russo, MD

Otologist and Skull Base Surgeon

Gruppo Otologico

Piacenza and Rome, Italy

Mario Sanna, MD

Professor of Otolaryngology

Department of Head and Neck Surgery

University of Chieti

Chieti, Italy

Director

Gruppo Otologico

Piacenza and Rome, Italy

Hiroshi Sunose

Department of Otolaryngology

Medical Center East

Tokyo Women's Medical University

Tokyo, Japan

Abdelkader Taibah, MD

Neurosurgeon, Otologist, and Skull Base Surgeon

Gruppo Otologico

Piacenza and Rome, Italy

主 译　钟时勋

译 者　（按姓氏笔画排序）

王鹏军（上海交通大学附属第六人民医院耳鼻咽喉头颈外科）

左汶奇（重庆医科大学附属第一医院耳鼻咽喉科）

刘　军（中国人民解放军总医院耳鼻咽喉头颈外科医学部）

汤文龙（长治医学院附属和平医院神经外科）

严晓虹（四川大学华西医院耳鼻咽喉头颈外科）

李万鑫（中国人民解放军总医院耳鼻咽喉头颈外科医学部）

时海波（上海交通大学附属第六人民医院耳鼻咽喉头颈外科）

汪照炎（上海交通大学医学院附属第九人民医院耳鼻咽喉头颈外科）

宋勇莉（空军军医大学附属西京医院耳鼻咽喉头颈外科）

陈　阳（空军军医大学附属西京医院耳鼻咽喉头颈外科）

赵　宇（四川大学华西医院耳鼻咽喉头颈外科）

钟时勋（重庆医科大学附属第一医院耳鼻咽喉科）

近年来，随着内镜微创技术的发展，耳内镜技术逐渐成为耳科学的热点领域之一，在耳科疾病的诊断和治疗中发挥着重要作用，日益受到各国学者的重视。作为一种新兴技术，我们需要全方位了解其使用，认识其作用，推动其发展。为此，除了要自身努力钻研、不断总结外，更要借鉴先行者的经验，正所谓他山之石，可以攻玉。

意大利的 Mario Sanna 教授是世界知名的耳外科和颅底外科专家，创办了 Gruppo Otologico 耳科中心，并一直领导该中心 30 余年。他虽年逾 70，仍坚持在临床一线工作，并已出版专著 10 多部，发表论文 400 余篇，为耳科学和颅底外科学的发展做出了巨大贡献。在本书中，作者系统总结了耳内镜在耳科疾病诊断和治疗中的应用，除展示了精美的耳内镜图片，还结合影像学资料、显微手术图片、模式图等，对常见耳科疾病的诊治做了深入浅出的分析，深刻体现了意大利流派的学术思想和作者个人的学术理念。

本书译者为国内一批朝气蓬勃的中青年耳科专家，他们紧跟国际发展趋势，学术思想活跃，积极传播新技术、新理念。细读此书，能从中感受到他们丰富的专业知识和严谨的治学态度，我为中国耳科学界有这些中坚力量而倍感欣慰。我非常愿意向广大读者推荐此书，为此欣然作序。

郭东一

随着科学技术的不断发展，各种新设备和新技术层出不穷，极大地推动了耳科学的进步。同样地，耳内镜技术也得到了长足的发展，它既可以用于疾病的检查与诊断，也可以用于手术治疗，因此得到了逐步推广应用。从耳镜检查中，往往可以获得重要线索，为疾病的正确诊断指引方向；而耳内镜手术或内镜辅助下的手术拓宽了耳外科的范畴，成为耳外科的重要组成部分。因此，掌握好耳内镜技术，是成为一名优秀耳外科医生的重要条件。

意大利 Gruppo Otologico 耳科中心主任 Mario Sanna 教授是世界知名的耳外科和颅底外科大师。他带领团队完成了数万例耳外科和颅底外科手术，在业界享有极高的声誉，被誉为现代颅底外科的先驱者之一。本书中全部病例均来自 Gruppo Otologico 耳科中心，所有图片制作精美，并与临床资料紧密结合，图文并茂，对各种疾病的诊断、治疗进行了深入浅出的阐述与讨论，并提出了很多新的理念。

本书由重庆医科大学附属第一医院的钟时勋教授联合国内一批志同道合的中青年耳科专家翻译，他们结合自己的经验和体会精雕细琢，因此是适合耳鼻咽喉科医师、颅底外科医师、儿科医师、全科医师等的案头必备参考书，相信会给读者带来愉悦的体验，因而乐作此序并郑重推荐。

译者序 Preface

　　Mario Sanna 教授是世界知名的耳外科和颅底外科大师，创办了著名的 Gruppo Otologico 耳科中心并一直担任该中心主任。Sanna 教授专注于耳科学、听觉植入及颅底外科疾病的研究与治疗。他是欧洲颅底外科协会及意大利颅底外科协会的创始成员之一，为世界耳科学和颅底外科学的发展做出了巨大贡献，被学术界誉为现代颅底外科的先驱者之一。

　　Sanna 教授一直致力于向全球推广耳外科及颅底外科的先进理念与技术。Gruppo Otologico 中心每年接收多位来自全球各国的学者访问学习。2018 年我受重庆市中青年医学高端人才项目资助，有幸前往该中心访问学习。在一年的时间里，观摩了数百例耳外科及颅底外科手术，并参与了部分手术。除参加该中心举办的多场学术研讨会，还参加了颞骨及颅底解剖培训，完成了数十例尸头解剖。访学期间得到了 Sanna 教授的亲身指点和关怀，近距离感受到了他的渊博学识和人格魅力，令我终身受益。

　　该图谱病例全部来源于 Gruppo Otologico 耳科中心，呈现了耳及颞骨疾病的大量精美耳内镜图片。与常见的图谱不同的是，全书并非简单地堆砌大量的耳内镜检查结果，而是结合了丰富的病例资料，如临床图片、影像学结果、手术图片等，并深入讨论了这些结果对治疗决策和手术方案的影响。读者阅后可从中领会到大师的临床思维和哲学思想。

　　本书适合耳鼻咽喉头颈外科医师、全科医师、儿科医师等参阅。感谢多位国内知名的耳科专家参与翻译。由于时间紧凑，加之译者对原文的理解各有差异，不妥之处望读者见谅并不吝指正。

钟时勋

前 言 Preface

尽管诊断技术和影像检查技术不断发展，但耳内镜检查仍然是诊断耳科疾病的基本方法。每一位耳鼻咽喉科医师、儿科医师，甚至处理耳科疾病的全科医师都应该具备良好的耳内镜检查知识。本图谱来源于 Gruppo Otologico 耳科中心 30 年来治疗耳科和神经耳科疾病的病例，包括了超过 32 000 例手术和 30 万例门诊患者，呈现了影响耳及颞骨的各种疾病的大量耳内镜检查结果。书中每种疾病都列举了大量病例，以便读者能熟悉每种疾病的不同表现。

虽然在某些病例仅凭耳内镜检查就可做出诊断，但在另一些病例中却需要其他一些资料，如病史、听力学及神经影像学检查等。本图谱一个鲜明的特色是适当地将患者的临床图片、影像学诊断和术中发现与耳镜检查结果同时呈现出来。毫无疑问的是，每个患者都应当全面评估，在某些特殊病例中，耳内镜检查结果可能只是"冰山一角"。例如，耳痛、溢液和外耳道肉芽是外耳道炎的表现，如果症状持续存在，特别是在老年患者中，就应该警惕恶性肿瘤的可能。儿童分泌性中耳炎可能只是一单纯疾病，但成人单侧持续的分泌性中耳炎则可能是鼻咽癌的唯一表现。合并有面瘫和感音神经性聋的上鼓室小穿孔可能是岩骨大胆脂瘤的全部表现。耳内息肉可能是与慢性化脓性中耳炎有关的黏膜息肉，也可能是更少见但更危险的颞骨副神经节瘤。鼓室内小肿物可能是解剖异常，如高位颈静脉球，或是颈内动脉畸形，也可能是明确的疾病，如面神经瘤、先天性胆脂瘤，甚至是脑膜瘤。

在每一章中，手术小结列举了处理病变的各种方法。全书的重点放在耳镜图片和临床资料如何影响治疗决策和手术技术上。

本书最后一章是关于术后情况的。由于手术改变了解剖结构，可能对患者造成特殊的困难。此外，耳科医师应能区分正常的术后恢复和需要进一步处理的并发症。

创作本书的目的是为住院医师、专科医师和全科医师提供一本通俗易懂的专业书籍。希望本书能作为他们接触耳科患者第一步的指导书，为他们全面掌握耳科学、神经耳科学、颅底外科学和神经影像学知识提供更广阔的视野。

Russo、Taibah、Caruso 和 Gianluca Piras 医生 (一位去年新加盟的年轻同事) 积极地协助我完成了本书。在此，要特别感谢 Gruppo Otologico 耳科中心的其他同仁对本书做出的贡献，包括 Piccirillo、Lauda、Giannuzzi 和 Prasad 医生。

感谢 Thieme 出版社的 Stephan Konnry 先生的通力合作和协助，也要感谢神经影像学家 Paolo Piazza 的长期合作，以及 Fernando Mancini 制作的精美插图。

Mario Sanna, MD

郑重声明

　　本书提供了相关主题准确及权威的信息。由于医学是不断更新并拓展的领域，因此相关实践操作、治疗方法及药物都有可能会改变，建议读者审查相关主题的最新信息，包括产品的制造商、建议剂量、配方、方法和疗程、不良反应及相关措施。作者、编辑、出版者或经销商不对书中的错误或疏漏以及应用其中信息产生的任何后果负责，关于出版物的内容不作任何明确或暗示的保证。作者、编辑、出版者和经销商不承担由本出版物所造成的任何人身或财产损害责任。

目 录 Contents

1

耳内镜的检查方法

左汶奇　译

1 耳内镜的检查方法

摘 要

本章主要讲述如何进行常规的耳内镜检查。借助显微镜和内镜，可以轻松地研究、记录，并打印检查结果，以便深入分析临床上遇到的每一个病例。正确的耳内镜检查是医生处理所有颞骨和颅底疾病的第一步。

关键词

耳内镜 显微镜 内镜 即时照相

使用额镜或耳内镜进行初步的检查。

在进行准确的耳内镜检查前，应先清洁外耳道。一部分器械可以用于清洁外耳道，如不同型号的耳内镜、环形耳圈、哈特曼耳镊和吸引器头（图 1.1）。如果有反复发作的耳炎病史，笔者更愿意借助显微镜来清洁耳部（图 1.2）。

使用硬质 6cm 长的 0° 内镜（图 1.3），连接视频系统可以使患者看到他或者她耳部的病变（图 1.4）。硬质 30° 内镜能够评估显微镜或 0° 内镜不能观察到的鼓室上隐窝内陷袋（图 1.5）。

手术室也可以快速照相。患者可以得到手术中重要操作步骤的副本，而另一份副本则保存在患者的病历中，并且患者术后随访时也可以照相。因此，每位患者术前、术中及术后的图像资料均可以保存下来。

在过去几年，通过在内镜镜头上安装相机来获取照片（图 1.6）。现在可以用一种笔记本电脑存储器上的数字化的定制系统来收集图片，使在患者的病历资料中收集耳镜检查的图像成为可能。因此，计算机化系统的出现（图 1.7）能够虚拟存储所有的图片或视频，该系统的优势在于可以节约调取、修改和删除图像资料的时间。另外，该系统还有利于更深入地分析临床资料。

一般情况下，检查者坐在患者的一侧，患者的头部略微向对侧倾斜。检查者右手持与相机相接的内镜。用左手环指和中指向后和向外牵拉患者的耳廓以使外耳道变直。内镜从检查者左手食指上方进入患者的外耳道。以这种方式，可以尽可能避免损伤外耳道（图 1.8）。

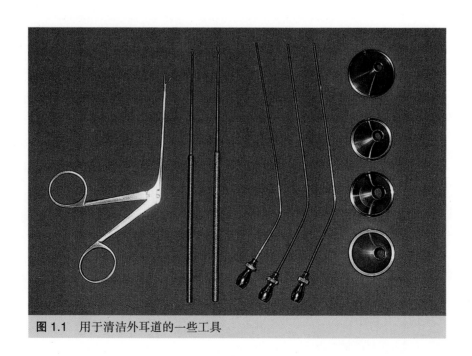

图 1.1 用于清洁外耳道的一些工具

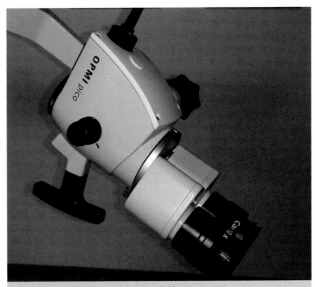

图1.2　辅助清洁耳部的显微镜

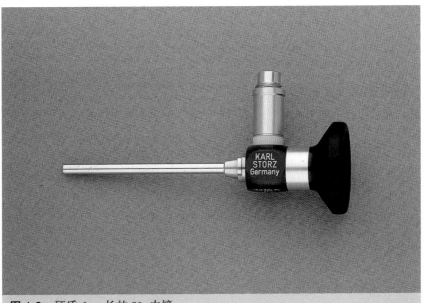

图1.3　硬质6cm长的0°内镜

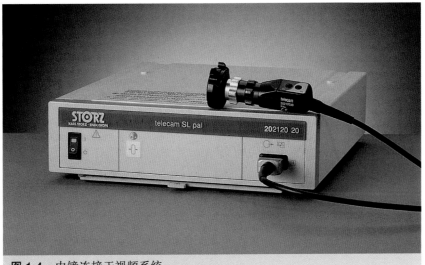

图1.4　内镜连接于视频系统

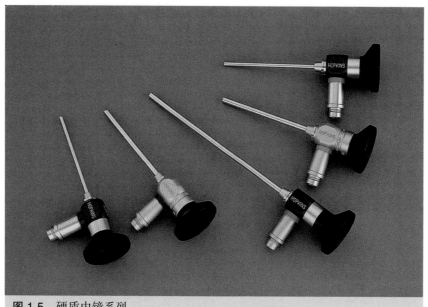

图1.5 硬质内镜系列

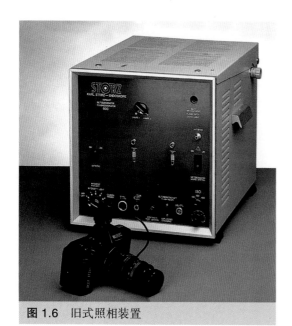

图1.6 旧式照相装置

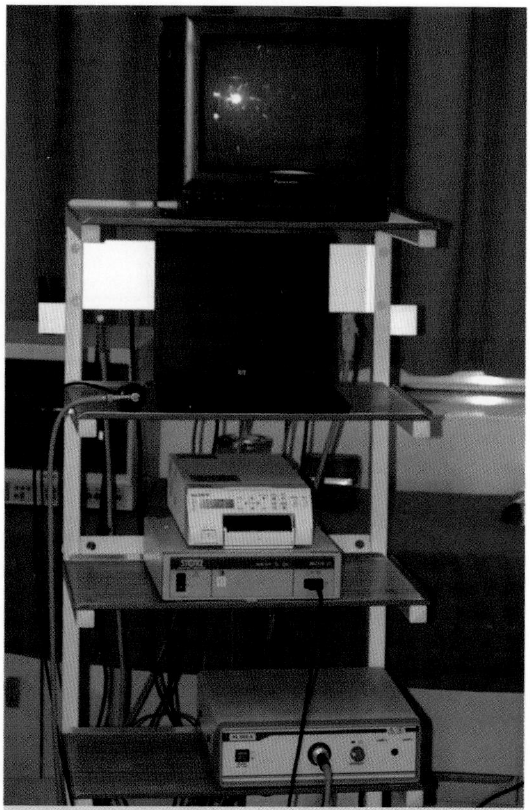

图1.7 采集患者数字化图像的现代化计算机系统

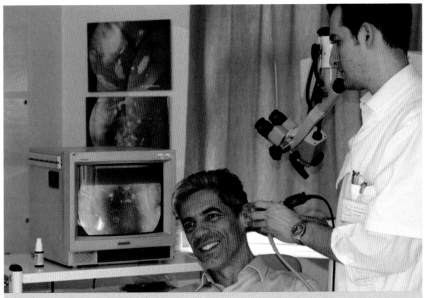

图 1.8 正在对患者进行检查

正常鼓膜

左汶奇　译

2 正常鼓膜

摘 要

正常鼓膜薄，半透明，呈珍珠灰色，自外向内由三层组成（上皮层、纤维层和黏膜层）。鼓膜不仅起到将声波传导至听骨链及放大声音的作用，对中耳也有保护作用。通常沿鼓膜脐部做两条垂线将鼓膜划分为四个象限（前上、前下、后上和后下象限）。

关键词

鼓膜 鼓膜分层 听骨链 鼓膜象限

2.1 解剖学

鼓膜构成中耳外侧壁的大部分（图2.1~图2.3）。

鼓膜呈圆锥形，很薄，耐用，半透明，呈珍珠灰色。鼓膜的顶点位于鼓膜脐部，对应的是锤骨柄的最低部位。大部分膜周边增厚，形成纤维软骨环，即鼓环。鼓环嵌附于鼓骨的鼓沟内。纤维软骨环上方缺如，此缺如称为鼓切迹。锤前襞、锤后襞从锤骨短突延伸至鼓沟，形成了鼓膜松弛部的下限。

鼓膜与外耳道后壁形成钝角，与外耳道前壁形成锐角。在鼓膜成形术中尽可能保持这种锐角角度，有助于维持鼓膜的振动机制，从而确保最大限度地提高听力（图2.4~图2.8）。

鼓膜的外侧面受耳颞神经和迷走神经的耳支支配，而内侧面则由舌咽神经的一个分支，即Jacobson神经支配。

血液供应来源于耳深动脉和鼓室前动脉。两者都是上颌动脉的分支。

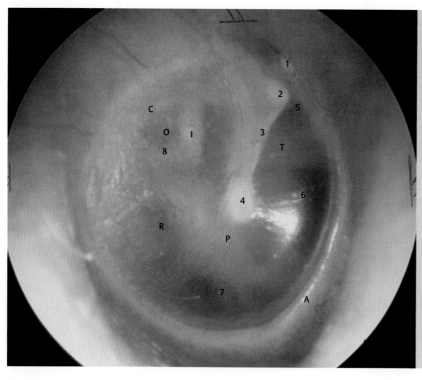

图2.1 右耳。正常鼓膜。1.松弛部；2.锤骨短突；3.锤骨柄；4.脐；5.咽鼓管上隐窝；6.咽鼓管口；7.下鼓室气房；8.镫骨肌腱；C：鼓索神经；I：砧骨；P：鼓岬；O：前庭窗；R：圆窗；T：鼓膜紧张部；A：鼓环

图 2.2　右耳。移除鼓膜后的中耳结构。9：锥隆起；co：匙突；f：面神经；j：砧镫关节；其他数字和缩写见图 2.1

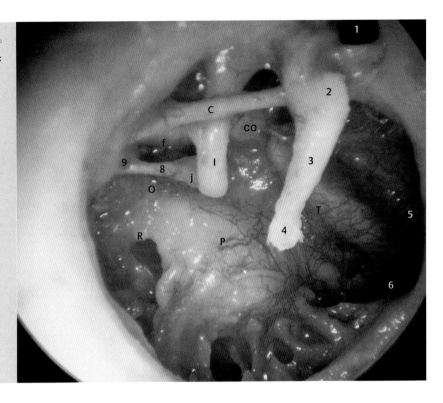

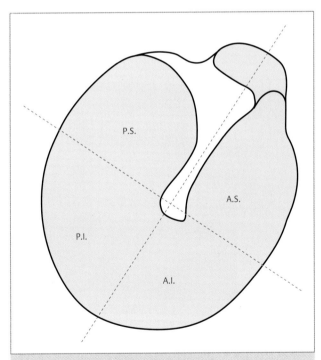

图 2.3　右耳。将鼓膜分为四个象限。A.S.：前上象限；A.I.：前下象限；P.S.：后上象限；P.I.：后下象限。这种划分有助于描述鼓膜不同的病变

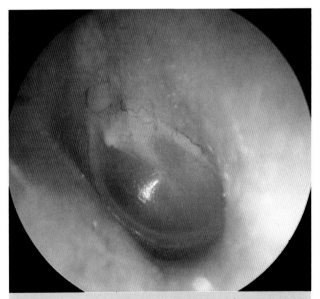

图 2.4　左耳。正常鼓膜。注意鼓膜和外耳道前壁之间形成的锐角。可以看到鼓膜紧张部的锤骨短突、脐部、光锥、鼓环及松弛部。还要注意外耳道上壁的早期外生骨疣

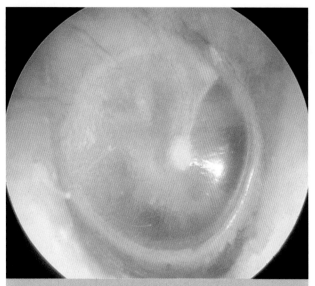

图 2.5　右耳。正常鼓膜。该例鼓膜很薄且透明。锤骨柄和锤骨短突，以及鼓膜脐部和光锥都清晰可见。通过透明的鼓膜，可以区分前庭窗所在的区域、砧骨长脚、镫骨后弓、砧镫关节、圆窗及鼓岬。在前方的咽鼓管区域，可以看到鼓膜张肌管及管上隐窝

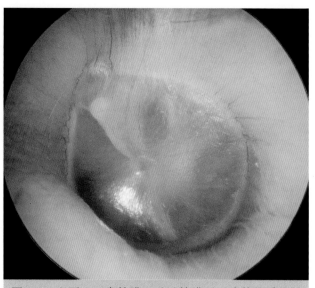

图 2.6　左耳。正常鼓膜。透过鼓膜可以清楚地看见锤骨柄和光锥。还可以看到鼓岬、圆窗及下鼓室气房，以及锤骨短突上方的松弛部

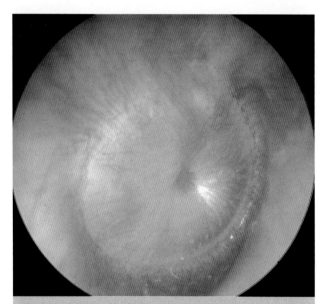

图 2.7　右耳。正常鼓膜。沿着锤骨柄分布的毛细血管网使鼓膜略增厚。鼓膜厚度的增加掩盖了中耳腔内的结构

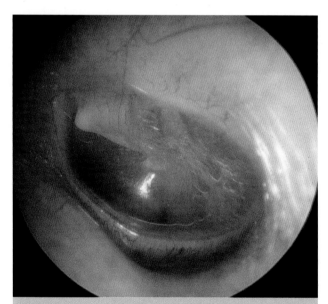

图 2.8　左耳。正常的鼓膜，前象限稍变薄，后象限中等增厚

2.2 组织学

鼓膜由三层组成：外层为上皮层，与外耳道皮肤相连，中间为纤维层或固有层，内为黏膜层，与鼓室黏膜相连续。

表皮或外层分为角质层、颗粒层、棘层和基底层，它是基底膜上最深的组织层。

固有层的特征是存在胶原纤维。在紧张部，这些纤维分为两层：外层为辐射状层，纤维源自锤骨柄的下部，止于鼓环。内层为环形层，纤维主要来源于锤骨短突。然而，松弛部却没有这种组织学特征。

黏膜层主要由单层立方上皮或柱状上皮形成。细胞的游离面具有许多微绒毛。

2.3 生理学

外耳对中耳有保护功能，并且有扩音作用。由于声波在整个头部和外耳特别是耳廓上的衍射作用，使外耳不仅有改变某些放大频率声音的感知作用，也增加了声音的方向性。对 2k~3kHz 的声波频率，外耳的最大增益为 20dB。鼓膜起到了将声波传递到听骨链的作用。

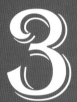

外耳道疾病

王鹏军　时海波　译

3 外耳道疾病

摘 要

侵袭外耳道的病变是多种疾病构成的宽广谱系，包括外耳道骨性赘生物（外生骨疣和骨瘤），炎性疾病（外耳炎、霉菌病和外耳道炎性狭窄），外耳道胆脂瘤，扩展至外耳道的耳与颅底良性肿瘤（类癌、脑膜瘤、面神经瘤等），颞骨骨折和外耳道癌。耳内镜是识别每种临床病情的基本手段。分析病史及症状对决定适宜的治疗措施也是至关重要的，不同的治疗措施取决于不同的病情。例如，在堵塞外耳道的外生骨疣和骨瘤的病例中，应考虑外耳道成形术。同样的，对于大多数累及外耳道的良性和恶性肿瘤，以手术治疗为主。疑似肿瘤则需要进一步的放射学检查（CT 和磁共振扫描）。

关键词

外耳道 外生骨疣 骨瘤 外耳炎 耳真菌病 胆脂瘤 脑膜瘤 面神经瘤 颞骨骨折 鳞状细胞癌

3.1 外生骨疣和骨瘤

外生骨疣是指外耳道骨部的新骨增生。常呈多发性，双侧生长，通常无蒂。形状多变，可呈圆形、卵圆形或长方形。该病是由暴露于冷水而继发的骨膜炎所致。这就解释了在潜水员和冷水浴者中外生骨疣的高发生率。组织学上，外生骨疣由平行的层状新生骨形成。有人推测，每一次冷水暴露会刺激骨膜成骨反应，导致这种层状形态。骨疣较小时，没有症状。然而，大的病变可阻塞外耳道导致传导性听力下降，或者导致耵聍或痂皮残留，继发外耳道炎。这些病例，以及需要选配助听器的病例都需要手术切除外生骨疣。在某些情况下，手术存在技术上的困难，要特别注意保护外耳道皮肤。其他易受损的结构包括内侧的鼓膜和听骨链，前方的颞下颌关节，以及后下方的面神经第三段。

骨瘤是外耳道骨部真正的良性肿瘤，通常为单侧发病且有蒂。组织学上，骨瘤因不具有层状生长模式从而可与外生骨疣相鉴别。

根据两种疾病的范围，主要依据耳镜下鼓膜的可视范围，我们对外耳道狭窄进行分级（表 3.1；图 3.1~ 图 3.20）。

表 3.1 外耳道狭窄分级

分级	严重性	耳内镜表现	放射学表现*	示意图
0	无狭窄	紧张部的 4 个象限完全可见；100% 的紧张部区域可见	无 EAC 狭窄	
I	轻度狭窄	1 个或多个象限部分可见；≥ 75% 的紧张部区域可见	10%~25% EAC 狭窄	

续表

分级	严重性	耳内镜表现	放射学表现*	示意图
Ⅱ	中度狭窄	1个象限被完全遮挡；50%~75%的紧张部区域可见	25%~50% EAC 狭窄	
Ⅲ	重度狭窄	2个象限被完全遮挡；25%~50%的紧张部区域可见	50%~75% EAC 狭窄	
Ⅳ	近全狭窄	3个象限被完全遮挡；10%~25%的紧张部区域可见	75%~90% EAC 狭窄	
Ⅴ	完全狭窄	无一个象限可见；紧张部区域不可见	90%~100% EAC 狭窄	

★ 狭窄程度是指在轴位和冠状切面上，所测得的病变范围最大值相对于外耳道直径最大值的百分比

缩略词：EAC，外耳道

外生骨疣和骨瘤的外科手术：外耳道成形术

即使通常无症状，外生骨疣和骨瘤可能长大阻塞外耳道。在有阻塞性狭窄（伴或不伴听力损失），或频繁发生外耳道炎又需安装助听器时，需要进行外科手术。症状轻微病例，耳道拍照做进一步随访是有益的。在手术中，保留耳道皮肤和适当的耳道皮肤移植对预防术后瘢痕和耳道狭窄很重要。骨瘤可以用刮匙刮除。然而，如果骨瘤复发，则需要广泛磨除基底周围的骨质。

少数病例不需要广泛显露（如小的骨瘤），可采用经耳道入路。通过耳镜将耳道皮肤切开，翻起骨瘤上的皮肤，然后用刮匙或钻头将骨瘤切除。

手术步骤

1. 大多数病例采用耳后切口，因为耳后切口比经耳道入路更宽敞、更安全。手术的初始步骤包括切开皮肤、留取颞肌筋膜和切开软组织。

2. 在重度外生骨疣，由于遮挡鼓膜，外耳道

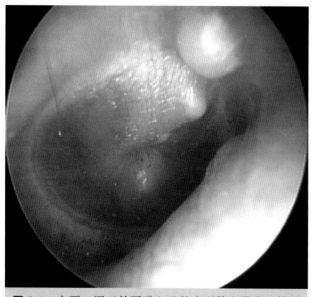

图 3.1　右耳。源于外耳道上壁的小型外生骨疣。外耳道前壁隆起遮挡鼓膜前下象限的显示

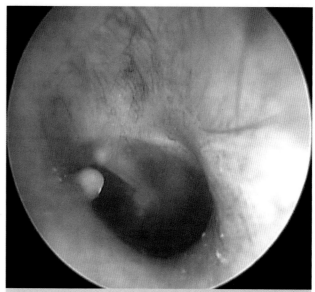

图 3.2　左耳。源于外耳道前壁的无症状的小外生骨疣

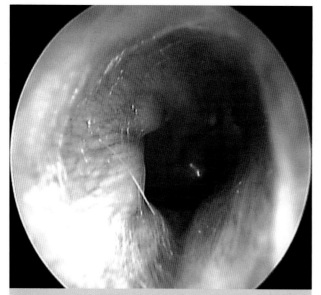

图 3.3　起源于外耳道下壁和后壁的外生骨疣。根据我们的分级，属于 I 度狭窄。这个病例仅需随访

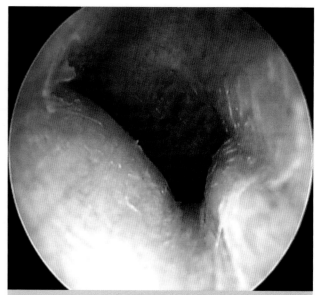

图 3.4　左耳。外耳道前壁外生骨疣致双侧外耳道 II 度狭窄。鼓膜后方象限可见。在这种情况下，最好在 1~2 年内行双耳拍照，进一步随访

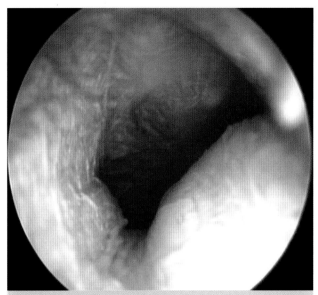

图 3.5 右耳。与图 3.4 为同一患者。外耳道前壁外生骨疣致双侧外耳道 Ⅱ 度狭窄。后象限鼓膜可见。此类患者最好在 1~2 年内行双耳拍照，进一步随访

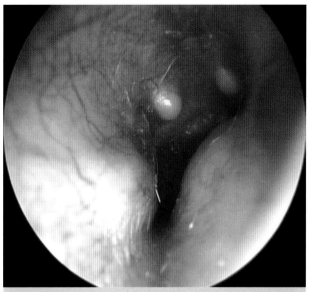

图 3.6 右耳。源于外耳道前、后壁的外生骨疣引起的 Ⅲ 度狭窄。少于 50% 的鼓膜可窥见。患者诉听力丧失，以及因继发于外耳道内水和痂皮潴留致频繁发作外耳道炎。可考虑在局部麻醉下行外耳道成形术以恢复外耳道的大小

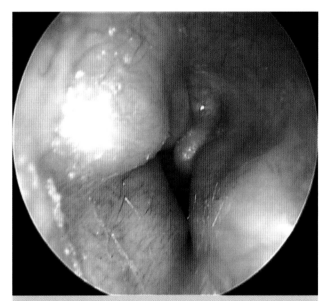

图 3.7 右耳。Ⅳ 度狭窄。少于 20% 的鼓膜可窥见。在这种类型的耳道狭窄，传导性聋的发生率较高，故建议手术治疗

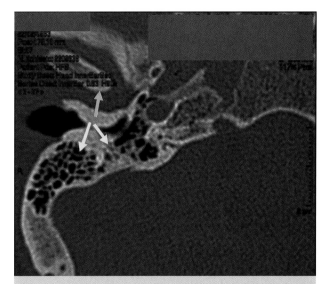

图 3.8 此图与图 3.9 为图 3.6 和图 3.7 中患者的 CT 扫描（轴位和冠状位），显示外耳道各壁的外生骨疣。这些骨性病损显示为射线不穿透性。术前 CT 扫描不是绝对必要，但有助于检查前方（避免打开颞颌关节：绿色箭头）、后方（避免开放乳突气房或损伤面神经的第三段：黄色箭头）和内侧（避免损伤鼓膜和听小骨）骨切除的范围

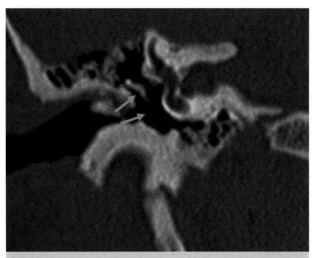

图 3.9 与图 3.8 为同一患者。CT 扫描（轴位和冠状位），显示外耳道各壁的外生骨疣。这些骨性病损放射线不能穿透。术前 CT 扫描不是绝对必要，但有助于检查前方（避免打开颞颌关节）、后方（避免开放乳突气房或损伤面神经的第三段）和内侧（避免损伤鼓膜和听小骨：蓝色箭头）骨切除的范围

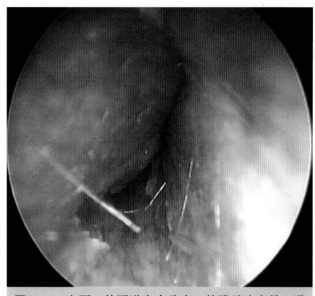

图 3.10 右耳。外耳道完全狭窄。鼓膜无法窥见。通过钩子轻柔施压作为第一次评估完全性耳道狭窄，对明确这些病损的骨性改变很重要。加压后患者通常不诉疼痛。此病例须行 CT 扫描检查中耳情况

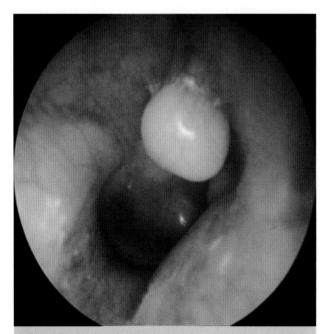

图 3.11 右耳。外耳道新骨形成。考虑到有蒂且基底狭窄，此病例更可能诊断为骨瘤。切除标本的病理学检查可确诊。这种病例应行足够范围的骨切除以免复发

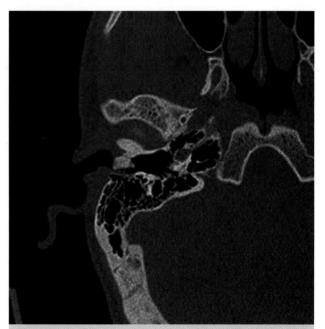

图 3.12 同一患者。CT 扫描（轴位）显示外耳道前上壁带蒂的骨性病变

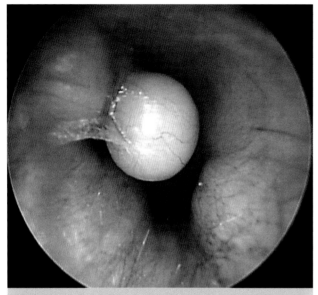

图 3.13 左耳。外耳道后壁和前壁的外生骨疣和前上壁的骨瘤。通过病变只能看到有限范围的鼓膜（Ⅲ度狭窄）。这种情况需要定期随访，因为病变的进一步生长可能导致痂皮和耵聍的聚积，故需要手术干预

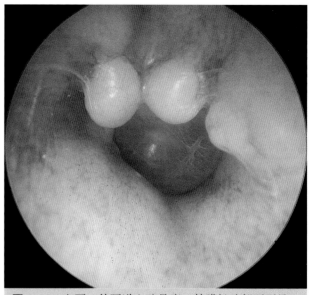

图 3.14 左耳。外耳道上壁骨瘤。鼓膜松弛部不可见

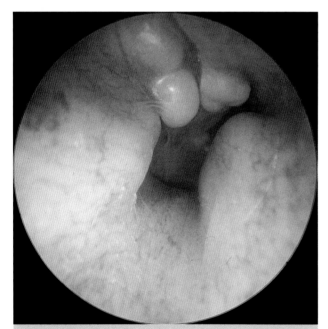

图 3.15 右耳。与图 3.14 为同一患者。骨瘤和外生骨疣导致仅鼓膜中央部可窥见

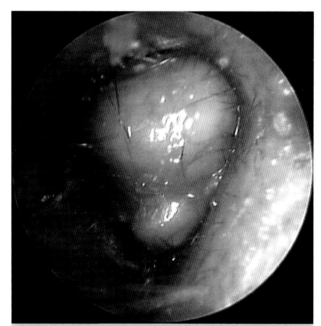

图 3.16 右耳。骨瘤阻塞外耳道，伴有耵聍聚积和听力下降。病变的蒂部（外耳道前壁）难以辨认。此种情况需要手术

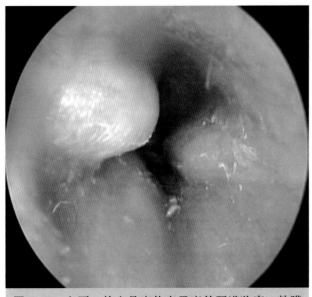

图 3.17　左耳。外生骨疣伴有Ⅲ度外耳道狭窄。鼓膜前下象限存在小穿孔。此例需要外耳道成形联合鼓膜成形术

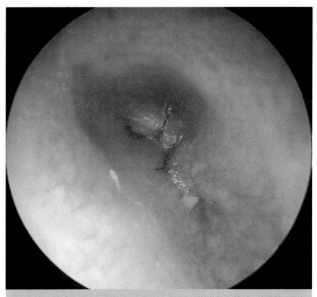

图 3.18　左耳。外耳道的阻塞性外生骨疣导致外耳道内鳞状碎屑堆积而诱发外耳道炎。为了避免胆脂瘤的形成和改善听力，手术是必要的

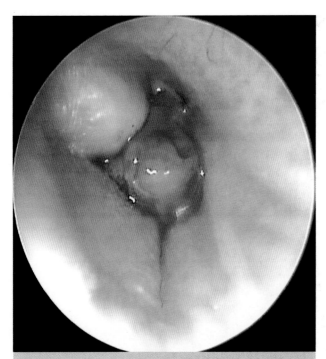

图 3.19　左耳。外耳道外生骨疣合并阻塞耳道的息肉。需要局部治疗。对于治疗无效的病例，必须行 CT 扫描以排除累及中耳和（或）乳突的病变

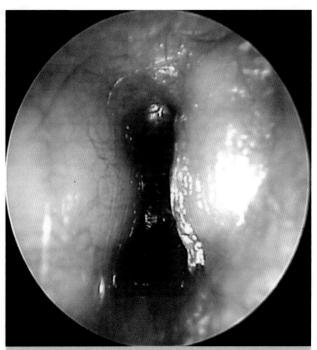

图 3.20　左耳。外耳道外生骨疣合并重度耳道狭窄（Ⅲ度）。这种情况容易残留蜡状耵聍并引发传导性听力损失

内没有明晰的标志（图 3.21）。如果骨疣内侧有空隙，则将皮肤从骨质上分离，并朝着鼓膜的方向往内推移。可用铝箔片保护这块皮肤，铝箔片下面可放或不放小棉片。

3. 如果骨性突起内侧的空间不足以容纳分离的皮肤，则分离覆盖在骨性突起上的皮肤，并折向对侧壁。用铝箔片保护皮肤，在突出部分向内侧磨除（图 3.22）。

4. 分离覆盖在另一个突起上的耳道皮肤，然后将皮瓣折向之前磨除骨质所产生的空间。将铝箔片重新置于骨壁和耳道皮瓣之间，向内侧磨除部分骨性突起。

5. 磨除部分第二块骨性突起后，将耳道皮瓣复位，进一步磨除第一块骨性突起。这种方法可将耳道从外向内逐渐磨开。

6. 面神经乳突段走行于外耳道后壁附近，位于鼓环后方 2~3mm。在外生骨疣手术中，报道医源性面神经损伤的发生率非常高。为了避免损伤，重要的是要限定耳道皮肤周围的磨骨区域，只要鼓膜充分显露即可。应通过反复将耳道皮瓣放回原位来确认鼓膜的位置。

7. 如果突起依然限制对鼓膜的观察，则磨掉耳道前壁有助于显示鼓膜，注意不要损伤前方的颞下颌关节（图 3.23）。当然，意外暴露颞下颌关节总比损伤面神经要好。在确认所磨除区域之前，不应过度向内侧磨除外耳道后壁。

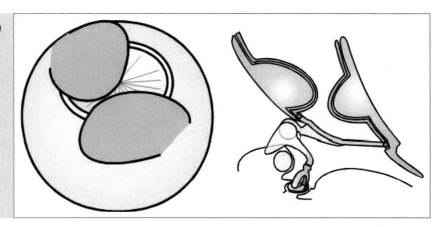

图 3.21 重度狭窄遮挡鼓膜（无标志）

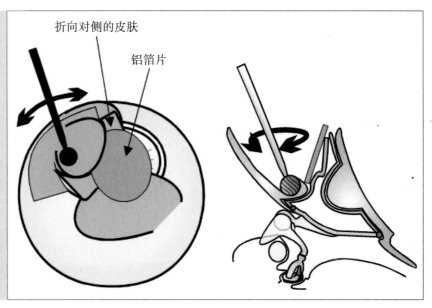

图 3.22 皮瓣折向对侧壁，并用铝箔片保护

折向对侧的皮肤

铝箔片

8. 使用耳道皮肤剥离子（2号），反复评估需要磨除骨质的量以及到鼓环距离。

9. 用小型刮匙除去最后的骨突起（图 3.24）。如果采用磨钻，注意钻头勿碰到锤骨短突。

10. 以颞肌筋膜覆盖暴露的耳道骨质。可以在耳道皮瓣上做纵向的整形切口，以确保其紧密内衬于骨质上。外侧耳道皮肤也可做纵向切开。

11. 外耳道填充吸收性明胶海绵（图 3.25~图 3.30）。

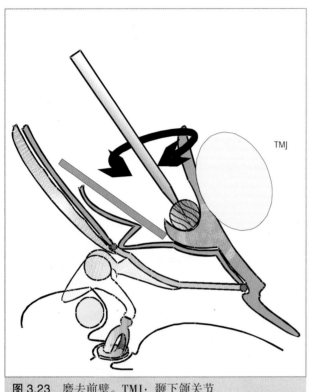

图 3.23 磨去前壁。TMJ：颞下颌关节

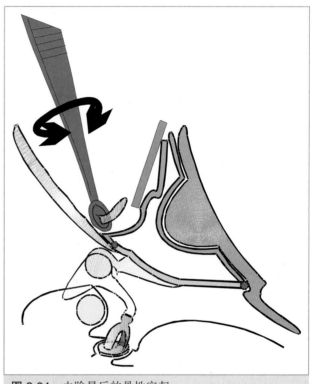

图 3.24 去除最后的骨性突起

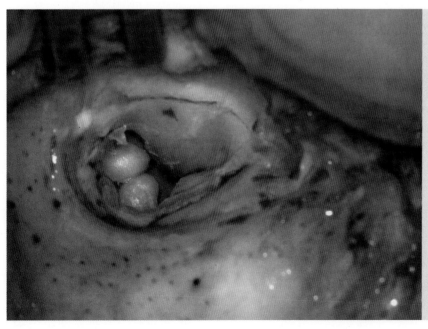

图 3.25 外耳道成形术示例。右侧。外耳道前壁与后下壁的外生骨疣和上壁与后壁的骨瘤。演示耳后径路，外耳道皮肤已切开

图3.26 已分离覆盖于外生骨疣的皮肤，翻向前方和内侧。用刮匙刮除骨瘤

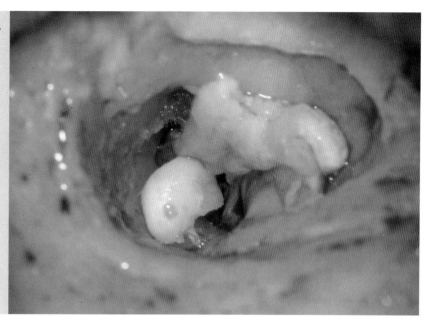

图3.27 向骨性突起内侧推移皮瓣，显露磨除空间。为了节省时间，大部分磨除骨质的工作采用切削钻完成

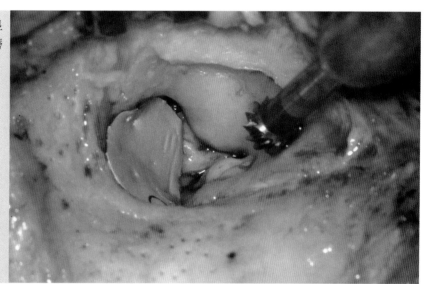

图3.28 外耳道成形到达鼓膜区域。一些骨性突起残留于近鼓膜的区域。可用小的金刚钻或刮匙去除最后的骨性突起。磨除前上壁时，应特别小心不要碰到锤骨外侧突

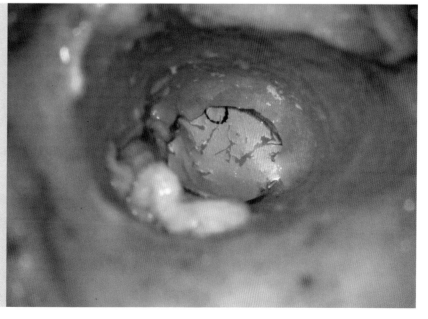

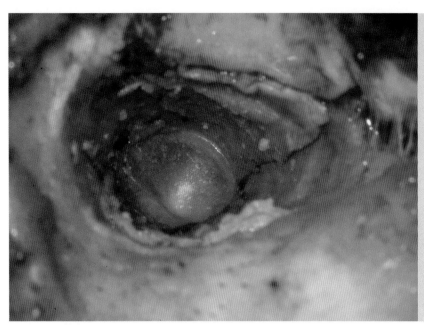

图 3.29　耳道皮肤复位于骨壁。注意完好保留皮肤，保持鼓膜完整

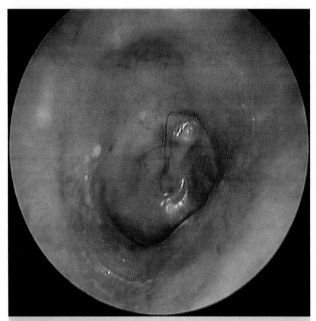

图 3.30　术后耳内镜（6 个月）。外耳道被完好修复。全部鼓膜可窥见

小　结

外生骨疣病例的手术仅适用于伴或不伴听力损失的阻塞性狭窄，且由于痂皮残留而经常发生外耳道炎的情况。手术可在局麻下进行，最好采用耳后切口。耳后径路能较好地暴露整个外耳道，因此能够最小化损伤鼓膜的风险。此外，耳后径路能使手术医生保留耳道皮肤，因此可避免术后

瘢痕性狭窄。在解剖切开耳道后壁皮瓣之后，皮瓣由自动撑开器支撑固定。前壁的皮肤在耳屏内侧切开，并且以从外向内的方向剥离。在磨除外生骨疣时，使用铝箔片保护耳道皮肤（手术缝线的外包装）。利用刮匙可去除骨瘤。复发病例应广泛磨除基底周围的骨质。

3.2　外耳道炎性疾病

3.2.1　湿　疹

湿疹是由局部或全身因素引起的真皮 – 表皮的反应性过程。局部因素包括变态反应、局部药物制剂或化妆品，而全身因素包括肝脏或胃肠功能障碍。湿疹表现为瘙痒、烧灼感、水疱，有时表现为浆液性耳漏。治疗包括停止可疑的致病刺激物，纠正全身性疾病，以及用硼酸酒精和类固醇洗液清洗（图 3.31，图 3.32）。

3.2.2　外耳道炎

外耳道炎是指外耳道皮肤的炎症。炎症可以继发于皮炎（湿疹），不伴微生物感染，也可以由活跃的细菌或真菌感染引起。不论是哪种情况，耳道皮肤肿胀，并可能会变得疼痛或触痛，但更

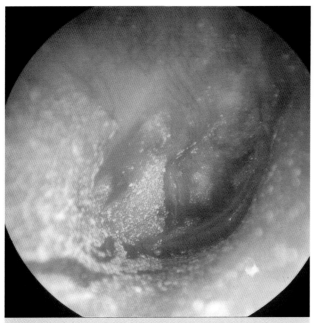

图 3.31　右耳。外耳道慢性湿疹。可见鳞状脱屑覆盖外耳道皮肤。使用局部激素洗液可成功治愈

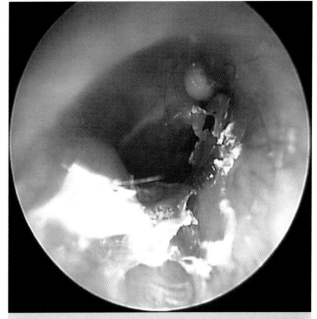

图 3.32　外耳道皮肤慢性湿疹。外生骨疣和骨瘤清晰可见。耵聍和皮肤碎屑的聚集可导致外耳道炎

常见于感染。急性外耳道炎主要由微生物感染（如绿脓杆菌）引起。耵聍合并肿胀的耳道皮肤或附着的脓液可阻塞外耳道，在不同程度上影响听力，造成暂时性的传导性听力损失。在更严重或未经治疗的病例中，感染会扩散到邻近腮腺和颞下颌关节周围的面部软组织，导致咀嚼疼痛。外耳道炎的产生需要两个因素：一是存在可致皮肤感染的细菌，二是外耳道皮肤完整性受损，从而导致感染的发生。然而，如果有影响外耳道皮肤的慢性皮肤疾病，如异位性皮炎、脂溢性皮炎、银屑病或角质产生异常，或者如果有创伤性皮肤破损，正常存在于耳道内的细菌也可能会导致感染和爆发性外耳道炎的症状。耳镜检查时可见外耳道红肿。触摸或牵拉外耳会加重疼痛，这种体检手法对建立临床诊断具有重要意义。治疗方法包括用2% 硼酸酒精清洗耳部，局部抗生素滴耳，口服抗生素，晚期病例使用镇痛药。坏死性外耳道炎（恶性外耳道炎）是一种少见的外耳道炎，主要发生在老年糖尿病患者中，在糖尿病控制较差时更容易发生，病情也更严重。即便少见，坏死性外耳道炎也会因严重的免疫系统受损而进展。从外耳道皮肤开始，感染扩散到骨性耳道及其深部的软

组织，并进一步扩散到颅底。坏死性外耳道炎的治疗需要口服或静脉注射抗生素（氟喹诺酮联合头孢菌素），甚至需要用药超过 2 周。控制糖尿病也是治疗的重要组成部分（图 3.33~ 图 3.37）。

3.2.3　疖

疖是一种由葡萄球菌感染毛囊引起的化脓性毛囊炎。感染可能因小的破损或免疫功能低下（如糖尿病）而引起，以剧烈疼痛为特点。外耳道软骨部可见小肿块，可能有中央部分坏死（图 3.38）。

3.2.4　耳真菌病

耳真菌病在热带和亚热带国家更为常见。大多数病例分离的真菌是曲霉菌属（黑曲霉、烟曲霉、黄曲霉、白曲霉）或念珠菌属。耳真菌病在免疫缺陷患者和糖尿病患者中更为常见。导致真菌感染的局部因素包括慢性耳漏和存在上皮碎屑。临床上，患者主诉为耳漏、耳痒和听力下降。治疗包括清除外耳道所有碎屑，局部以抗真菌制剂滴耳，以及 2% 硼酸酒精溶液滴耳（图 3.39~ 图 3.43）。

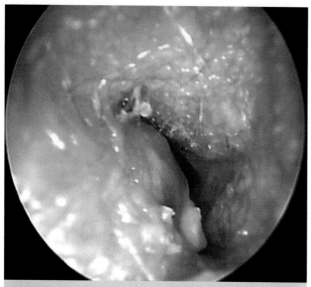

图3.33 急性外耳道炎。可见外耳道肿胀伴有皮肤碎屑和耳漏。鼓膜窥不见。对经正规和长时间治疗无效的病例，进行鉴别诊断排除恶性疾病非常重要（如外耳道癌）

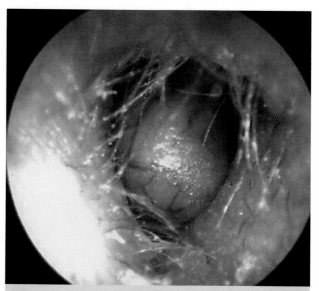

图3.34 外耳道见息肉样肿物。已行两次鼓室成形术的患者主诉耳痛。患糖尿病15年。局麻下的组织活检排除了肿瘤性疾病。核素显像检查证实了恶性外耳道炎的诊断。该患者接受了长期的抗生素治疗，最终得以治愈

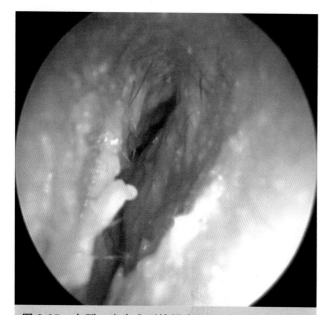

图3.35 右耳。患有Ⅰ型糖尿病的60岁患者的恶性外耳道炎。耳内镜检查与图3.33相似。经规范抗生素治疗患者无缓解，并发展为颅底骨髓炎（CT扫描、MRI和核素显像证实）。进一步发展为面神经和后组脑神经麻痹，经住院和静脉抗生素治疗后神经麻痹恢复。患者仍在接受抗生素治疗（持续4个月），临床症状略有好转

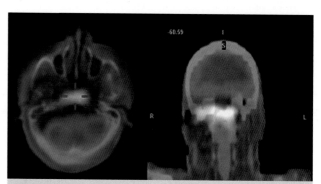

图3.36 镓67核素显像显示放射性核素在颞骨、颞下颌关节和斜坡积聚。这种技术在诊断、监测治疗效果和检测复发方面很有价值

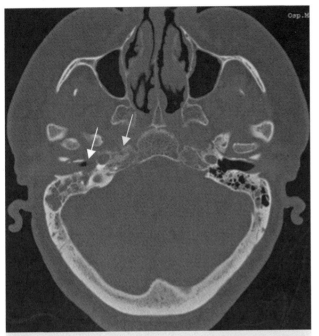

图 3.37 CT 扫描。轴位图像。在外耳道前壁（白色箭头）和岩尖（黄色箭头）平面的骨质破坏明显。病变完全累及中耳和乳突

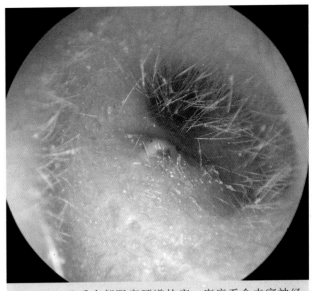

图 3.38 几乎全部阻塞耳道的疖。疼痛系含丰富神经支配的皮肤肿胀所致。可见中央坏死部分

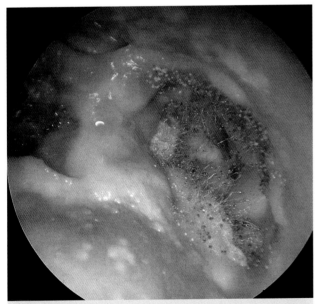

图 3.39 右耳。根治术后的乳突腔见胆脂瘤合并真菌感染

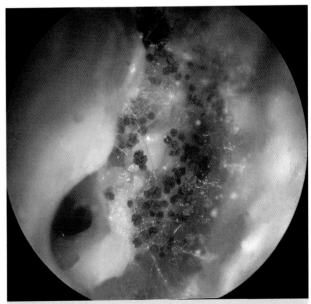

图 3.40 慢性化脓性中耳炎伴胆脂瘤合并真菌感染。早期即可见黑色真菌团块。在局部滴注抗真菌溶液之前，应将其清除

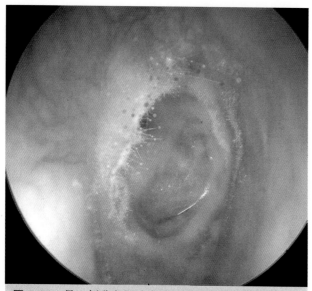

图3.41　另一例乳突根治术后的乳突腔见耳霉菌病

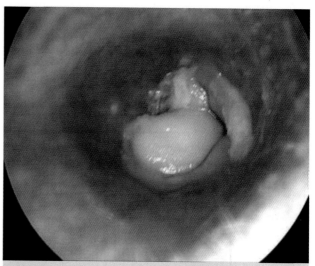

图3.42　右耳。耳真菌病（念珠菌感染）。患者职业性暴露于潮湿环境中，患有慢性中耳炎。外耳道充满白色片状物质。通常没有必要进行耳分泌物培养，诊断是基于明显的临床特征。局部抗生素治疗无效可进一步证实真菌感染的特性

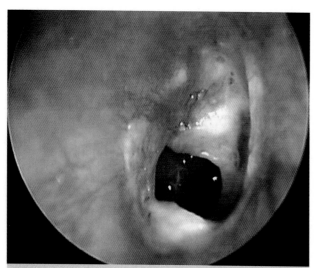

图3.43　同一耳经耳道冲洗加抗真菌滴耳剂治疗10d后。外耳道几乎无真菌分泌物。鼓膜下方象限见单纯性穿孔

3.2.5　鼓膜炎和耳道狭窄

　　鼓膜炎是一种累及鼓膜的炎症过程。可分为

三种类型：急性鼓膜炎、大疱性鼓膜炎和肉芽肿性鼓膜炎。急性鼓膜炎通常与外耳（外耳炎）或中耳（中耳炎）感染有关。以充血和出现脓性分泌物为特征。治疗包括全身和（或）局部使用抗生素和局部使用糖皮质激素。大疱性鼓膜炎通常与病毒性上呼吸道感染有关，其特征是出现充满血性浆液的大疱。大疱位于鼓膜的外层和中层之间。患者主诉耳痛和听力损失。治疗包括使用抗生素和糖皮质激素。肉芽肿性鼓膜炎的鼓膜外层上皮层及邻近外耳道的皮肤被肉芽组织所取代，通常见于频繁发作外耳道炎的患者。某些病例可能最终导致外耳道最内侧狭窄。但在门诊显微镜下切除肉芽肿通常可以治愈，切除后给予近1个月的局部糖皮质激素制剂滴耳。然而，难治性病例有必要进行外耳道成形术联合游离皮片移植术（图3.44~ 图3.59）。

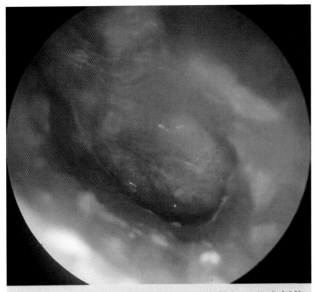

图 3.44 左耳。鼓膜以增厚和充血为特征。此病例伴有外耳道皮肤充血。鼓膜膨向外侧

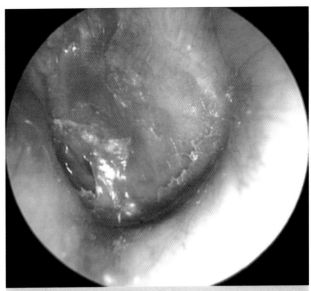

图 3.45 左侧急性鼓膜炎。锤骨柄区域充血，鼓膜外移。鼓膜前下象限可见小穿孔

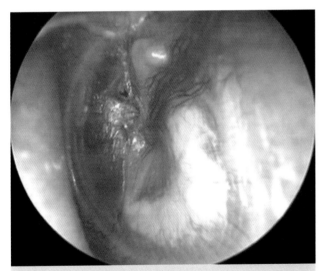

图 3.46 急性鼓膜炎。鼓膜锤骨柄区充血。后象限可见一大块鼓膜硬化斑

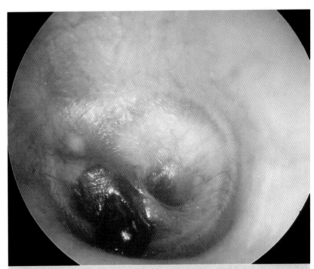

图 3.47 左侧鼓膜锤骨柄的前后方，各见大、小两个血疱

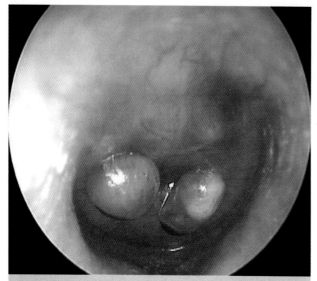

图 3.48　右侧大疱性鼓膜炎。患者诉在查体前患过严重流感。由于大疱破裂，耳出血很常见

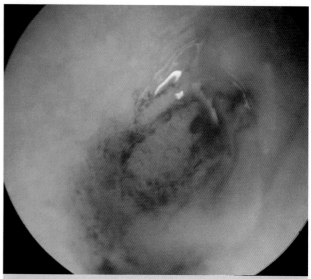

图 3.49　肉芽肿性鼓膜炎。肉芽肿组织取代了鼓膜外层上皮层和部分外耳道前壁。此例在门诊局麻下行肉芽组织切除术。局部使用糖皮质激素滴耳 1 个月

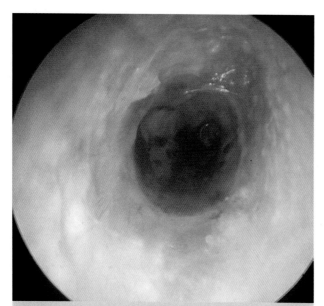

图 3.50　68 岁女性右外耳道炎症后耳道狭窄。患者主诉双侧持续性耳漏伴听力下降 3 年。左耳耳漏在就诊前 2 个月停止。鼓膜上的肉芽组织在门诊切除。将赛璐玢（Cellophane）薄片插入外耳道，避免再次形成狭窄。局部使用糖皮质激素滴耳 1 个月。随访时耳道狭窄已治愈，外耳道肉芽组织完全被健康皮肤取代

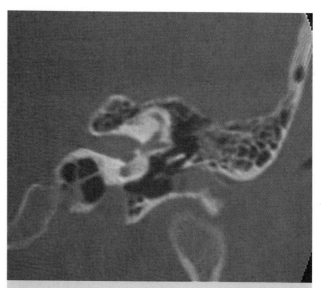

图 3.51　同一病例的 CT 图像。外耳道骨壁完整。病理性增厚的皮肤占据外耳道腔

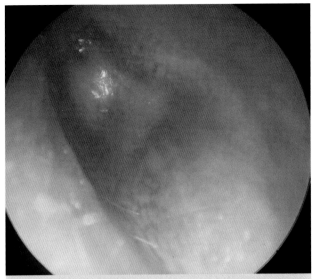

图 3.52 同一患者左耳（CT 见图 3.53）。左侧行外耳道成形术。在切除肉芽组织之后，行鼓膜成形术和外耳道成形术

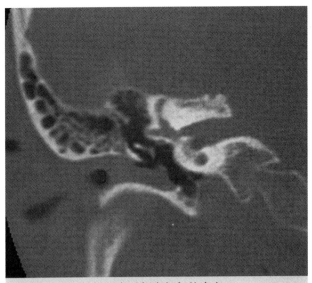

图 3.53 CT 扫描证实对侧有相似的病变

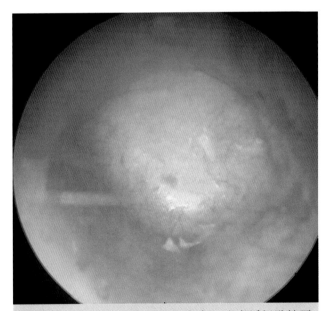

图 3.54 右耳。病例与图 3.44 相似。患者诉间歇性耳漏和听力下降（CT 扫描见图 3.55）

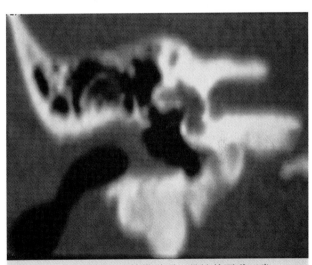

图 3.55 CT 扫描显示鼓膜增厚，骨性外耳道正常

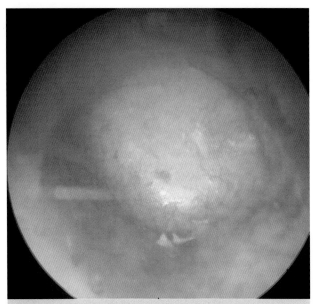

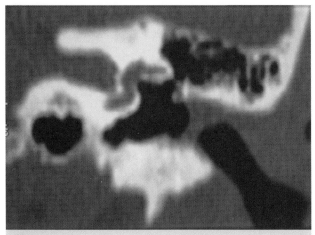

图 3.57　同一病例的 CT 扫描。鼓膜增厚并外移

图 3.56　同一患者左耳。该耳之前行两次鼓室成形术。一般来说，对于多次手术后外耳道狭窄伴鼓膜外移的患者，最好避免再次手术（术后外耳道狭窄见第 14 章）

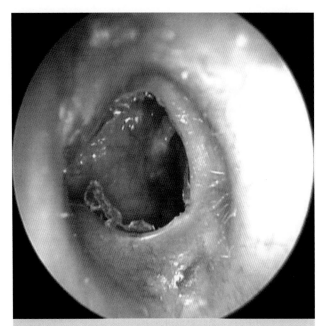

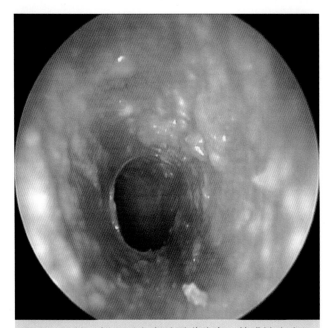

图 3.58　右耳开放式鼓室成形术患者外耳道炎症后狭窄。患者诉耳漏，CT 扫描见胆脂瘤复发。再次行鼓室成形术并切除外耳道瘢痕。此类患者再次发生外耳道狭窄的风险非常高

图 3.59　另一例左耳炎症后耳道狭窄。鼓膜被疤痕组织遮挡，仅能窥及前下象限

3.2.6 外耳道炎症后狭窄的手术治疗

外耳道炎症后狭窄是一种较难治疗的病变。早期病例仅存在肉芽组织，有可能在门诊局麻下切除病变组织。然后置入聚乙烯塑料片，留置约20d。在此期间，使用溶于70%酒精的2%硼酸溶液和局部糖皮质激素溶液常规冲洗。

在确诊的病例中，过多的瘢痕组织会导致明显的外耳道狭窄和鼓膜增厚，外科手术疗效不确切。大多数病例在外科手术干预后会再次发生耳道狭窄。因此，单侧炎症后狭窄的病例最好不要手术。对于双侧受累并伴有明显听力损失的病例，通常需要验配助听器。如果耳道狭窄严重可选用骨锚式助听器。目前（在笔者团队）只有当患者要求尝试手术提高听力，或者由于严重的混合性听力损失导致助听器配戴困难时，才考虑进行手术。如果手术失败，则行保留完整听骨链并磨低耳道壁的术式（改良Bondy术式），以防止瘢痕组织在耳道内增生复发。

相比之下，手术后耳道狭窄的治疗结果更令人欣慰。如果耳道闭锁引起明显的气-骨导差，则需要手术。瘢痕组织通常形成于中耳的外侧，鼓膜纤维层保持完整。保留鼓膜的纤维层是手术的关键。

手术步骤

1. 与外耳道成形一样，采取耳后切口，切开外耳道后方的皮肤。在直视下评估耳道的深度。然后，在耳道盲端皮肤底部内侧做另一个切口，瘢痕组织留在耳道内。用撑开器将耳道外侧皮肤与耳廓一起向前固定（图3.60）。

2. 然后用显微剥离子仔细地将留在鼓膜上的瘢痕组织自骨壁上剥离（图3.61）。

3. 继续向内小心剥离瘢痕组织直至骨壁与鼓膜交角处。为了避免意外损伤内耳和中耳，剥离应沿下壁开始，此处无听骨链存在。用剪刀剪除大部分瘢痕组织。小心不要损伤鼓膜与骨壁交角处而进入中耳（图3.62）。

4. 在剥离至鼓膜与骨壁交角处之后，分离方向改变为与鼓膜平行。随后的分离应使用恰当角度的显微剥离子。仔细解剖鼓环及其从下到上的连续结构，显露鼓膜的纤维层。在纤维层和瘢痕组织之间通常可以找到一个清晰的劈裂层面（图3.63）。

5. 切除瘢痕组织后，修整骨性外耳道。小心不要用钻头碰到锤骨外侧突。可以用一块铝箔片保护鼓膜。

6. 显露盲端外侧的耳道皮肤，如果有瘢痕组

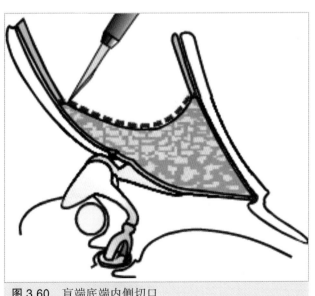

图3.60 盲端底端内侧切口

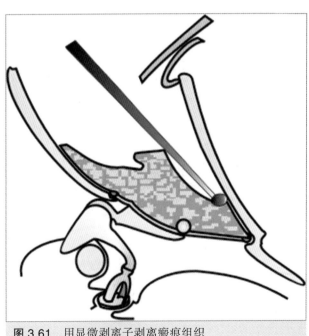

图3.61 用显微剥离子剥离瘢痕组织

织包绕，将其切除。通过从耳道软骨分离可以移动皮肤并使皮肤延长。添加纵向整形切口以确保皮肤与骨性外耳道紧密贴附（图3.64）。

7. 从耳后皮肤切口后缘获取中厚游离移植皮片，移植于鼓膜与骨性外耳道皮肤上。外耳道部分填塞吸收性明胶海绵以固定移植皮片。为了防止术后瘢痕形成，应尽量广泛地将游离移植皮片或外侧耳道皮瓣覆盖于暴露的骨质上（图3.65）。

8. 将耳廓回位，在窥鼻镜下复位耳道外侧皮肤。硅胶或塑料薄片置于皮肤和鼓膜上。外耳道进一步填塞吸收性明胶海绵（图3.66~图3.70）。

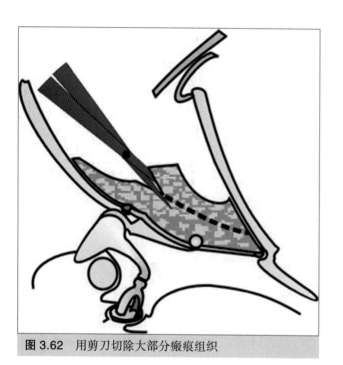

图3.62 用剪刀切除大部分瘢痕组织

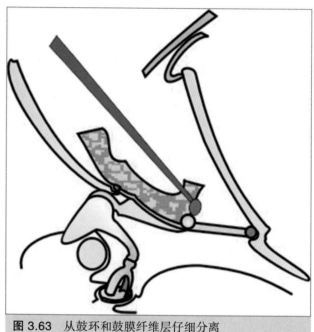

图3.63 从鼓环和鼓膜纤维层仔细分离

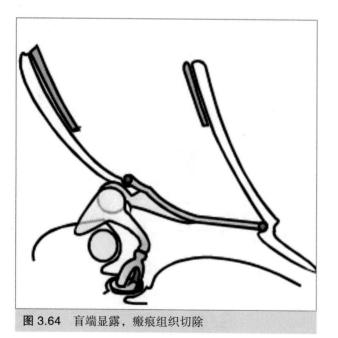

图3.64 盲端显露，瘢痕组织切除

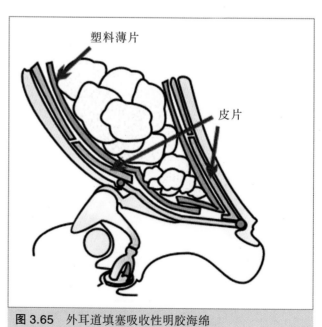

图3.65 外耳道填塞吸收性明胶海绵

图 3.66　炎性外耳道狭窄一例。左耳。在外耳道底瘢痕组织稍内侧切开外耳道皮肤，用撑开器撑开。骨性外耳道的外侧部分已修整。用显微剥离子仔细地向内推进，剥离瘢痕组织

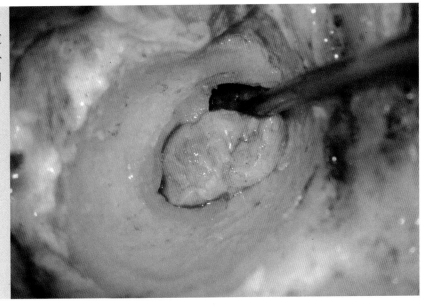

图 3.67　瘢痕组织以分块的方式切除。这一步骤为分离和钻磨留出了一些空间，并降低了向听骨链施加过大压力的风险

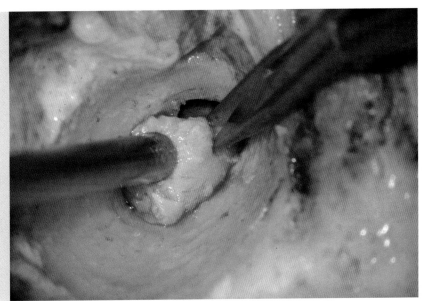

图 3.68　开始可见鼓膜纤维层

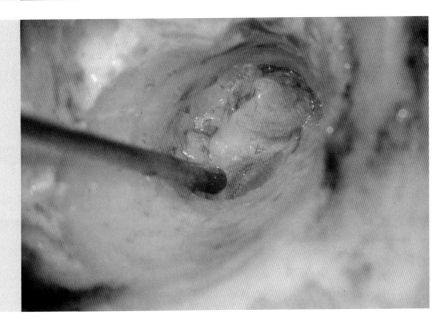

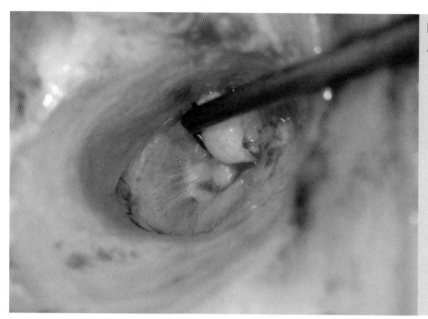

图 3.69　从鼓膜上分离出瘢痕组织的最后部分

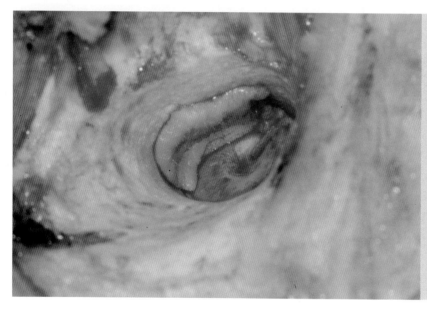

图 3.70　将皮片移植在外耳道前壁上。皮片内侧缘同时覆盖在鼓膜前缘。在复位血管化组织之后，耳道内填塞明胶海绵

小　结

外耳道炎症后狭窄是一种难以治疗的病变。早期病例仅存在肉芽组织，有可能在门诊局麻下切除病变组织。然后置入聚乙烯塑料片，留置约20d。在此期间，使用含2%硼酸的70%酒精溶液和局部糖皮质激素溶液常规冲洗。在确诊的病例中，过多的瘢痕组织会导致明显的外耳道狭窄和鼓膜外移（继发鼓膜增厚），外科手术的疗效不确定。大多数病例在手术干预后会再次发生耳道狭窄。因此，单侧炎症后狭窄的病例最好不要手术。

相反，手术后耳道狭窄预后较好，治疗结果更令人欣慰。

3.3　外耳道胆脂瘤

清楚地鉴别外耳道胆脂瘤和耵聍栓塞之间的差别非常重要。耵聍栓塞引起外耳道内脱落的鳞状上皮聚积，形成阻塞性胆脂瘤样团块。这种病变一般涉及双耳，主要发生在年轻患者，而外耳道胆脂瘤通常是单侧的，发生在老年人。在约

50% 的患者中，耵聍栓塞与支气管扩张和慢性鼻窦炎有关。耵聍栓塞者清除耳道内团块即可。然而，外耳道胆脂瘤需要一定程度的外科干预。小的外耳道胆脂瘤可在门诊局麻下从骨质上清除碎片来治疗。大的胆脂瘤应采用耳后径路手术切除。防止复发的必要条件是剥离带或不带鼓膜的耳道皮瓣、切除病变皮肤并用钻头碟形磨除足够大的区域完全暴露健康骨质。大的骨质缺损可用一块软骨或骨粉覆盖。此区再覆盖颞肌筋膜，耳道皮瓣重置回筋膜上。为了充分覆盖筋膜和暴露的骨质，可能需要中厚游离皮片移植。

术后（医源性）外耳道胆脂瘤一般位于鼓膜前角水平。通常是由于手术结束时未恰当复位皮瓣而造成的。在一些病例中，这种胆脂瘤看上去像外生骨疣。用探针触碰肿块可以鉴别病变，因为胆脂瘤是软的。位于前角的术后胆脂瘤通常可在门诊局麻下经耳道入路切除。在耳镜下，可打开囊壁以吸除胆脂瘤。为防止粘连形成而导致胆脂瘤复发，建议在外耳道放置塑料片约 3 周。少

数病例在后方形成胆脂瘤并破坏乳突气房，需要通过耳后切口切除（图 3.71~图 3.79）。

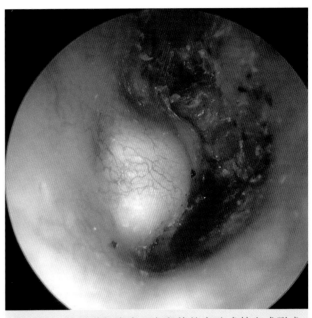

图 3.71 外耳道胆脂瘤，由之前的完壁式鼓室成形术未恰当复位皮瓣所致。这种情况应与外生骨疣相鉴别。可用探针触碰肿块。如果质地柔软，可诊断为胆脂瘤

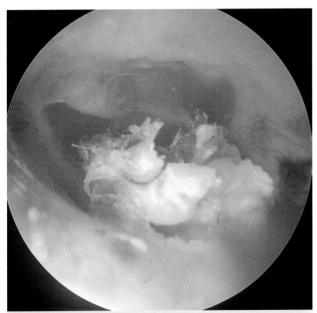

图 3.72 左侧外耳道下壁胆脂瘤，在门诊清除。此例鳞状痂皮导致深面的骨质破坏

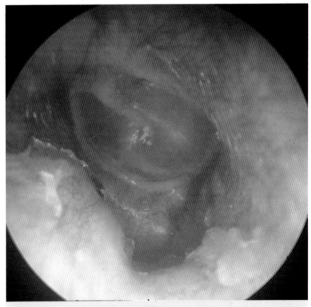

图 3.73 同一患者数月后情况，注意胆脂瘤引起的骨质破坏

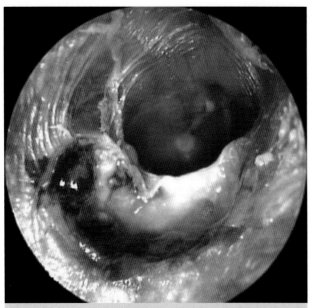

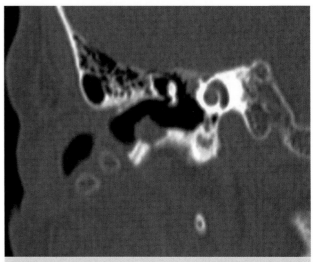

图3.75　CT扫描，同一患者的冠状位图像。可识别胆脂瘤和外耳道下壁骨质破坏

图3.74　与图3.73病例相似。清除外耳道下壁胆脂瘤。注意骨质破坏。一些胆脂瘤基质仍然存在

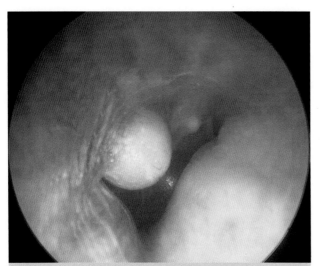

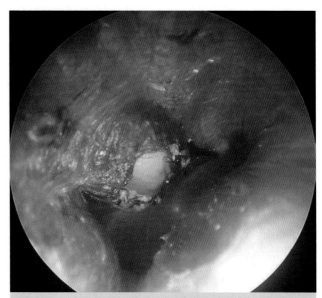

图3.76　外耳道胆脂瘤。由于前、下壁存在外生骨疣，外耳道出现狭窄。用钩子轻推肿块，很容易与骨性生成物鉴别开来（图3.77）

图3.77　去除表层皮肤后，可观察到白色胆脂瘤团块

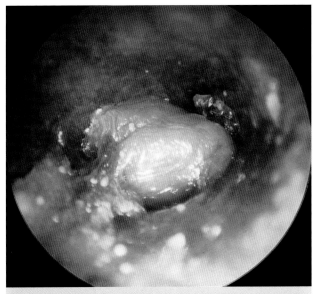

图 3.78 与图 3.71 病例相似。源自外耳道后壁的肿块阻止了上皮细胞向外迁移的正常过程

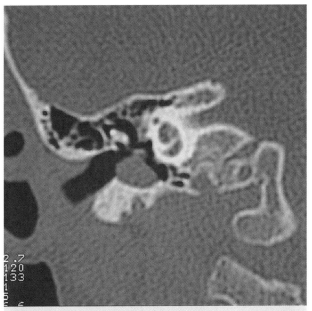

图 3.79 同一病例的冠状位 CT 图像。外耳道前下壁胆脂瘤清晰可见，合并下壁骨质部分破坏

3.4 侵袭外耳道的病变

一些中耳和颅底病变可侵及外耳道，如胆脂瘤、球体瘤、脑膜瘤、神经瘤、神经纤维瘤、类癌和组织细胞增生症 X。我们在此讨论这些病例，以强调它们在外耳道息肉鉴别诊断中的重要性。而且，在没有适当影像学检查的情况下，在门诊对这些息肉进行活检有时是有危险的。这些病变的详细讨论，请读者参阅相关章节。

3.4.1 类 癌

类癌是一种起源于外胚层的腺瘤性神经内分泌肿瘤。它具有与身体不同部位其他类癌肿瘤相同的组织学和组织化学特征。无论何时，中耳的腺瘤性肿瘤具有腺泡或小梁的组织学特征时，应当怀疑类癌。临床表现为听力下降、耳鸣、耳胀、面神经麻痹、眩晕、耳痛。电镜和免疫组织化学察见血清素及嗜银颗粒可确诊。这些肿瘤需要功能性手术，即需要切除鼓膜和听骨链以及肿块。鼓膜可在一期手术移植，而修复听骨链需要在二期手术重建。这种

方案可确保病变完全根除（图 3.80~ 图 3.83 ）。

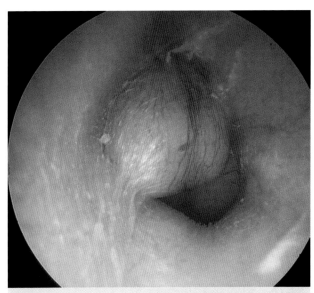

图 3.80 患者诉左耳听力下降伴耳痛 3 个月。耳内镜显示起于外耳道前上方区域的肿块阻塞外耳道。鼓膜下方是仅能窥到的部分，因中耳存在肿块而呈白色。听力图（图 3.81）示存在传导性听力损失。CT 扫描（图 3.82，图 3.83）示均一强度软组织肿块占据中耳和乳突，并扩展至外耳道。未见听骨链及乳突气房间隔破坏。术中发现腺体样组织并做冰冻切片。活检经免疫组化和电镜检查证实为类癌。予行鼓室成形术，切除全部病变及受累的锤骨和砧骨

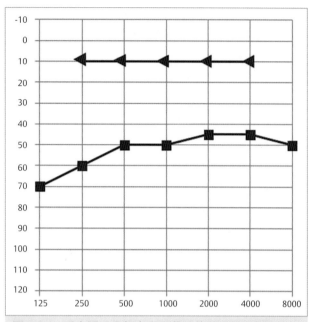

图 3.81 听力图示患侧存在显著的传导性听力损失

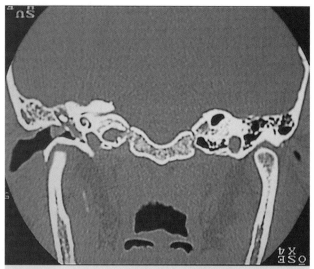

图 3.82 CT 显示软组织肿块占据中耳并通过鼓膜向外凸出

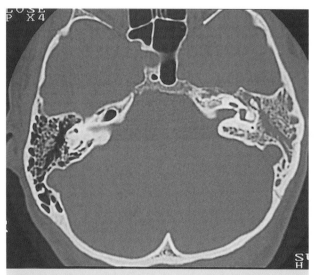

图 3.83 轴位 CT 扫描。乳突气房中出现胶状物，未侵蚀气房间隔

3.4.2 组织细胞增生症 X

组织细胞增多症 X 是指一组以良性组织细胞增生为特征的网状内皮系统疾病。该病可表现为三种临床形式，其中最良性的形式是嗜酸性肉芽肿，通常为单灶性。中度侵袭性形式被称为韩-薛-柯氏病，其特点是以溶骨为主要病理的多灶性病变。最严重的形式是勒-雪病，发生在 3 岁以下的儿童，表现为弥漫性多器官受累。尽管使用细胞毒性药物和糖皮质激素治疗，死亡率仍高达近

40%。幸存者可罹患尿崩症、肺纤维化和椎体损害等疾病（图 3.84，图 3.85）。

3.4.3 脑膜瘤

脑膜瘤是一组起源于脑膜（围绕中枢神经系统的膜状层）的肿瘤。它们起源于脑膜蛛网膜绒毛的内皮细胞。这些肿瘤通常是良性的，然而有一小部分是恶性的。许多脑膜瘤是无症状的，在患者一生中不产生任何症状，除了定期观察外不需要任何治疗。脑膜瘤约占颅内肿瘤的 14%~20%，是小脑桥脑角第二常见的肿瘤，仅次于前庭神经鞘瘤，占小脑桥脑角肿瘤的 6%~15%。颅后窝脑膜瘤根据其硬膜起始部位可分为五组：小脑凸面脑膜瘤、小脑幕脑膜瘤、岩骨后表面脑膜瘤、斜坡脑膜瘤和枕骨大孔脑膜瘤。根据瘤体的确切位置与内听道的关系，岩骨后表面脑膜瘤可进一步分为：位于内听道前的脑膜瘤、以内听道为中心的脑膜瘤和位于内听道后的脑膜瘤。这些肿瘤的手术治疗必须根据患者的年龄、全身健康状况、肿瘤的位置和大小、神经系统症状和肿瘤引起的功能缺陷进行个体化（图 3.86~图 3.94）。

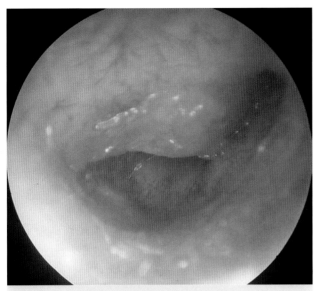

图 3.84　4 岁儿童外耳道后上壁隆起。另一耳也可见类似图像（CT 扫描见图 3.85）

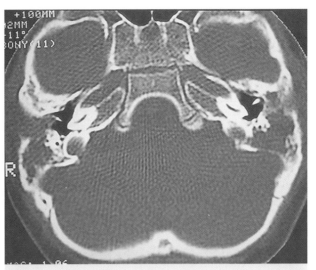

图 3.85　图 3.84 同一病例的 CT 扫描。均匀强度的肿块占据中耳和乳突。术中冰冻切片提示组织细胞增多症 X。该患者被转到一个专科中心进行合理分期和使用细胞毒性药物及糖皮质激素进行治疗

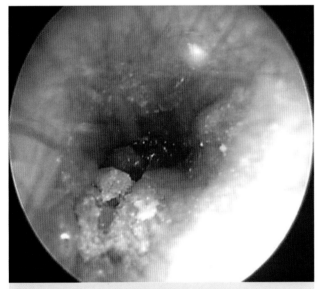

图 3.86　右耳。外耳道完全被扁平增生型脑膜瘤阻塞（图 3.87，图 3.88）。患者仅诉右耳听力下降。于外院门诊行经耳道活检，但活检因大量出血而终止。在进行活检前，最重要的是评估影像学检查，如颞骨高分辨率 CT 扫描和脑部增强 MRI。为了保留面神经和后组脑神经的功能，予行病变次全切和岩骨次全切除术

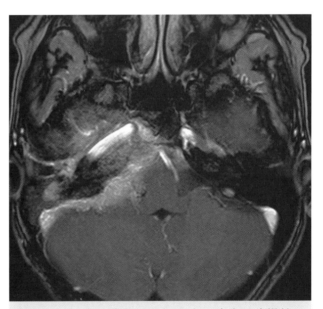

图 3.87　钆造影增强 MRI（T1W）。病变呈弥漫性，广泛累及颅后窝硬脑膜。由于重要结构（颈动脉、基底动脉和椎动脉）受累，在这种情况下通常无法完全切除肿瘤

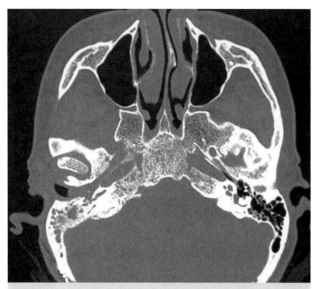

图3.88　颞骨CT扫描（轴位切面）。肿瘤侵犯并阻塞外耳道

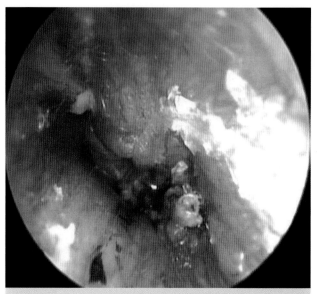

图3.89　左耳。又一病例与图3.86相似。扁平增生型脑膜瘤突出至外耳道，外耳道完全被肿瘤堵塞。患者诉听力下降、耳鸣、头晕和间断性耳漏。在影像学检查后，患者首先在局麻下进行活检，组织学证实为脑膜瘤。行岩骨次全切联合外耳道盲囊封闭术切除中耳及乳突内病变，保留面神经和后组脑神经的功能

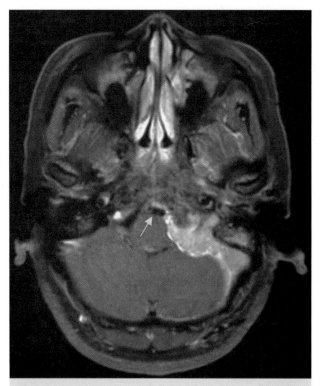

图3.90　钆造影增强MRI（T1W）。病变广泛附着于颅后窝的硬脑膜。肿瘤包绕基底动脉（箭头）

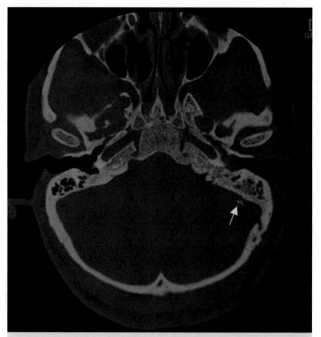

图3.91　颞骨CT扫描（轴位）。肿瘤充满外耳道和中耳。骨质增生（箭头）常见于扁平增生型脑膜瘤

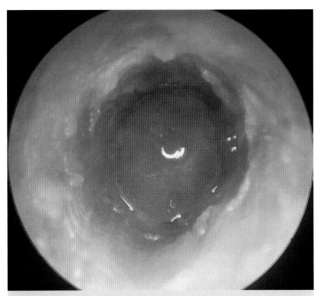

图 3.92 耳息肉患者合并扁平增生型脑膜瘤。该例于门诊行息肉切除可能会导致大量出血

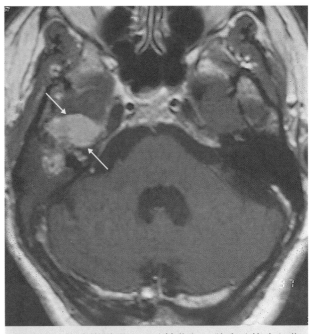

图 3.93 钆造影增强 MRI（轴位）。肿瘤（箭头）位于颞下窝，直至岩尖区和 Meckel 腔

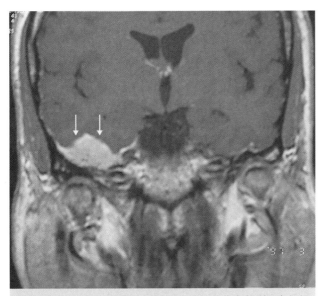

图 3.94 MRI 钆造影（冠状位）。脑膜瘤推挤颞叶向上移位（箭头）；可见特异性脑膜尾征

3.4.4 面神经肿瘤

　　面神经肿瘤非常罕见。在绝大多数病例中，累及面神经的肿瘤是神经鞘瘤。在笔者的一组病例中，神经鞘瘤约占 72%；其次是血管瘤，占 18%；再次是脑膜瘤和神经纤维瘤，各占 5%；其他病变（如副神经节瘤和神经母细胞瘤）很少遇到，通常作为个案报道出现在文献中。最常

受累的节段为膝状神经节，文献报道其发生率为 50%~75%，其次为第一段和第二段，二者发生率几乎相等。面神经肿瘤表现的症状可分为面神经相关症状、听力和平衡相关症状和其他散发性症状。绝大多数患者表现为面神经功能减弱。治疗通常以切除肿瘤、恢复或保留面神经功能以及保护听力为目的。在面神经功能良好（House-Brackman 分级 I 级）的情况下，可暂缓手术，采取每年行 MRI 扫描的策略（图 3.95~ 图 3.98）。治疗选择的深入分析，见 12 章。

3.4.5 后组脑神经鞘瘤

　　起源于 IX、X 和 XI 脑神经的颈静脉孔神经鞘瘤，是一种少见且生长缓慢的良性肿瘤，约占所有颅内神经鞘瘤的 2.9%~4%。据推测，这些肿瘤可能起源于颈静脉孔附近的 IX 和 X 脑神经的神经节。然而，确切的起源神经在很大程度上仍是未知。沿着阻力最小的路径，这些肿瘤可通过颈静脉孔区颅底扩展，向上进入颅后窝脑池，向下进入咽旁间隙。哑铃状肿瘤包含颈静脉孔部分及向颅内和颈部的双向延伸的部分。最佳治疗方法是完全

切除肿瘤，即使术后出现后脑神经功能障碍的风险非常高。因此，在后组脑神经功能正常的情况下，笔者只建议65岁以下的患者进行手术。颞

枕跨乙状窦入路（POTS）是治疗这些肿瘤的最佳手术入路，可以保留听力和面神经功能（图3.99~图3.102）。

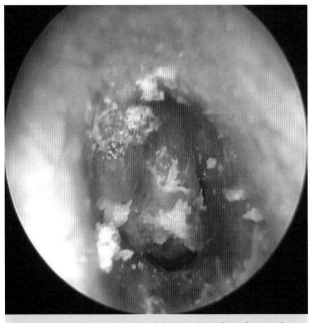

图3.95 左耳。25岁患者诉右耳听力下降及半面痉挛。但面神经功能正常（House-Brackman分级I级）。耳内镜显示肿块堵塞外耳道。适宜的影像学检查（图3.96~图3.98），提示面神经鞘瘤，检查后，建议1年后行MRI扫描。然而，考虑到病变扩展至外耳道，本病应考虑手术治疗（如岩骨次全切除，哪怕肿瘤不能全切）

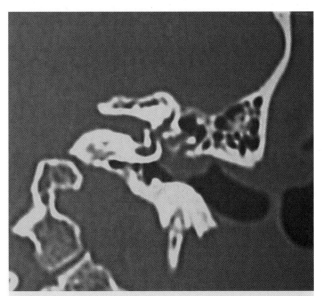

图3.96 颞骨CT扫描（冠状位）。可见肿瘤为起源于面神经鼓室段的软组织肿块并侵蚀面神经管。肿块向外突向外耳道

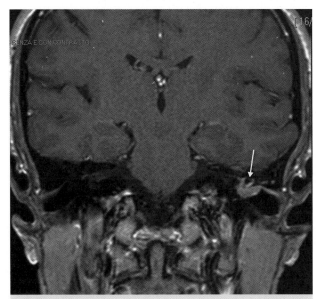

图3.97 钆造影增强MRI（T1加权像，冠状位）。肿瘤（箭头）显示对比剂增强，第二段乃至膝状神经节似乎受累（图3.98）

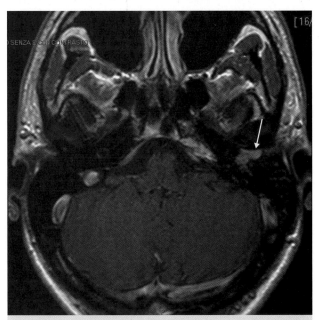

图3.98 钆造影增强MRI（T1加权像，轴位）。膝状神经节区域也显示对比剂增强（箭头）

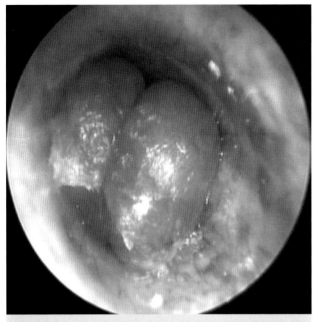

图 3.99　左耳。双叶状肿块阻塞外耳道。影像学检查（图 3.100~3.102）显示肿瘤来源于颈静脉孔，提示后组脑神经鞘瘤。局麻下活检证实神经鞘瘤的诊断。患者行颞枕跨乙状窦入路 (POTS) 肿瘤全切术，保留面神经和耳蜗功能。患者已有的声带麻痹术后稍加重。经过语言治疗后，声带麻痹可适度代偿，不再需要进一步的干预

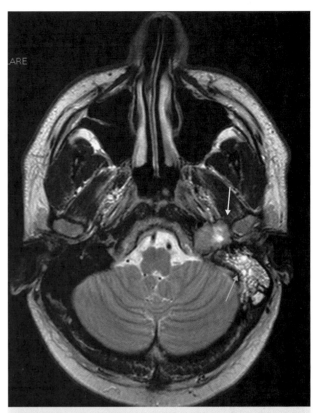

图 3.100　MRI（T2W），轴位。肿瘤（黄色箭头）引起咽鼓管阻塞，随后引起乳突积液（绿色箭头）

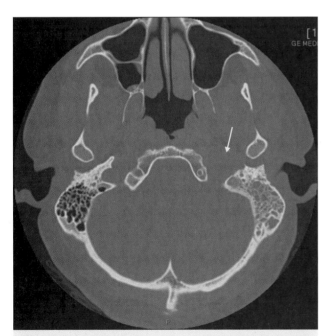

图 3.101　CT 扫描（轴位）。肿瘤使颈静脉孔区扩大（箭头）。未见颈静脉 – 颈动脉脊

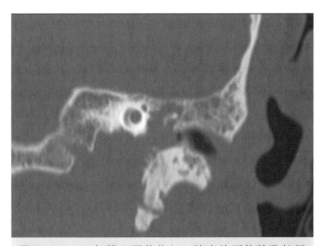

图 3.102　CT 扫描（冠状位）。肿瘤从颈静脉孔扩展至中耳和外耳，侵蚀下鼓室骨板及迷路下气房

3.4.6 其他病变

见图 3.103~ 图 3.111。

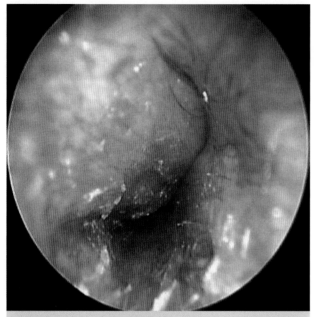

图 3.103 左耳。外耳道前壁的隆起软组织肿块完全阻塞外耳道。患者诉主观性听力下降。MRI（图 3.104）显示的病变提示神经瘤。患者行耳后入路病变切除术。组织学确诊为外耳道神经鞘瘤。负责支配外耳道上壁和前壁感觉的三叉神经第三支（V3）的耳颞支可能是肿瘤的起源

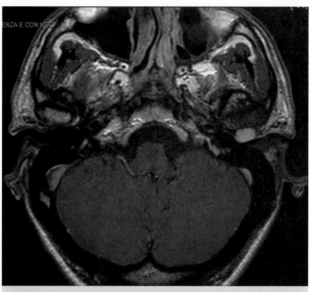

图 3.104 MRI（轴位，T1 加权序列 + 钆增强造影）。病变呈卵圆形，注射钆后显影增强。病变邻近颞下颌关节。外耳道神经瘤少见，但在外科干预前应做适宜的影像学检查

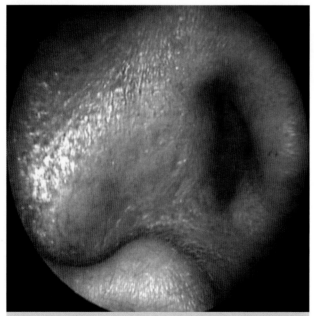

图 3.105 右耳。外耳道前、后壁均显示软组织体积增大，阻塞外耳道。患者 20 岁，患有 I 型神经纤维瘤病，诉右耳波动性主观性听力下降。MRI 显示外耳软组织弥漫性病损，与神经纤维瘤一致。在局麻下进行活检明确了诊断

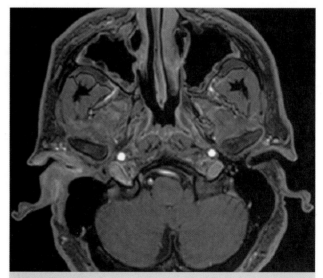

图 3.106 MRI（轴位，T1 加权序列 + 钆增强造影）。右外耳道神经纤维瘤。注射钆后病变显影增强

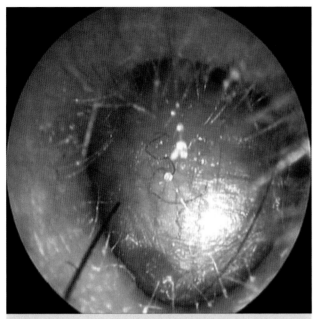

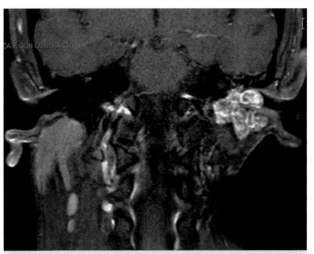

图 3.108 同一病例的 MRI，显示肿瘤侵犯外耳道

图 3.107 左耳。多形性腺瘤扩展至外耳道。多次手术患者肿瘤复发，从腮腺残余部分扩散至外耳道（图 3.108）

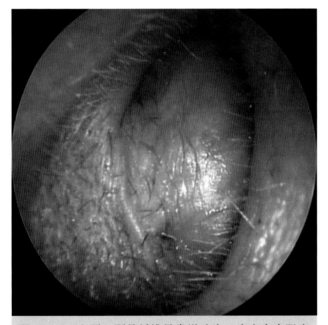

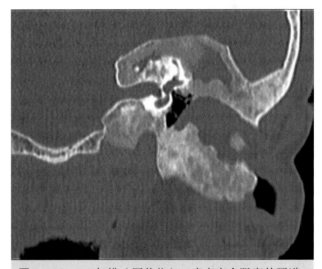

图 3.110 CT 扫描（冠状位）。病变完全阻塞外耳道，未累及耳囊。鼓骨变形，正常的骨皮质 – 髓质分辨率降低

图 3.109 左耳。颞骨纤维异常增殖症。病变完全阻塞外耳道引起传导性聋。病变同时侵犯乳突（图 3.110，图 3.111）。骨纤维异常增殖症是一种骨代谢疾病，表现为异常产生的未成熟骨并混有杂乱排列的纤维基质。患者仅诉听力下降，但可能存在耳畸形、复发性中耳炎和胆脂瘤。偶尔可发生面神经麻痹或其他脑神经损害。治疗取决于病变和症状的范围，可从简单的影像学检查随访到外科治疗（通常是外耳道成形术或鼓室成形术）。如果存在已久的骨纤维异常增殖症出现快速生长，应考虑恶变

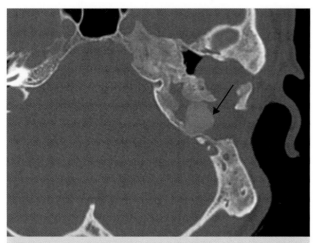

图 3.111　CT 扫描（轴位）。毛玻璃样图像（黑色箭头）是骨纤维异常增殖症的特异性征象。MRI 图像缺乏特异性，在某些情况下，仅用 MRI 很难将骨纤维异常增殖症与软骨肉瘤、脊索瘤或其他恶性疾病区分开来

3.5　颞骨骨折

根据骨折线长轴与岩锥长轴的关系，颞骨骨折可以分为纵行骨折和横行骨折。纵行骨折最为常见，约占颞骨骨折的 70% ~ 90%。颞骨骨折的并发症包括各种类型的听力下降、眩晕、面瘫和脑脊液漏。偶尔，颈静脉孔受累时会发生其他脑神经（Ⅹ 和 Ⅺ）损伤。颈静脉或乙状窦血栓很少发生，在适当的影像学检查后可以发现。颞骨骨折后岩骨内颈内动脉破裂的病例也有听说。

胆脂瘤是颞骨骨折的另一种潜在并发症，其原因是与骨折线相对应的皮肤向中耳和乳突移行。

颞骨骨折后发生血鼓室尤为常见，有时可能是轻微骨折的早期征象。颞骨外伤后出现中耳积液或气 – 液平面，尤其是单侧时，应怀疑为颞骨骨折伴脑脊液漏入中耳。累及外耳道的骨折可使部分骨折片移位、外耳道腔缩小（图 3.112~图 3.114）。

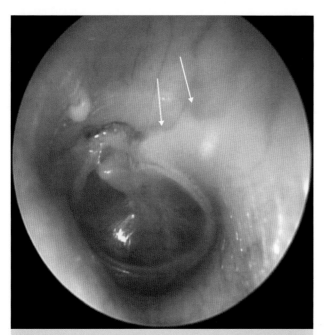

图 3.112　左耳。可见骨折线（箭头）。在我们检查前 10 年，患者发生颞骨骨折，左侧面瘫（Ⅵ 级）。CT 扫描显示迷路上岩骨胆脂瘤（见第 10 章），可能继发于骨折线区域的皮肤移行

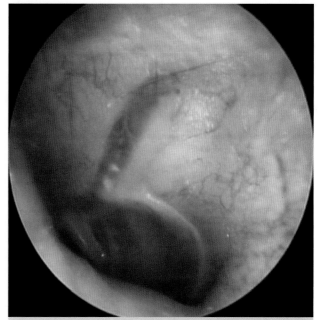

图 3.113　左耳。外伤后颞骨骨折。外耳道后壁可见后上方裂隙

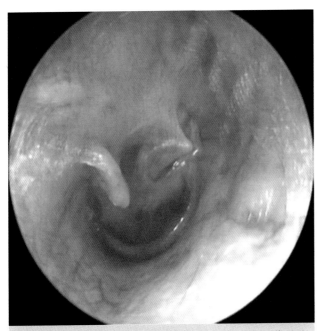

图 3.114　左耳。外伤后陈旧性颞骨骨折，外耳道后壁骨片移位。耳道皮肤已完全覆盖突出的骨片

3.6　外耳道癌

　　颞骨恶性肿瘤少见，约占所有头颈部恶性肿瘤的 0.2%。鳞状细胞癌是发生于颞骨的恶性肿瘤的最常见组织学亚型（3/4 的病例），其次是基底细胞癌、腺癌、腺样囊性癌、黏液表皮样癌、耵聍腺瘤、黑色素瘤和肉瘤。发生于颞骨的癌可能起源于颞骨的任一部分，包括外耳道、中耳、乳突、内淋巴囊、岩尖和内耳道（表 3.2）。这些肿瘤具有局部侵袭性，因为在颞骨中存在许多径路，肿瘤可沿着这些径路从起源部位扩散。约 11% 的病例在诊断时出现颈部淋巴结转移。

　　疾病的分期对于决定最佳的外科治疗方案和评估疗效与预后至关重要。虽然没有公认的颞骨恶性肿瘤分期系统，但匹兹堡分期系统已被许多中心采用，以便对外耳道的鳞状细胞癌进行正确的分类（表 3.3，图 3.115~ 图 3.117）。

　　外耳道癌最常见的症状包括耳漏、耳痛、听力下降、面瘫和眩晕。准确的显微镜检查对正确评估病变的范围非常重要。常见的是剥落性病变，而有些病例会出现溃疡。持续性以疼痛和耳漏为

表 3.2　颞骨内恶性肿瘤的分类

颞骨恶性肿瘤的部位	肿瘤
外耳道	鳞状细胞癌
	疣状癌
	腺样囊性癌
	腺泡细胞癌
	黏液表皮样癌
	梅克尔细胞癌
	恶性圆柱瘤
	耵聍腺癌
	导管癌
	转移癌
鼓膜	鳞状细胞癌
	淋巴瘤
	转移癌
中耳	鳞状细胞癌
	腺癌
	无色素性黑色素瘤
	淋巴上皮癌
	血管外皮细胞瘤
	类癌
	恶性内翻性乳头状瘤
	郎格罕细胞组织细胞增多症
	转移癌
乳突	内淋巴囊肿瘤
	郎格罕细胞组织细胞增多症
	浆细胞瘤
	淋巴瘤
	肉瘤
	转移癌
面神经	恶性神经鞘瘤
	转移癌
岩尖	软骨肉瘤
	郎格罕细胞组织细胞增多症
	转移癌
内听道	鳞状细胞癌
	表皮样癌
	转移癌
迷路	转移癌

特征的外耳道炎，经药物治疗不能充分解决时，应怀疑为癌。对病变进行活检将消除任何疑问。对颈深上、耳后和腮腺淋巴结（肿瘤的前界）进行准确检查很重要。必须对脑神经进行评估，面神经最常受累。下颌神经受累提示肿瘤向颞下颌

表3.3 外耳道鳞状细胞癌匹兹堡分期系统修订版

指标	描述
T 分期	
T1	肿瘤局限于 EAC，无骨质破坏或软组织受累证据
T2	肿瘤局限于 EAC，有骨质破坏（非全层）或局限性软组织受累（<5mm）
T3	肿瘤侵蚀骨性 EAC（全层）伴局限性软组织受累（<5mm），或肿瘤累及中耳和（或）乳突
T4	肿瘤侵犯耳蜗、岩尖、中耳内侧壁、颈动脉管、颈静脉孔或硬脑膜；或肿瘤广泛累及软组织（>5mm），如累及颞下颌关节或茎突；或有面瘫证据
N 分期	
N0	无区域性淋巴结
N1	同侧单个区域性淋巴结，直径 <3cm
N2a	同侧单个区域性淋巴结，直径 3~6cm
N2b	多发单侧淋巴结
N2c	双侧或对侧淋巴结
N3	淋巴结直径 >6cm
临床分期	
I	T1N0
II	T2N0
III	T3N0
IV	T4N0 和 T1~T4 N+

缩略词：EAC，外耳道

关节窝侵犯。高分辨率 CT 扫描（骨窗）是最重要的影像学检查，因为它可在外耳道和中耳水平评估骨质破坏。钆造影 MRI 可评估肿瘤侵犯软组织

的范围。手术是颞骨恶性肿瘤主要的治疗方法。放疗除了作为晚期肿瘤的姑息治疗外，也是外科手术的辅助治疗手段。采用的外科切除术式有：

● 颞骨外侧切除术（LTBR）：主要适用于 T1 和 T2 期肿瘤。该径路需要行完壁式乳突切除术并充分开放面隐窝。外耳道与鼓膜一并被整体切除，砧镫关节脱位后切除锤骨和砧骨，内侧界限定在砧镫关节水平。LTBR 可合并腮腺浅叶切除，尤其是 T2 期肿瘤。

● 颞骨次全切除术（STBR）：适用于 T3 和 T4 期肿瘤，是 LTBR 术式的扩大。LTBR 手术步骤完成后，手术以分段方式向内侧扩大，包括辨认内听道、暴露面神经及切除耳囊并保留岩尖。如有必要，可切除受累的颞下颌关节囊及下颌骨髁突。如果肿瘤侵犯乳突，并怀疑硬脑膜受累，可能需要开放颅中窝及颅后窝以获得足够的暴露。若发现硬脑膜浸润，则切开并切除硬脑膜，直到切缘阴性。若肿瘤侵犯面神经，则应将其纳入切除范围。除非有浸润，否则应保留乙状窦和颈静脉球。

● 颞骨全切除术（TTBR）：该术式适用于晚期 T4 期肿瘤。可切除或不切除耳廓。在颞线上方 3cm 切除骨质以暴露颅中窝硬脑膜，乙状窦后方相似的距离切除骨质，留下健康骨质残缘。经迷路向内侧扩大切除，暴露岩骨内颈内动脉。下方将乙状窦和颈静脉球从周围骨质中移位。从乳突

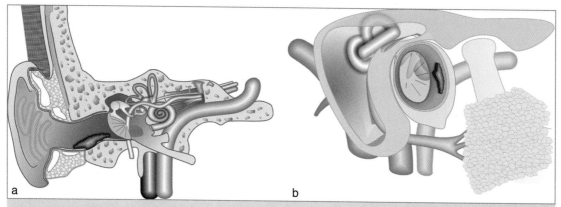

图3.115 T1 期肿瘤（红色）的示意图。肿瘤局限于外耳道，无骨质破坏。T2 期肿瘤有骨质破坏（非全层）或局限性软组织受累

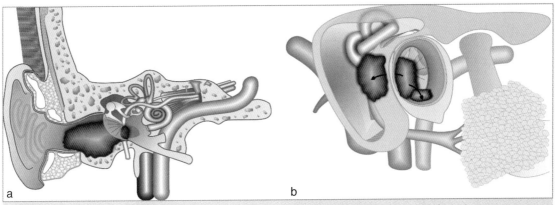

图 3.116 T3 期肿瘤（红色）的示意图。肿瘤累及骨性外耳道（全层）或中耳 / 乳突（b）

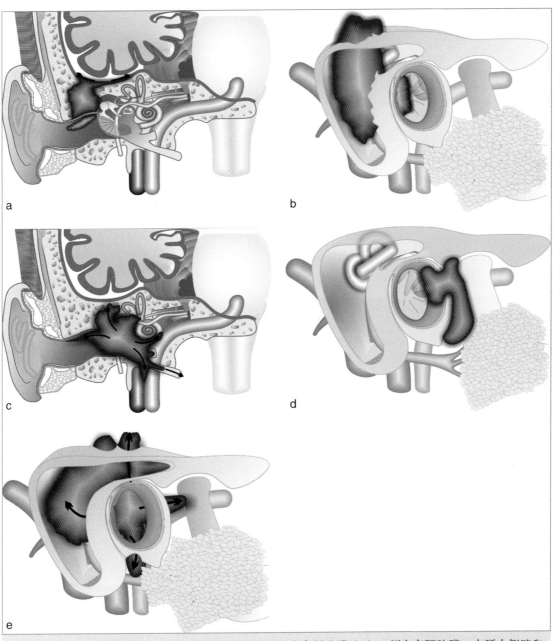

图 3.117 T4 期肿瘤（红色）的示意图。肿瘤累及颅中窝硬脑膜（a），颅中窝硬脑膜、中耳内侧壁和乳突（b），耳囊、颈静脉孔及迷路下岩尖区（c），颞下颌关节（d），整个颞骨（e）

尖将胸锁乳突肌和二腹肌游离。手术进行到这个阶段，用 Gigli 线锯或钻头横断下颌骨升支，将其与下颌关节头、冠突解剖游离并切除。完成全腮腺切除，并整体切除标本。然后用高速钻头切除岩尖残端。如果血管造影和术前球囊栓塞证实对侧脑供血充足，也可切除颈内动脉。

详情请参阅表 3.4，图 3.118~ 图 3.149。

表 3.4　Gruppo Otologico 治疗颞骨鳞状细胞癌的系列病例（1993—2011，45 例，已发表数据）；报道的生存率

T 分期	患者百分比（%）	疾病特异性 5 年生存率（%）	无复发 5 年生存率（%）
T1	11.1	100	100
T2	13.3	100	100
T3	31.1	86.2	79
T4	42.2	48.7	45.2

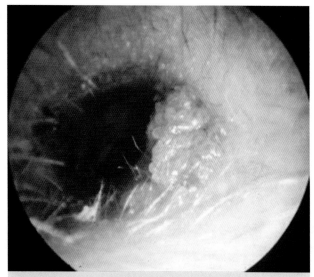

图 3.118　右外耳道鳞状细胞癌。患者诉偶尔血性耳漏。进行活检，病理检查确诊为癌。CT 扫描（图 3.119）显示 T1 期肿瘤，起源于外耳道前下壁。患者行颞骨外侧切除术，4 年后疾病无复发

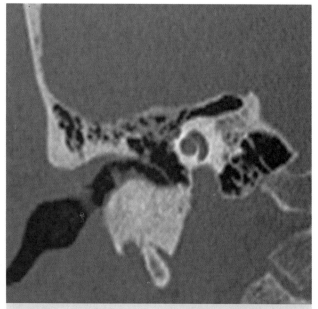

图 3.119　CT 扫描，冠状位。病变起源于外耳道前下壁，无骨质破坏（T1 期）

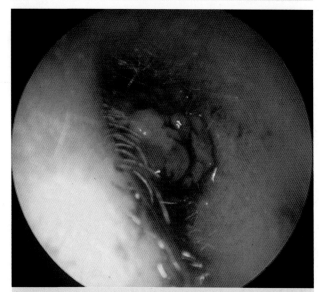

图 3.120　剥脱性肿瘤占据左侧外耳道。患者诉耳痛伴血性耳漏 1 个月。进行活检，病理检查确诊为鳞状细胞癌。CT 扫描（图 3.121）显示外耳道骨质破坏，尤其是前下壁，未侵犯关节窝。完整切除肿瘤，同时切除腮腺浅叶。术后放疗

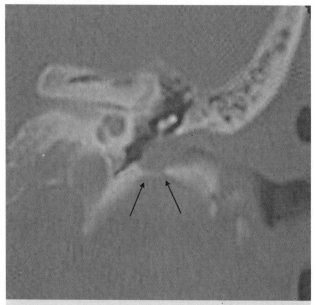

图 3.121　CT 扫描显示外耳道前下壁骨质破坏（非全层 -T2 期）。未累及关节窝

图 3.122　与图 3.118 为同一患者。颞骨外侧切除术示例。从耳后沟后 3cm 处做皮肤切口。外耳道必须从肿瘤外侧横断

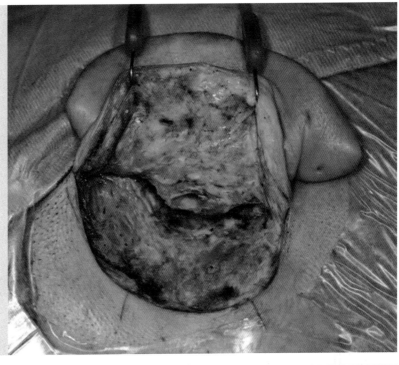

图 3.123　盲囊封闭外耳道

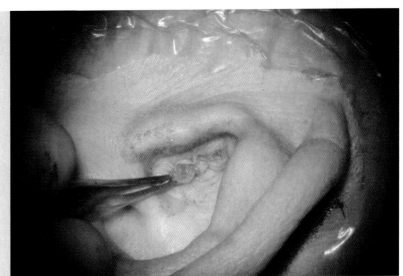

图 3.124　乳突切除术，辨认颅中窝硬脑膜和乙状窦。MFD：颅中窝硬脑膜。SS：乙状窦；PCW：外耳道后壁

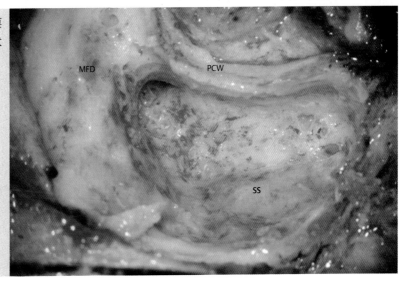

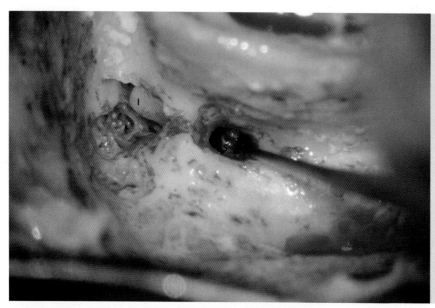

图 3.125　面隐窝鼓室切开术。I：砧骨；S：镫骨

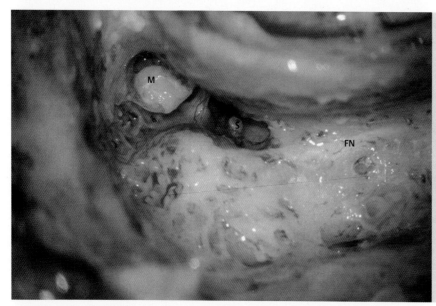

图 3.126　脱位砧镫关节。FN：面神经；M：锤骨（头）；S：镫骨

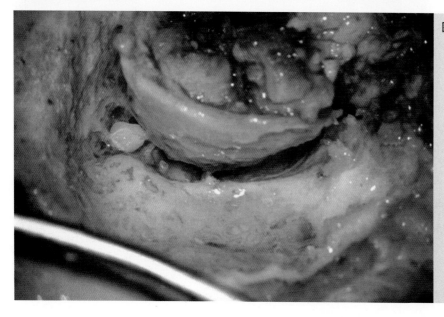

图 3.127　上、下鼓室切开术

图 3.128　外耳道整块切除

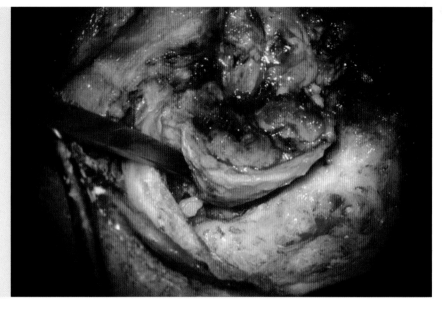

图 3.129　整块标本包括锤骨、鼓膜和外耳道

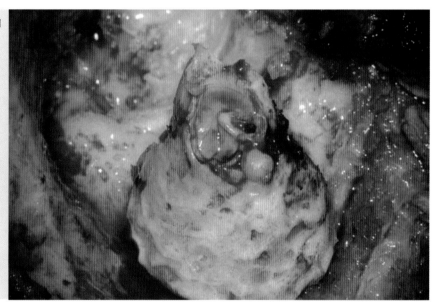

图 3.130　切除肿瘤后的颞骨术腔。S：镫骨；RW：圆窗；FN：面神经

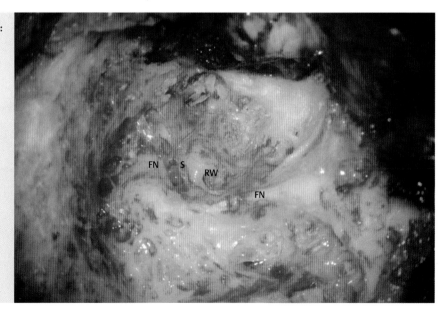

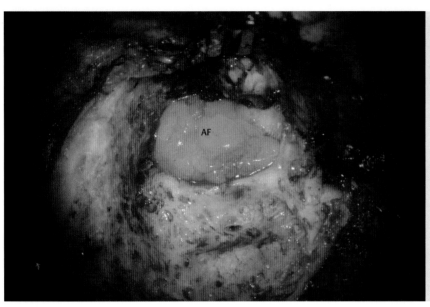

图 3.131　用腹部脂肪封闭术腔。AF：腹部脂肪

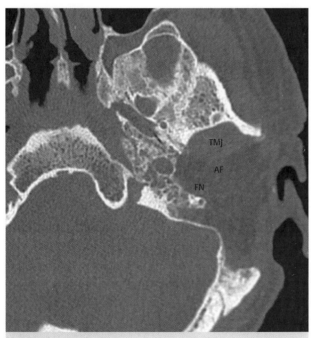

图 3.132　术后 CT 扫描。术腔完全被腹部脂肪填充。整个颞骨前部被切除。面神经保留在原位。AF：腹部脂肪；FN：面神经；TMJ：颞下颌关节

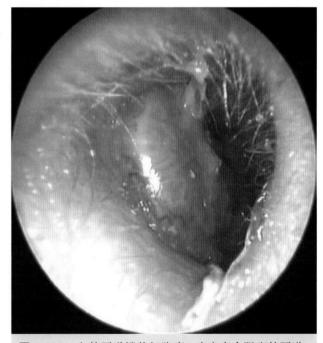

图 3.133　左外耳道鳞状细胞癌。病变完全阻塞外耳道，鼓膜窥不见。患者诉听力下降、持续性耳漏、耳痛和颞下颌关节痛。CT 和 MRI 扫描（图 3.134~图 3.136）显示病变扩散至关节窝伴局限性软组织侵犯（T3 期）。予行颞骨次全切术和腮腺切除术加术后放疗

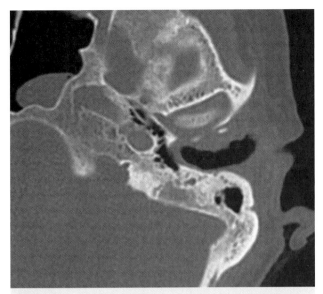

图3.134 CT扫描（轴位）。肿瘤侵蚀外耳道前壁，并侵犯颞下颌关节

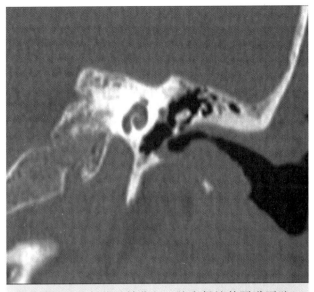

图3.135 CT扫描（轴位）。肿瘤侵蚀外耳道下壁，疑似突入关节窝

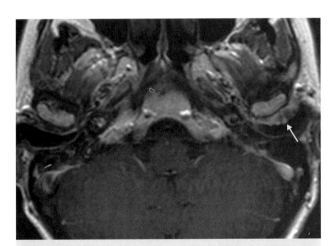

图3.136 MRI扫描（轴位，T1W+钆造影）。肿瘤（箭头）起源于外耳道前壁未累及下颌骨髁突

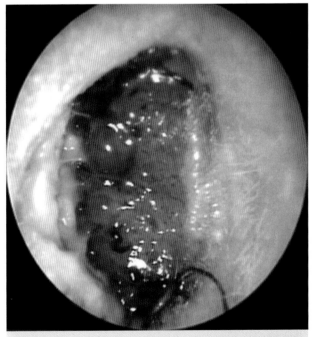

图3.137 右外耳道鳞状细胞癌。患者诉听力下降和持续血性耳漏。病变累及中耳，行颞骨次全切除术切除之。术后进行放疗

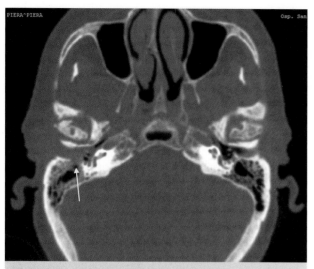

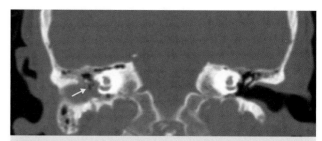

图 3.139　CT 扫描（冠状位）。肿瘤累及中耳，侵蚀砧镫关节（箭头）

图 3.138　CT 扫描（轴位）。肿瘤侵犯中耳，侵蚀外耳道后壁（箭头），扩散至乳突（T3 期）

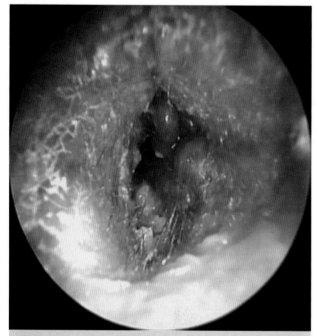

图 3.140　70 岁患者右外耳道鳞状细胞癌。患者诉反复发作的中耳炎和面瘫，长期抗生素治疗后无改善。局麻下活检和适宜的影像学检查明确了初步诊断。肿瘤（T4期）还累及颅中窝硬脑膜，并向前方扩散。这样的病例预后很差，因此，采用广泛的外科手术径路（例如，颞骨全切术＋硬脑膜切除）可能会有问题，因为这对生存率不起作用。考虑到患者的年龄，我们实施了颞骨次全切除术、面神经切除、腮腺全切除术，保留了硬脑膜并进行电凝。术后进行放疗

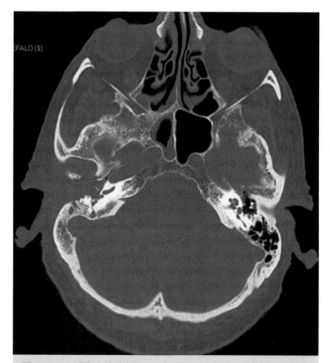

图 3.141　同一病例的 CT 扫描（轴位）。肿瘤侵犯中耳并向颞下颌关节扩散

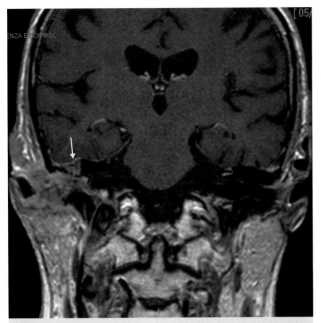

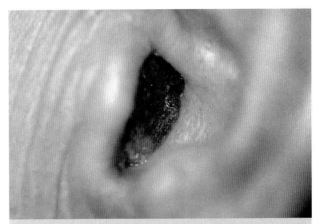

图 3.143　鳞状细胞癌突入外耳道、侵犯关节窝并浸润颅中窝硬脑膜，见 CT 扫描（图 3.144）和 MRI（图 3.145）。实施姑息性手术后进行放疗

图 3.142　MRI（冠状位）。肿瘤累及颅中窝硬脑膜（箭头）

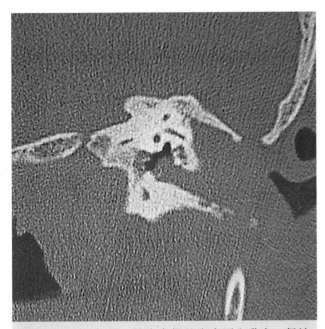

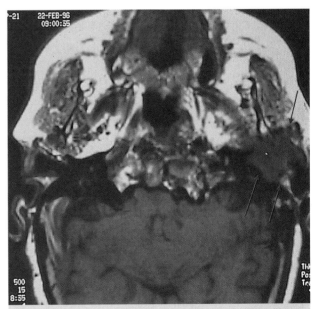

图 3.145　MRI 显示肿瘤明显向前侵犯至颞下窝（箭头）

图 3.144　CT 扫描。肿瘤占据整个中耳和乳突。侵蚀关节窝和颅中窝骨板

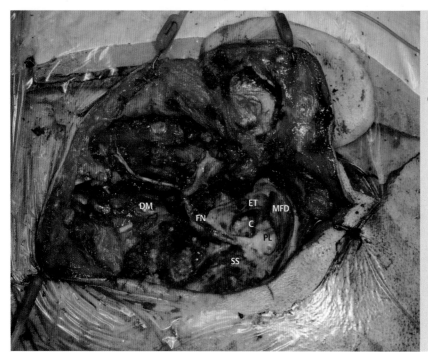

图 3.146　颞骨次全切术、腮腺全切术和颈清扫术（Ⅱ区）示例。保留面神经、耳蜗和迷路后。FN：面神经；MFD：颅中窝硬脑膜；SS：乙状窦；PL：迷路后；C：耳蜗；DM：二腹肌；ET：咽鼓管

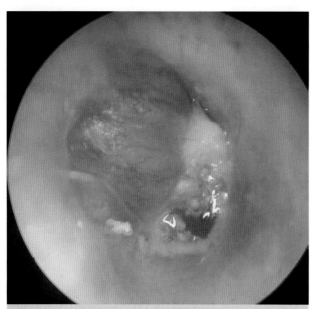

图 3.147　鼻咽癌侵犯至中耳和外耳道。息肉样肿块浸润鼓膜并充满部分外耳道，见 CT 扫描（图 3.148）和 MRI（图 3.149）。患者不适宜手术，建议放疗

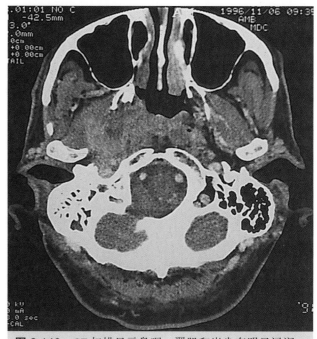

图 3.148　CT 扫描显示鼻咽、翼肌和岩尖有明显浸润

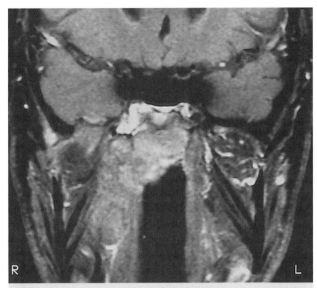

图 3.149 钆造影 MRI 证实组织浸润

小 结

发生于外耳道的恶性肿瘤常与化脓性耳炎混淆。由于外耳道炎及中耳炎发生率高且这些病变多为慢性，外耳道癌的诊断几乎总是较迟。通过活检可确诊。高分辨率 CT 扫描和 MRI 是正确评估肿瘤的必要条件。高分辨率 CT 扫描可明确肿瘤引起的骨质破坏，而 MRI 在软组织评估方面优于 CT。MRI 可显示硬脑膜侵犯、颅内扩展及颅外软组织受累。外耳道鳞状细胞癌是颞骨最常见的肿瘤，许多中心采用匹兹堡分期系统对其进行分期。外耳道癌几乎都是采取手术治疗。对于 T1 和 T2 期肿瘤，颞骨外侧切除术是最佳的手术治疗方法。它需要切除外耳道（骨和软组织）、鼓膜和听骨链，同时保留面神经。骨切除向前方至颞下颌关节水平。然后用腹部脂肪封闭术腔，外耳道做盲囊封闭。必要时，可切除腮腺浅叶。T3~T4 期肿瘤，需要行颞骨次全切除术。在这种情况下，有必要开放颅中窝、颅后窝。骨切除应至岩尖内侧 1/3 和颈内动脉水平。通常需要牺牲面神经和中耳。如有硬脑膜受累，年轻患者应行硬脑膜切除及重建术。颈淋巴结清扫术、腮腺全切术和下颌骨髁突切除术必须根据病变范围进行。对于晚期 T4 期肿瘤，建议行姑息性手术加术后放疗。辅助放疗对 T2、T3 和 T4 期肿瘤具有明确的作用。

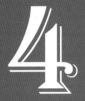

中耳炎

刘 军 李万鑫 译

4 中耳炎

摘 要

中耳炎可以分为分泌性中耳炎和急性中耳炎两种不同的类型。分泌性中耳炎的特征有如下表现：完整鼓膜的内侧有中耳积液；鼓膜内陷，不活动，暗黄色、蓝色或者可能呈带有细线（液平面）的透明状，或者透过鼓膜可以看到气泡。通常由咽鼓管功能障碍引起。对于单侧发病的病例，应该检查鼻咽部以排除肿瘤。上呼吸道感染若伴有咽鼓管阻塞和中耳积液，而中耳积液又为细菌所感染时，即引起急性中耳炎。鼓膜膨出，出现浑浊和充血。严重或未治疗的病例中，鼓膜可能穿孔，使得中耳腔的脓液引流进入外耳道。大多数此类病例只需要药物治疗。

关键词

分泌性中耳炎 急性中耳炎

4.1 分泌性中耳炎（伴有积液的中耳炎）

分泌性中耳炎以完整鼓膜内侧有中耳积液为特征，积液由中耳黏膜的漏出液 / 渗出液所组成。典型病例中，鼓膜内陷，不活动，暗黄色或蓝色，并且增厚。有时，鼓膜呈带有细线（液平面）的透明状，或者透过鼓膜可以看到气泡。

分泌性中耳炎病因通常是：感染（鼻窦炎，鼻咽炎）或变态反应导致黏膜水肿，并继发咽鼓管阻塞；腺体或淋巴组织增生或者肿瘤（少见），使咽鼓管软骨部受到外力压迫；咽鼓管肌肉的功能障碍，见于腭裂的儿童；咽鼓管本身畸形，见于唐氏综合征。其他可能的致病因素包括：细菌、免疫、基因、社会经济条件、季节变换，以及非母乳喂养的婴儿缺乏特异的分泌性免疫球蛋白。

所有这些因素都会引起咽鼓管功能障碍或阻塞，中耳黏膜将鼓室内的氧气吸收后出现中耳负压。正常情况下，咽鼓管峡处管壁的塌陷倾向可以被鼻咽部压力的升高所克服。不超过 –25mmHg 的中耳负压可以因上述机制得到纠正。另一方面，咽鼓管黏膜水肿时，同等程度的鼻咽部压力升高，不能克服 –5mmHg 的中耳负压。腺样体组织增生是儿童中耳炎最常见的致病因素，而鼻咽炎是分泌性中耳炎最常见的病因。对于成人，腺样体增生很少见，而持续性单侧分泌性中耳炎，可能是由于鼻咽部肿瘤阻塞咽鼓管开口所导致，或者由于肿瘤对咽鼓管产生压迫甚至侵犯引起。

对于正规药物治疗（鼻部和全身应用减充血剂、黏液溶解剂及抗生素）无效或持续性传导性聋（图 4.1，图 4.2）的病例，可以行鼓膜置管。儿童可行腺样体切除术。手术的目的是减轻传导性耳聋，避免中耳积液引起的后遗症。后遗症包括复发性中耳炎、鼓室硬化、粘连性中耳炎、松弛部内陷囊袋（最终导致胆脂瘤形成），以及在某些长期慢性病例出现胆固醇肉芽肿（见第 5 章）。本章介绍中耳积液的一些典型病例。详见图 4.3~图 4.12。手术操作（鼓膜切开和通气管置入）参见第 14 章术后情况。

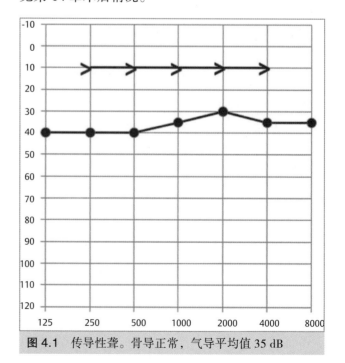

图 4.1 传导性聋。骨导正常，气导平均值 35 dB

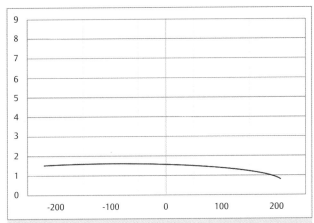

图 4.2 鼓室曲线 B 型，中耳积液的典型表现

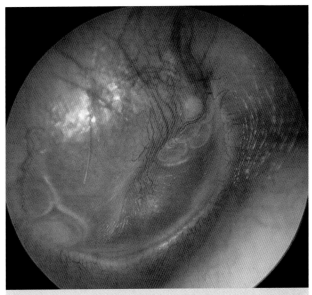

图 4.3 右耳。分泌性中耳炎。锤骨柄前方和后下象限可见气泡

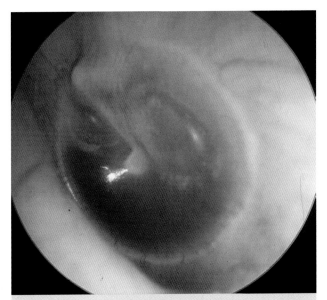

图 4.4 左耳。分泌性中耳炎。中耳积液下方呈红色，上方呈黄色。在这个病例，鉴别诊断包括鼓室体瘤。如果显微镜检查后仍然存在疑虑，先行药物治疗数周后，再复查

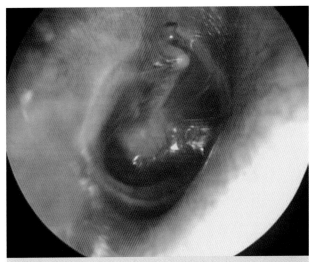

图 4.5 右耳。分泌性中耳炎，伴有中耳积液，前上象限可见气泡。鼓膜向鼓岬内陷。这个病例通常是慢性病程，应该行鼓膜置管

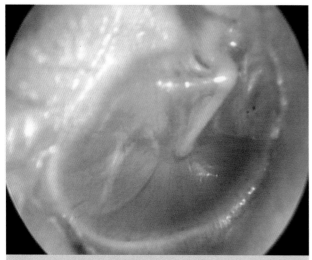

图 4.6　右耳。分泌性中耳炎伴中耳积液，后部象限可见气泡。患者的对侧耳患有胆脂瘤（图 8.22）。CT 扫描提示乳突积液（图 4.7）

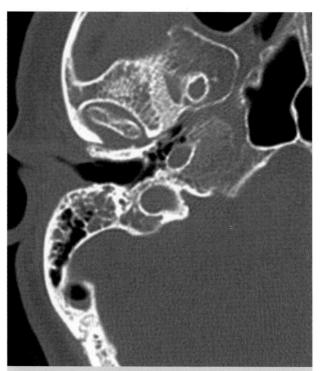

图 4.7　图 4.6 病例的轴位 CT 扫描。乳突气房内积液。气房间的骨小梁分隔未被破坏

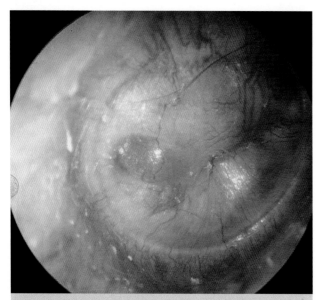

图 4.8　右耳。中耳出现胶冻状物，导致鼓膜膨出。鼓膜后象限，局部鼓膜菲薄，可见其内侧的黄色渗出物。这个区域很可能是将来穿孔的部位

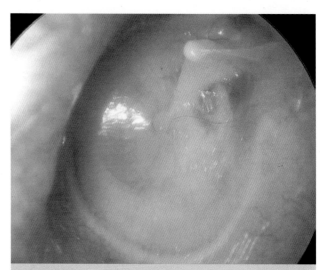

图 4.9　左耳。分泌性中耳炎。鼓膜增厚。透过相对较薄的前下象限，可见卡他性液体

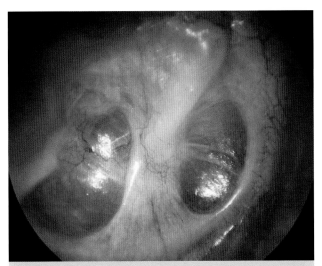

图 4.10　右耳。分泌性中耳炎。锤骨柄前后各有一处区域鼓膜菲薄，其内可见积液

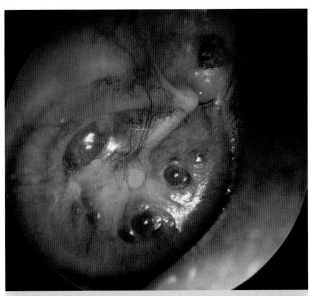

图 4.11　右耳。分泌性中耳炎，伴有鼓室硬化和上鼓室破坏。鼓室硬化区域和萎缩区域交错。中耳可见胶冻状物

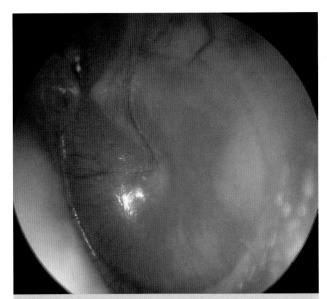

图 4.12　左耳。中耳积液，伴有鼓膜后白色占位，位于后部象限 3 点钟位置。鉴别诊断要考虑先天性胆脂瘤。行鼓室探查，中耳仅有胶冻状物，其在中鼓室后部区域尤为黏稠

4.2　继发于肿瘤的分泌性中耳炎

见图 4.13~ 图 4.30。

4.3　急性中耳炎

急性中耳炎通常以伴有咽鼓管阻塞和中耳积液的上呼吸道（病毒）感染为基础，中耳积液逐步为细菌所感染。最常见的细菌为肺炎链球菌、流感嗜血杆菌和卡他莫拉菌。

严重的或未治疗的病例，鼓膜可能穿孔，使得中耳的脓液引流入外耳道。虽然鼓膜穿孔非常疼痛且有创，但通常伴有压力和疼痛的显著缓解。发生在健康个体的单纯性急性中耳炎，由于机体的抵抗机制很可能控制感染，鼓膜也通常能愈合。

中耳积液和鼓膜炎症可以证实诊断；体征包括鼓膜饱满、膨出、浑浊和充血。

急性中耳炎的并发症包括鼓膜穿孔、耳后乳突腔隙感染，以及少见的细菌性脑膜炎。

口服和局部的止疼药可以有效控制中耳炎引起的疼痛；有指征时，一线抗生素是阿莫西林（图4.31~ 图 4.33）。

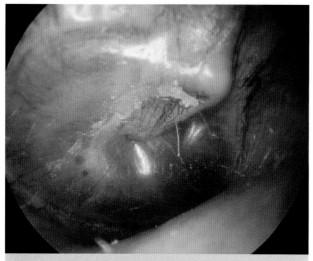

图 4.13　右耳。中耳的浆液和黏液性积液。鼓膜前部象限可见气泡。患者为 53 岁女性，右侧中耳炎导致传导性聋，以及同侧上颌神经和下颌神经感觉异常，之后的数月中出现三叉神经痛和复视。CT 和钆增强 MRI（见后续图像）提示肿瘤（后被证实为三叉神经鞘瘤），伴有颅内和颅外侵犯。肿瘤压迫咽鼓管，并导致中耳积液。经颞下窝 B 型手术径路伴眶颧延长切口，肿瘤一期切除

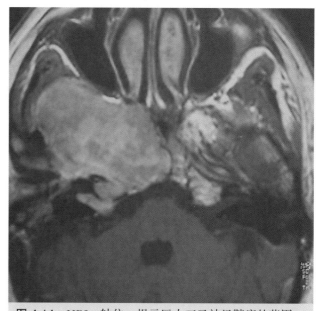

图 4.14　MRI，轴位，提示巨大三叉神经鞘瘤的范围

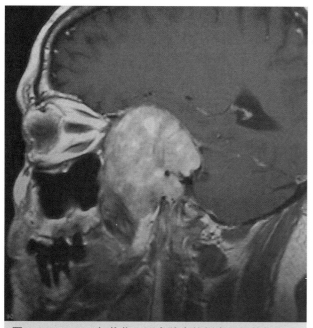

图 4.15　MRI，矢状位，证实肿瘤的颅内和颅外侵犯

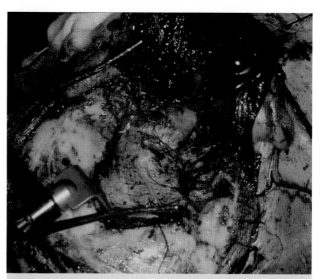

图 4.16　经颞下窝 B 型手术径路伴眶颧延长切口切除三叉神经鞘瘤

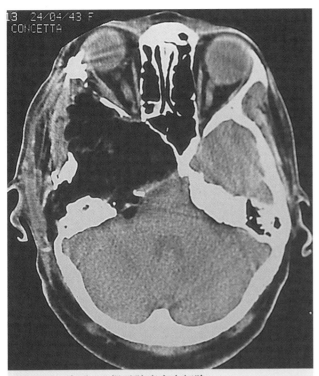

图 4.17 术后 CT 提示肿瘤完全切除

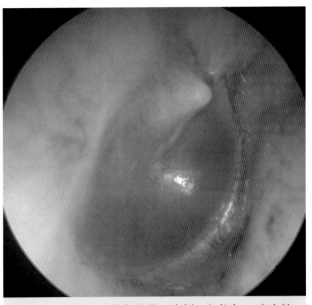

图 4.18 与图 4.11 类似的另一病例。患者为 64 岁女性，主诉右鼻塞和右耳胀 1 年。1 个月前，出现上颌神经区域神经痛。中耳积液导致鼓膜呈黄色（见后续图）

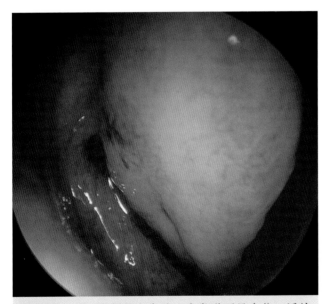

图 4.19 同一病例的右鼻腔。中鼻道可见占位。活检证实其为神经鞘瘤

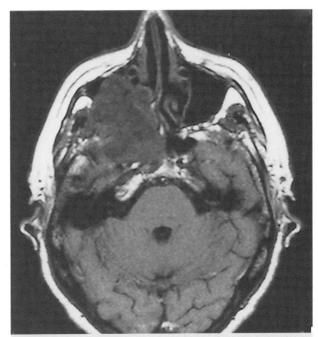

图 4.20 同一病例的 MRI。可见巨大的三叉神经鞘瘤，伴有颅内和颅外侵犯

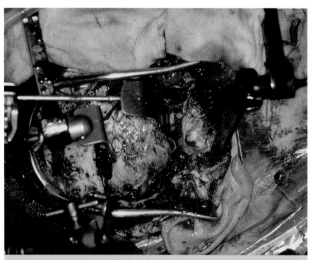

图 4.21 经耳前 – 颞下 – 眶颧径路，肿瘤一期完整切除

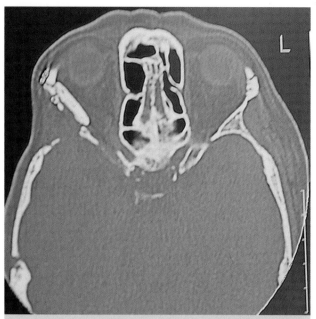

图 4.22 术后 CT 提示肿瘤完全切除。眶底和外侧壁已行重建

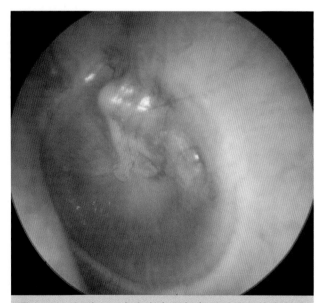

图 4.23 左耳。一个患有青少年鼻咽纤维血管瘤的青年患者，可见液平面

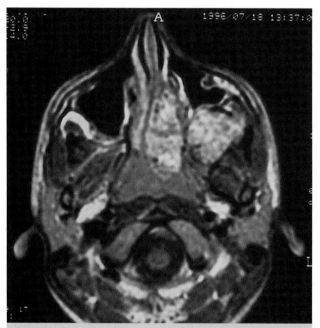

图 4.24 同一病例的 MRI。纤维血管瘤占据左侧鼻咽部、翼腭窝和颞下窝。经 Fisch 颞下窝 C 型入路，切除肿瘤

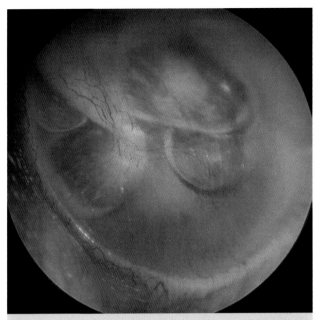

图 4.25　经岩枕跨乙状窦入路（POTS）切除后组脑神经鞘瘤术后 1 年的患者，左耳出现搏动性气 – 液平面。其术前 MRI 见图 4.26，术后 CT 见图 4.27。患者主诉耳堵，前倾时出现水样鼻漏。中耳积满脑脊液（CSF），经与蛛网膜下腔沟通的开放性下鼓室气房流入。颞肌填塞咽鼓管和中耳，外耳道盲囊封闭，治疗脑脊液耳鼻漏

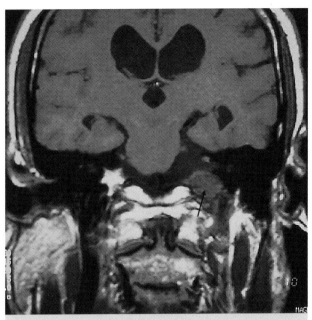

图 4.26　同一病例的 MRI。箭头提示后组脑神经雪旺细胞瘤

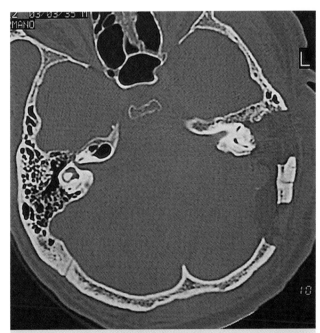

图 4.27　术后 CT 显示岩枕开颅径路和术腔，内耳保留

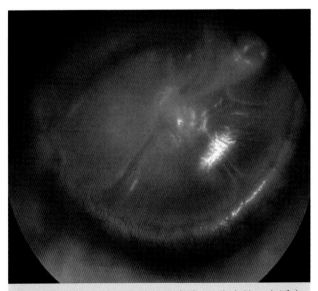

图 4.28　右耳。中耳积液。患者为 47 岁女性，主诉右耳听力下降、耳胀 1 年。鼻咽部检查可疑。MRI（图 4.29，图 4.30）提示右侧咽隐窝肿瘤。活检证实为腺样囊性癌。手术后行放疗。小的鼻咽部癌灶可能在 MRI 上无法发现，因此，成人单侧中耳积液，即使影像学检查正常，也应行局麻下鼻咽部活检

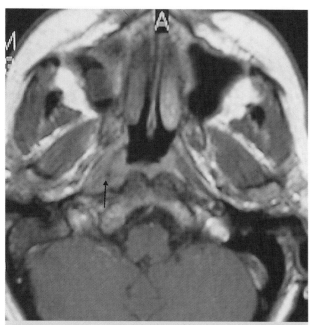

图 4.29　MRI。右侧咽隐窝小肿瘤（箭头）

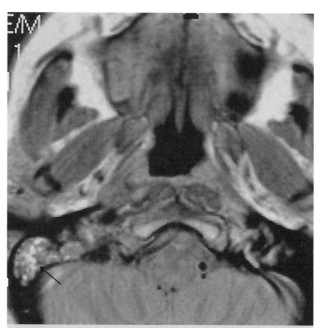

图 4.30　MRI。同侧乳突积液清晰可见（箭头）

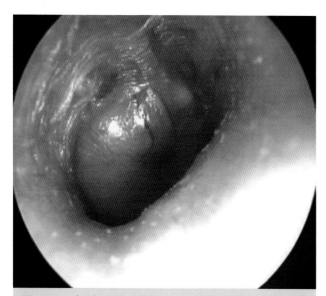

图 4.31　右耳。10 岁男孩，上呼吸道感染，出现急性中耳炎。鼓膜后象限膨出，患者主诉急性疼痛

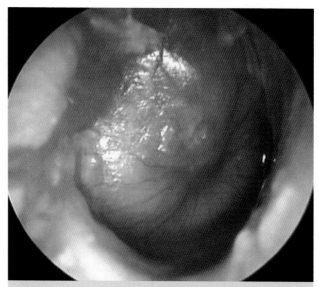

图 4.32　右耳。另一例急性中耳炎，鼓膜后部膨出。鼓膜即将穿孔（图 4.33）

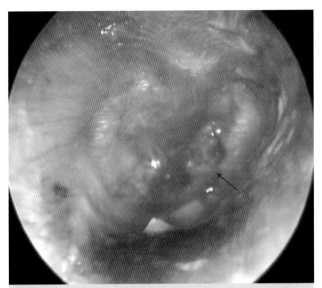

图 4.33　右耳。与图 4.32 为同一病例。首诊后数天，主诉仅为耳漏。本阶段的特征是耳痛缓解。鼓膜未膨出，外耳道内可见液体。可见鼓膜前部小穿孔（箭头）

　　儿童分泌性中耳炎通常为双侧。如果足够疗程的正规药物治疗未缓解，应行鼓膜切开置管。必要时，同期行腺样体切除术。

　　对于成人单侧持续分泌性中耳炎的所有病例，应行鼻咽部检查，以排除鼻咽部肿瘤。对于这些病例，通常建议局麻下行活检。即使影像学检查证明是正常的，也建议行活检。如果内镜检查时鼻咽部肿物大体呈血管源性，不应行活检，否则可能引起大出血，而且很难控制。

5

胆固醇肉芽肿

刘 军 李万鑫 译

5 胆固醇肉芽肿

摘 要

对于颞骨胆固醇肉芽肿的病例，由于中耳的含铁血黄素结晶，鼓膜通常呈蓝色。胆固醇肉芽肿被认为起源于颞骨气房的引流受阻和通气不足。通常需行乳突切开手术治疗，但早期行鼓室置管即可。

关键词

胆固醇肉芽肿　含铁血黄素　颞骨引流

胆固醇肉芽肿是一个组织学术语，用来形容对胆固醇结晶和含铁血黄素（来源于破裂的红细胞）的异物巨细胞反应。胆固醇肉芽肿被认为起源于颞骨气房的引流受阻和通气不足，导致空气吸收形成负压，黏膜水肿和出血。可能出现在中耳、乳突或岩尖。患鼓室乳突胆固醇肉芽肿的患者通常都有长期复发性中耳炎或分泌性中耳炎的病史。诉传导性耳聋，耳内镜检查鼓膜呈蓝色。在某些病例，肉芽组织更多，胆固醇肉芽肿可以呈鼓室内红 - 棕色占位（导致鼓膜膨出），与颈静脉球体瘤相似。对于这些病例，CT 扫描可明确诊断。胆固醇肉芽肿很少发生骨质破坏；相反，颈静脉球体瘤的特征是骨质破坏，引起颈内静脉 / 下鼓室分隔的破坏，呈不规则的"虫蚀"样轮廓。

血鼓室是鼓室内出现血液的另一种疾病。最常见的病因包括头部外伤（伴或不伴颅底骨折）、鼻腔填塞、鼻出血或凝血障碍。

疾病早期，胆固醇肉芽肿尚未形成时，只行鼓膜置管即可防止进一步发展成为肉芽肿。肉芽肿形成后，就需要行鼓室成形和乳突切开，以开放气房间隔，从而改善中耳和乳突通气。

详见图 5.1~5.18。

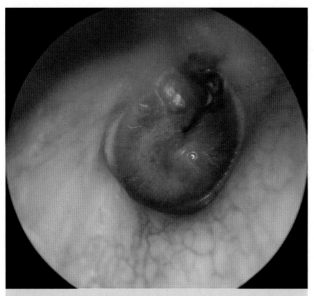

图 5.1　右耳。胆固醇肉芽肿引起的典型的蓝鼓膜。蓝色由含铁血黄素晶体造成。肉芽肿不仅累及鼓室，通常还会累及乳突气房

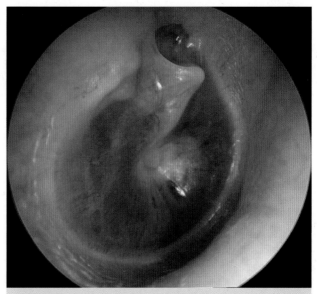

图 5.2　胆固醇肉芽肿引起的蓝鼓膜。亦可见咽鼓管功能障碍导致的上鼓室内陷

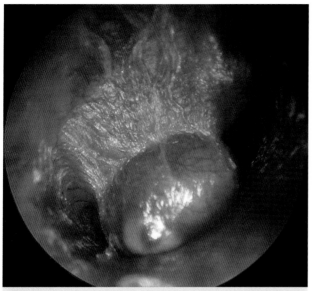

图 5.3　胆固醇肉芽肿伴炎性息肉，导致鼓膜膨出

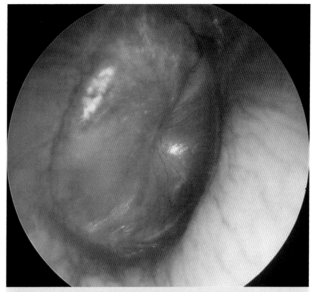

图 5.4　胆固醇肉芽肿导致的特征性蓝色鼓膜

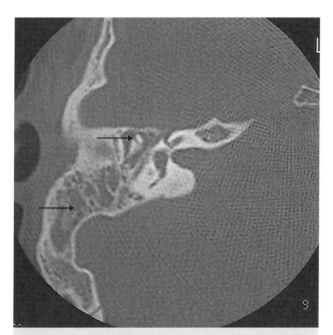

图 5.5　图 5.4 病例的轴位 CT。中耳和乳突可见肉芽肿和积液，无骨质破坏。听骨链（锤骨和砧骨）完整，乳突气房间隔完整

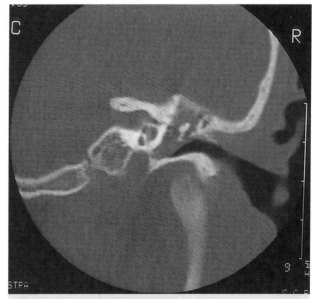

图 5.6　同一病例的冠状位 CT

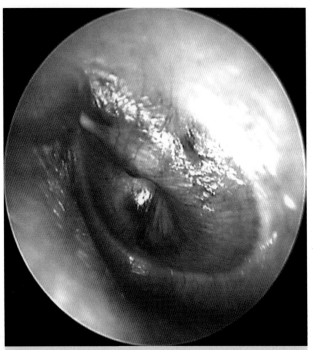

图 5.7　另一例左耳胆固醇肉芽肿

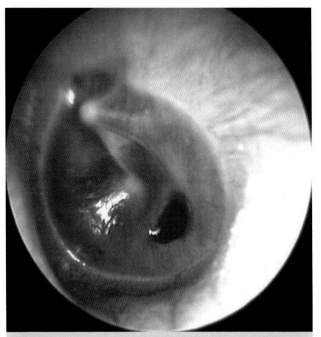

图 5.8　左耳。胆固醇肉芽肿。鼓膜后下象限萎缩，可能是之前穿孔的部位

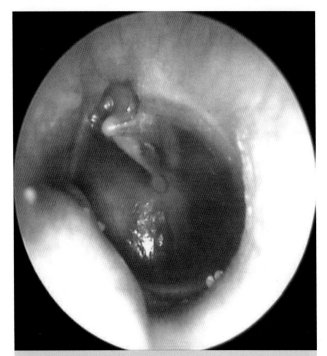

图 5.9　左耳。岩尖肉芽肿累及咽鼓管。前上象限可见棕色的鼓室占位。咽鼓管闭塞导致鼓室和乳突积液（图5.10，图5.11）。患者诉耳胀，半面疼痛，有传导性聋。对于这个病例，肉芽肿的引流可以采用迷路下或迷路后径路

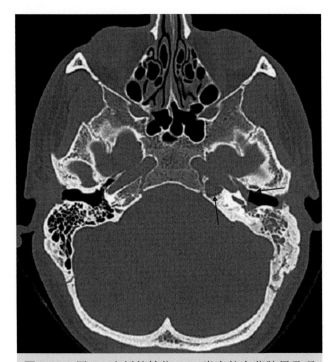

图 5.10　图 5.9 病例的轴位 CT。岩尖的肉芽肿累及咽鼓管区域（箭头），乳突和鼓室出现积液

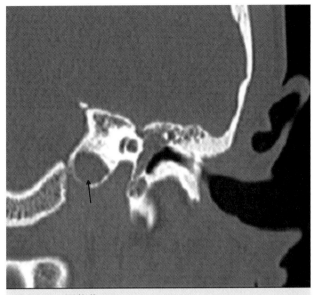

图 5.11　冠状位 CT

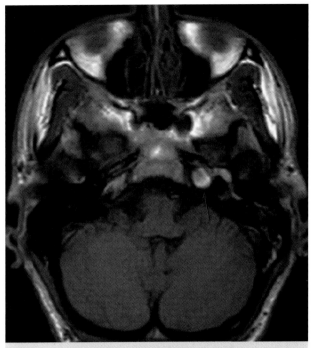

图 5.12　轴位 MRI，T1 加权像。胆固醇肉芽肿在 T1 加权像和 T2 加权像均呈典型的高信号（箭头）

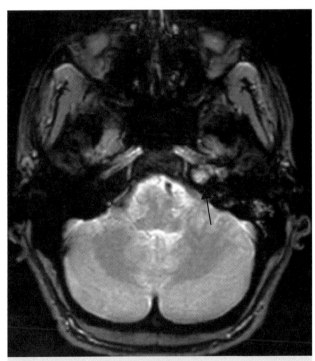

图 5.13　轴位 MRI，T2 加权像

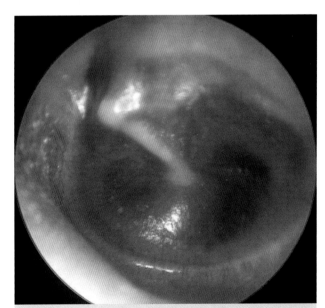

图 5.14　左耳。17 岁男性患者，诉传导性耳聋 1 年，伴左侧鼻塞。耳镜提示左耳胆固醇肉芽肿。鼻镜提示鼻咽部隆起，累及左鼻腔。该隆起很可能是青少年鼻咽部纤维血管瘤

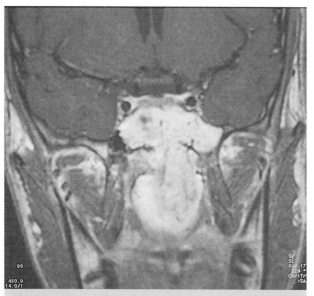

图 5.15 同一病例的 MRI，冠状位，显示纤维血管瘤侵犯鼻咽和蝶窦

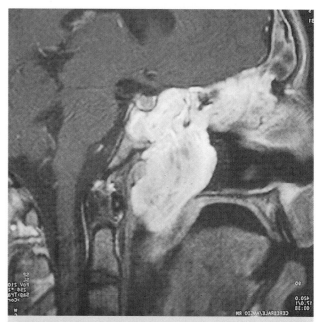

图 5.16 同一病例的 MRI，矢状位，显示肿瘤累及筛窦直到鼻咽，推压软腭

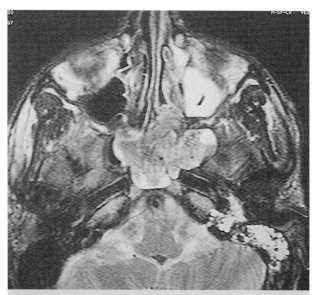

图 5.17 同一病例的 MRI，轴位。可见胆固醇肉芽肿累及中耳和乳突

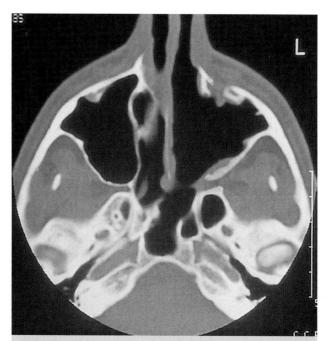

图 5.18 术后 1 年 CT，肿瘤完全切除

6 鼓膜膨胀不全，粘连性中耳炎

刘 军 李万鑫 译

6 鼓膜膨胀不全，粘连性中耳炎

摘 要

粘连性中耳炎的特征：由咽鼓管功能障碍或持续性分泌性中耳炎引发的中耳负压，导致菲薄、萎缩的鼓膜内陷到鼓室内侧壁。根据 Sade 分型标准，可以区分不同程度的鼓膜膨胀不全：Ⅰ度为鼓膜轻度内陷，Ⅳ度为鼓膜完全内陷。根据内陷和听力障碍的程度，确定治疗方案。本章将讨论各个程度的膨胀不全及其相关治疗。

关键词

粘连性中耳炎 内陷囊袋 Sade 分型 鼓膜通气管

粘连性中耳炎的特征：菲薄、内陷并萎缩的鼓膜紧张部与鼓室内侧壁完全或部分粘连，亦可出现砧骨长脚或镫骨上结构坏死，形成自然鼓膜镫骨连接，应与单纯鼓膜内陷（Valsalva 或 Toynbee 动作时鼓膜活动良好）相鉴别。

Sade（1979）将鼓膜膨胀不全分为五度（图6.1）：Ⅰ度的特征是鼓膜轻度内陷；Ⅱ度为内陷的鼓膜接触砧骨或镫骨；Ⅲ度为鼓膜接触鼓岬；Ⅳ度为粘连性中耳炎；Ⅴ度为内陷的鼓膜自发穿孔，伴耳漏和息肉。

Nakano（1993）提出两种不同类型的粘连性中耳炎：A 型，内陷、萎缩的鼓膜完全与鼓岬粘连；B 型，内陷和粘连主要影响鼓膜的后部，通常不伴有前半部分鼓膜的内陷。组织学上，鼓膜的萎缩是由于固有层变薄甚至消失导致。可以假设，咽鼓管功能障碍或持续性分泌性中耳炎引起中耳负压，导致紧张部弹力纤维的萎缩。偶然发作的急性化脓性中耳炎可以形成鼓岬黏膜与内陷鼓膜之间的粘连。

本章的图像呈现不同程度的鼓膜膨胀不全和不同类型的粘连性中耳炎（图 6.2~ 图 6.38）。

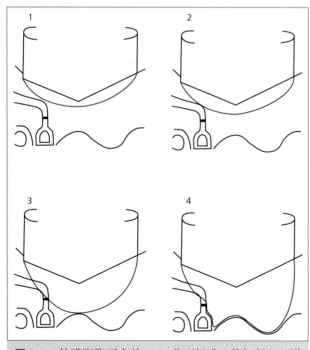

图 6.1 鼓膜膨胀不全的 Sade 分型标准（修订版）（详见正文）

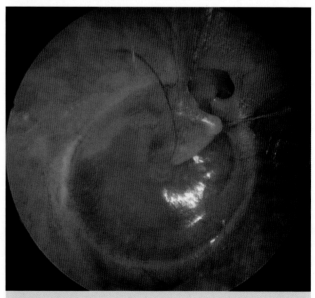

图 6.2 右耳。Sade Ⅰ度膨胀不全。鼓膜内陷，但未接触鼓室结构。松弛部轻度内陷，透过其可见锤骨头。内陷囊袋的基底部可控，无胆脂瘤形成。可以假设，行 Valsalva 或 Toynbee 动作时该鼓膜可活动。该患者表现为非常轻度的传导性聋，鼓室曲线正常（A 型）（图 6.3，图 6.4）

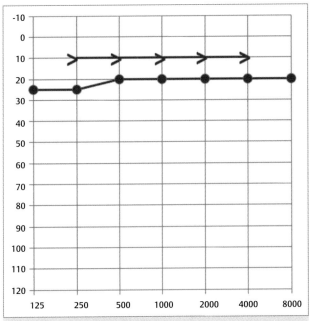

图 6.3　同一病例的纯音测听图，轻度传导性耳聋

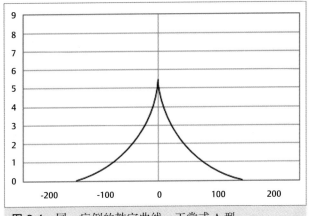

图 6.4　同一病例的鼓室曲线，正常或 A 型

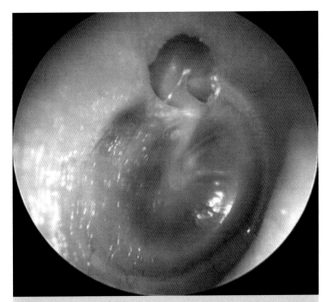

图 6.5　右耳。Ⅰ度鼓膜膨胀不全。这个病例可以看作是图 6.2 的病例进一步演变。内陷囊袋更深，累及盾板。即使是一个自洁性内陷囊袋，且基底部可控，也最好做 CT 扫描以排除上鼓室胆脂瘤，或者密切耳镜随访。听力与图 6.3 相同

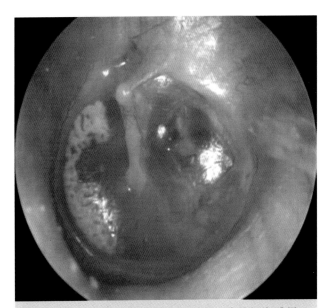

图 6.6　左耳。另一例Ⅰ度膨胀不全。砧骨长脚受累，导致轻度传导性耳聋（20 dB 以内）。鼓膜前象限的硬化亦可见。考虑到听觉功能，而且没有其他症状，患者可长期随访，定期行耳镜检查。对于听力更差的患者，应该考虑用自体重塑砧骨行听骨链重建，并用耳屏软骨加固鼓膜的后部

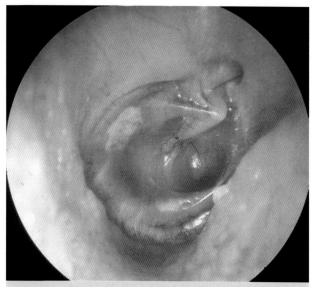

图 6.7 右耳。Ⅰ度膨胀不全，锤骨轻度内移。亦可见上鼓室内陷囊袋，及黄色的中耳积液。纯音测听提示40dB 传导性耳聋（图 6.8）。鼓室曲线为 B 型，提示典型的中耳积液（图 6.9）。这个病例具有鼓膜置管的适应证，以避免鼓膜进一步内陷，并改善中耳通气，以及提高听力

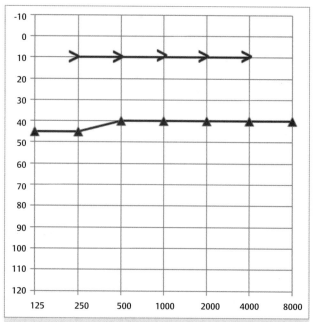

图 6.8 同一病例的纯音测听，显示 40 dB 的传导性耳聋

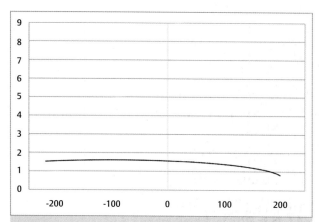

图 6.9 同一病例的 B 型鼓室曲线，提示典型的中耳积液

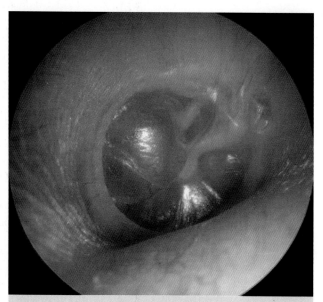

图 6.10 右耳。Ⅰ度膨胀不全。由于固有层的部分吸收，鼓膜明显菲薄。砧骨可见。纯音测听正常（图 6.11），而鼓室曲线提示高顺应性（图 6.12）。由于 Valsalva 动作鼓膜活动度好，可以不行鼓膜置管

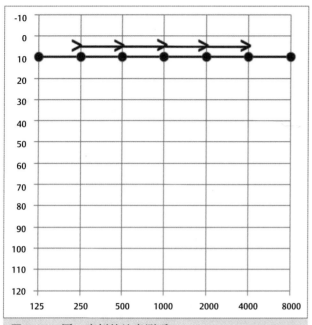

图 6.11 同一病例的纯音测听

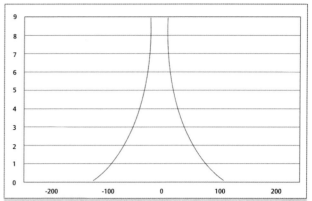

图 6.12 同一病例的鼓室曲线，Ad 型（根据 1976 年 Liden-Jerger 的分类标准）

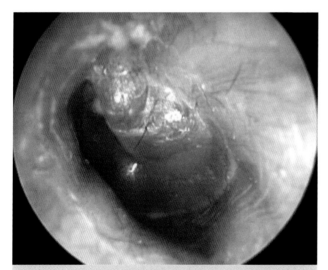

图 6.13 与图 6.10 相似的另一病例。注意鼓膜后象限的过度膨出。听力接近正常

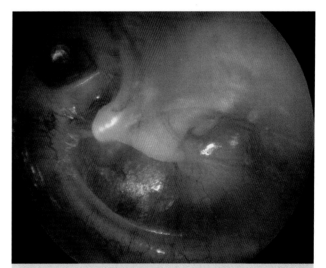

图 6.14 左耳。Ⅱ度膨胀不全，上鼓室明显内陷。鼓膜接触砧骨，锤骨内移。鼓膜前下象限可见气 – 液平面。有必要行鼓膜置管，以改善中耳通气

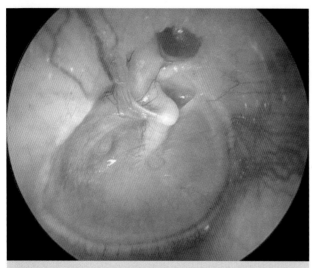

图 6.15 右耳。Ⅱ度膨胀不全。与前一病例相似的病情，但伴有鼓膜增厚

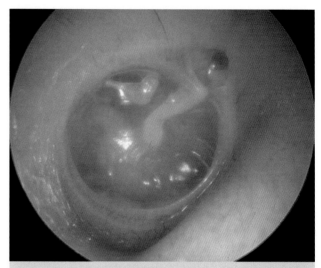

图 6.16 右耳。Ⅱ度膨胀不全。由于纤维层缺如，鼓膜非常薄。鼓膜与砧镫关节和鼓膜张肌肌腱粘连。应行鼓膜置管

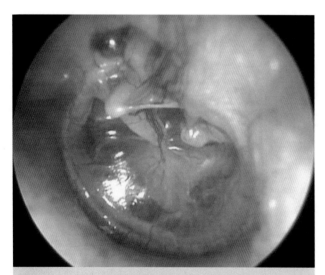

图 6.17 左耳。Ⅱ度膨胀不全。与图 6.16 的病例相似。鼓膜非常薄，与砧镫关节（砧骨长脚部分破坏）粘连。可见上鼓室内陷囊袋和盾板破坏。锤骨体、颈和部分锤骨头可见。听力图显示轻度传导性聋。对于这个病例，应行鼓膜置管，但应密切随访，以避免上鼓室和中鼓室内陷形成胆脂瘤

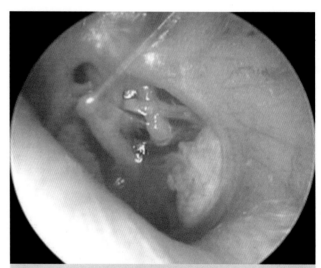

图 6.18 左耳。Ⅱ度膨胀不全。鼓膜完全与砧镫关节粘连，鼓索神经可见。前、后象限均可见鼓膜硬化。应行鼓膜置管，以避免进一步内陷及听骨链破坏

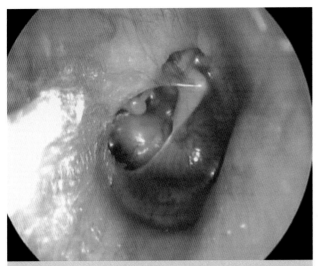

图 6.19 右耳。Ⅲ度膨胀不全。鼓膜与砧骨长脚粘连，引起砧骨长脚破坏，导致传导性听力下降（图 6.20）。部分鼓膜与鼓岬粘连，因此圆窗亦可见。患者偶有耳漏。应行鼓室成形术，加固鼓膜，并在锤骨柄和镫骨之间植入修整的砧骨

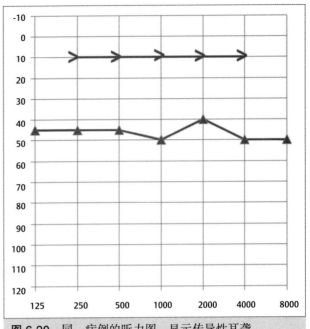

图 6.20 同一病例的听力图，显示传导性耳聋

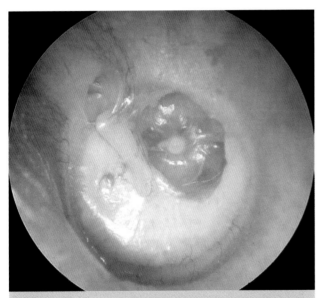

图 6.21 左耳。后部内陷囊袋。做 Valsalva 动作时，鼓膜依然与镫骨粘连（鼓膜镫骨连接）。鼓膜其余部分增厚并硬化。听力图显示正常听力。鼓膜镫骨连接的患者，通常听力良好；因此，除非传导性聋进展，和（或）后部内陷囊袋频发耳漏，否则不需要行手术。术式多变，可以是简单的鼓膜成形（当鼓膜需要加固时），也可以是鼓室成形（当听骨链受累，并需要听骨链重建时）

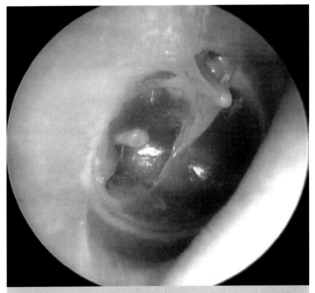

图 6.22 右耳。Ⅲ度膨胀不全。砧骨长脚缺如。鼓膜菲薄，与镫骨头粘连，并与鼓岬轻度粘连。听功能正常，无手术适应证

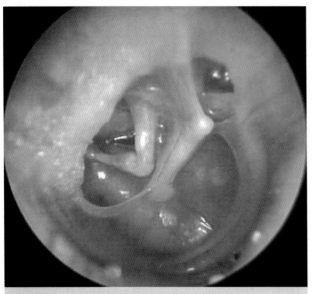

图6.23 右耳。Ⅲ度膨胀不全。鼓膜完全与砧骨长脚（轻度破坏）和镫骨粘连。在砧骨下方可见面神经水平段。前上象限亦有一个内陷囊袋。对于这个病例，应行鼓膜置管，以避免听骨链进一步破坏及胆脂瘤形成

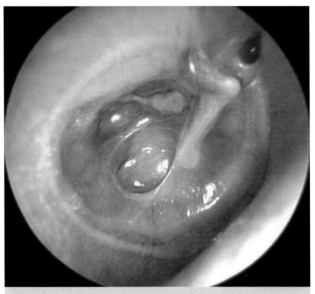

图6.24 右耳。Ⅲ度膨胀不全。鼓膜镫骨连接，听力正常。砧骨长脚缺如

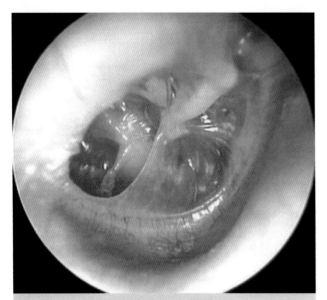

图6.25 右耳。Ⅲ度膨胀不全。鼓膜与前庭窗粘连（鼓膜镫骨底板连接）。砧骨长脚破坏，圆窗可见。即使这样的病例，听力仍然正常，因此，只有耳漏或中鼓室内陷囊袋进展时，才具备手术适应证

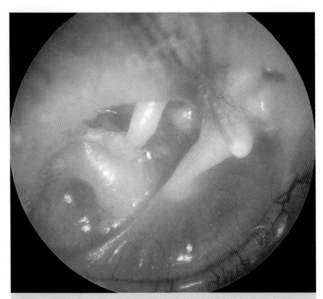

图6.26 右耳。后部内陷囊袋。鼓膜与鼓岬、圆窗、部分破坏的砧骨长脚、镫骨头和镫骨肌腱粘连。匙突在锤骨和砧骨长脚之间清楚可见。锤骨前方和前庭窗区域可见中耳积液。对于这个病例，应行鼓膜置管，以避免听骨链的进一步破坏，及中鼓室形成胆脂瘤

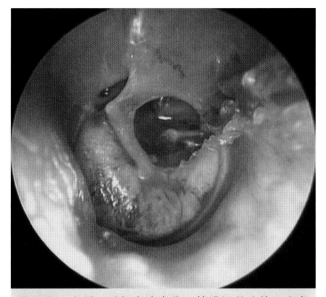

图 6.27 左耳。后部内陷囊袋，鼓膜镫骨连接。患者诉反复耳漏。听功能正常。内陷囊袋失控，上皮向中鼓室区域迁移。高度怀疑中鼓室胆脂瘤，行 CT 扫描（正确实施手术亦需要该检查）

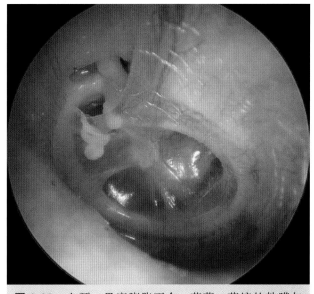

图 6.28 左耳。Ⅲ度膨胀不全。菲薄、萎缩的鼓膜与鼓岬接触。可见中耳积液。前上象限可见鼓膜硬化斑。透过上鼓室内陷囊袋，可见锤骨头。应行鼓膜置管

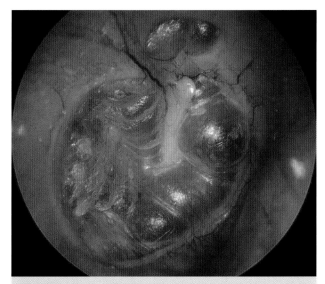

图 6.29 右耳。粘连性中耳炎或Ⅳ度膨胀不全，伴有轻度的上鼓室内陷囊袋。菲薄、萎缩的鼓膜完全覆盖鼓岬。鼓膜内陷引起砧骨长脚破坏，继发自然鼓膜镫骨连接。由于患者没有听力下降，不需要行手术

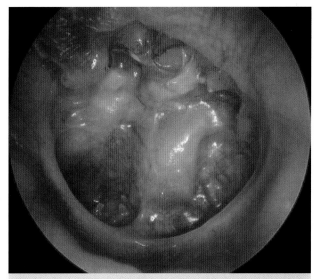

图 6.30 左耳。粘连性中耳炎。该病例为伴有慢性咽鼓管功能障碍的长期分泌性中耳炎的远期并发症。鼓膜的纤维层和黏膜层被吸收，上皮层完全与中耳内侧壁粘连。鼓岬、圆窗、前庭窗以及残余的听骨链可见。锤骨柄完全内移，并有部分破坏。砧骨长脚破坏，镫骨上结构完全缺如。由于患者无耳漏，不建议手术

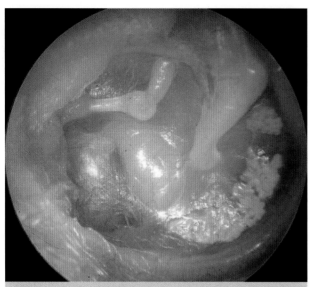

图 6.31　右耳。菲薄、萎缩的鼓膜与鼓岬、砧镫关节、锥隆起，以及镫骨肌腱粘连。砧骨长脚部分破坏。前部象限可见钙化。由于听力正常，无手术适应证

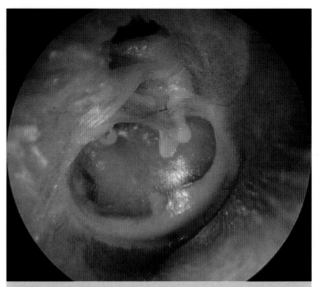

图 6.32　右耳。膨胀不全，伴有明显的上鼓室破坏，锤骨头和砧骨体可见并被覆鳞状上皮。由于纤维层吸收，鼓膜菲薄、透明。锤骨柄变短。砧骨长脚破坏，可见自然鼓膜镫骨连接。透过菲薄的鼓膜，鼓岬、圆窗、镫骨头和前庭窗可见。尽管上鼓室已上皮化，但并未形成真正的胆脂瘤。规律随访至关重要。如果形成胆脂瘤，就具备开放式鼓室成形术的适应证

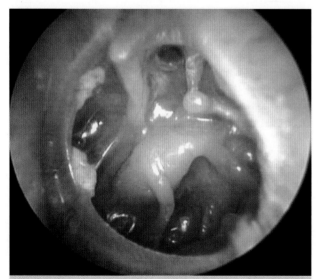

图 6.33　右耳。粘连性中耳炎。与图 6.18 的病例相似，鼓膜的纤维层和黏膜层被吸收，而上皮层与中耳内侧壁完全粘连。锤骨柄内移，砧骨长脚破坏。对侧耳情况相似，听觉功能相同。考虑到患者有双侧中度传导性耳聋（图 6.34），而且临床症状多年稳定，行右侧骨锚式助听器（BAHA）植入

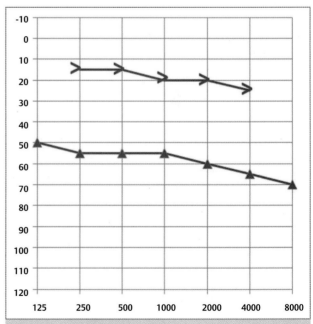

图 6.34　同一病例的听力图

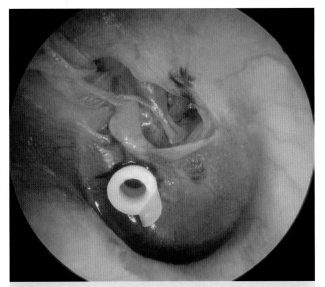

图 6.35 左耳。中 / 上鼓室内陷囊袋，与锤骨头、部分破坏的砧骨长脚以及砧镫关节粘连。于鼓膜前象限置管，以避免进一步内陷而形成胆脂瘤

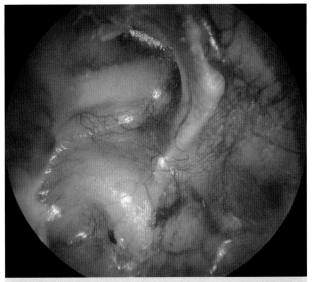

图 6.36 右耳。大的中鼓室内陷囊袋，破坏了砧骨和镫骨上结构。前庭窗上方的面神经水平段、鼓岬、圆窗可见。对于听力良好且无耳漏的患者，无手术适应证

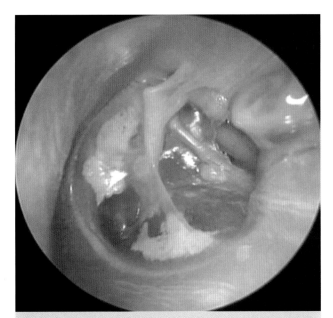

图 6.37 左耳。V 度膨胀不全。中鼓室内陷囊袋，鼓膜镫骨连接，而且皮肤移行到穿孔的内侧面。砧骨长脚缺如。面神经水平段在鼓膜穿孔下方清晰可见。这样的病例推荐行鼓室成形术

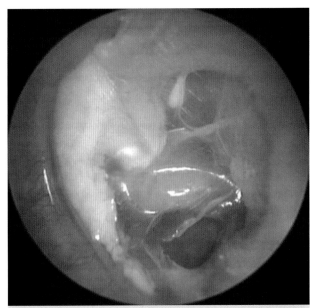

图 6.38 左耳。另一例 V 度膨胀不全。鼓膜前象限可见鼓膜硬化，锤骨固定。砧骨长脚变短，镫骨上结构缺如。鼓膜穿孔正对圆窗区域。患者患有重度传导性耳聋。用砧骨重新连接锤骨柄和前庭窗，并用软骨修复鼓膜

小　结

对于Ⅰ度到Ⅲ度膨胀不全，通常长期植入鼓膜通气管，以避免鼓膜进一步内陷。然而，对于传导性耳聋严重，提示砧骨或镫骨上结构破坏的病例，可将砧骨取出、重新塑形后，行听骨链重建术。可以用大块耳屏软骨加固鼓膜。粘连性中耳炎的手术适应证包括鼓膜穿孔（1979年Sade标准的Ⅴ度），伴或不伴息肉、肉芽或耳漏；有大的感染性内陷袋引起反复耳漏；或者因为听骨链破坏出现传导性聋。对于这些病例，行耳后切口鼓室成形术。使用带软骨膜（位于外表面）的大块耳屏软骨修复鼓膜。如果有锤骨柄，在软骨上修剪出一个三角形的缺口来容纳锤骨柄。这种技术有利于阻止内陷，以及鼓膜和鼓岬之间的粘连，同时可以用耳屏软骨膜修复鼓膜穿孔。鼓膜膨胀不全没有单一的治疗手段。程度越轻，治疗手段越保守。然而，需要注意的是，长期保守治疗（如鼓膜置管）并不能阻止鼓膜膨胀不全的进展。由于鼓膜膨胀不全来源于咽鼓管功能障碍，理想的解决方案是修正这一缺陷。目前，没有针对咽鼓管的可以接受的"功能性"手术。对于这种功能障碍导致的每个病例，应选择个性化治疗方案。然而，这种策略需要灵活的径路选择和全面的手术技术。

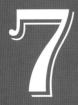

非胆脂瘤型慢性中耳炎

刘 军 李万鑫 译

7 非胆脂瘤型慢性中耳炎

摘 要

慢性中耳炎对应无法自愈的鼓膜穿孔。最常见的类型包括慢性化脓性中耳炎活动期（特征为耳漏）和慢性化脓性中耳炎静止期（干耳）。鼓膜穿孔可以根据受累的象限进行分类。对于大多数病例，这是一种需要手术矫正（鼓膜成形术）的解剖及功能缺陷。以慢性炎症导致中耳受到成纤维细胞浸润为特征的鼓室硬化是最差的情况。其结果是，钙盐沉积使得鼓膜和（或）听骨链硬化，导致耳聋。对鼓室硬化的手术治疗仍然存在争议。

关键词

慢性中耳炎 鼓膜穿孔 耳漏 鼓膜成形术 鼓室硬化

急性和慢性中耳炎的区别不在于疾病的病程，而是其解剖病理学特征。持续数月的未治疗的急性中耳炎，仍然是一种倾向于最终恢复正常的过程。另一方面，慢性中耳炎患者即使耳部不再溢液，仍然存在具有临床重要性的解剖病理学后遗症。最常见的类型包括慢性化脓性中耳炎活动期（特征为耳漏）和慢性化脓性中耳炎静止期（干耳）。活动期病变可能自发或在治疗后进入静止期。耳部干燥即认为病变进入静止期，然而，干燥的鼓膜穿孔可能被感染，导致耳漏。在这种情况下，由于间质水肿、纤维化或细胞浸润，导致黏膜增生、变厚。在其他情况下，持续性化脓可以导致黏膜溃疡，形成肉芽组织，甚至骨质吸收。慢性中耳炎有多种解剖学后遗症。可以是简单的中央型鼓膜穿孔、听骨链破坏或形成鼓室硬化。活动期和静止期的病变都可以引起功能改变，例如传导性或混合性耳聋（感音神经性耳聋很少发生）。中

耳内无鳞状上皮，使得该类型中耳炎被认为是"安全型"，以区别于胆脂瘤。胆脂瘤因为中耳出现角化的鳞状上皮可以引起潜在并发症，而被认为"不安全"。

7.1 鼓膜穿孔的普遍特征

鼓膜穿孔通常位于紧张部。松弛部穿孔通常与上鼓室胆脂瘤相关。

如果鼓膜穿孔不能自愈，上皮层和黏膜层即沿穿孔的边界相遇。这种中耳与外耳的病理性连接，可以被认为是一种真正的"空气瘘管"。存在鼓膜穿孔时，患者容易反复感染和耳部漏液。当做出鼓膜穿孔的诊断时，需要评价如下三个方面。①穿孔层面：穿孔的位置、大小，穿孔周边残余鼓膜的状态，应予确定。②中耳层面：黏膜的状态，听骨链的情况（如果可能的话），以及上皮存在与否，应予评估。③应行耳镜检查和纯音听力检查，以更好了解听骨链的情况（可能出现砧骨受累，听骨链固定）。

紧张部穿孔可以是中央型或边缘型。边缘型穿孔位于鼓膜的外周，伴有纤维鼓环缺如。边缘型穿孔被认为"不安全"，因为在鼓环缺如时，外耳道皮肤很容易向中耳迁移，导致胆脂瘤。

耳镜检查通常可以辨别出鼓膜穿孔边界处皮肤和黏膜的结合部。结合部处的鳞状上皮呈"天鹅绒"外观。若有沿穿孔边界的红色去上皮环，则提示黏膜向残余鼓膜外表面的外翻。

然而，皮肤向残余鼓膜内表面的内翻是更难诊断的。由于鼓膜穿孔导致黏膜萎缩，更容易出现皮肤向内迁移。行鼓膜成形术时，在穿孔边缘重新制作创缘，不仅能促进移植物的贴附，也能极大降低在鼓膜内表面残留上皮（可能导致医源性胆脂瘤）的风险。

鼓膜穿孔导致传导性聋的两个主要原因包括：①受声压作用的鼓膜表面积的减少；②由于没有完整鼓膜的阻尼效应和相位改变效应，声波几乎

同时到达两窗，导致耳蜗液体的振动减少。

穿孔的部位与听力曲线的特定类型没有相关性。然而，普遍观察到的是，耳聋更容易在低频区出现，而且对于同样大小的穿孔，后份的穿孔比前份的穿孔更容易出现听力下降。

绝大多数外伤后和中耳炎后穿孔可以自愈。若鼓膜损伤较大或慢性或复发性感染发生时，穿孔可能为永久性。对于这些病例，应该修补鼓膜穿孔（鼓膜成形术），以恢复耳部的正常生理。

7.2 后部鼓膜穿孔

这类穿孔见图 7.1~ 图 7.10。

7.3 前部鼓膜穿孔

这类穿孔见图 7.11~ 图 7.17。

7.4 下部鼓膜穿孔

这类穿孔见图 7.18~ 图 7.21。

7.5 次全鼓膜穿孔及完全鼓膜穿孔

这类穿孔见图 7.22~ 图 7.29。

7.6 外伤后鼓膜穿孔

这类穿孔见图 7.30~ 图 7.36。

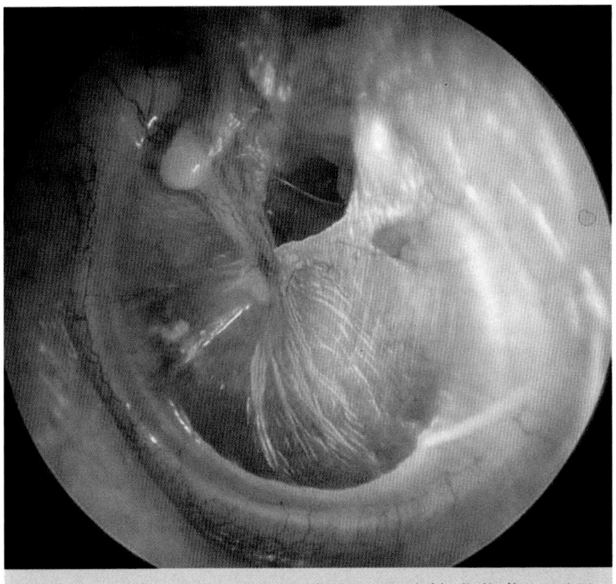

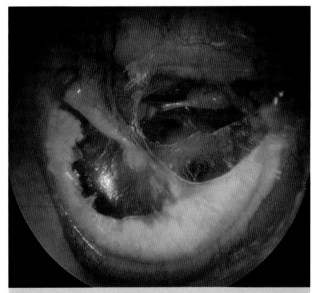

图 7.1 左耳。由于纤维层萎缩，导致鼓膜菲薄。可见后上象限边缘型穿孔。穿孔为危险穿孔，因为外耳道皮肤容易迁移进入中耳，形成胆脂瘤。对于这个病例，适于耳道入路行鼓膜成形术

图 7.2 左耳。鼓膜后上象限穿孔。透过穿孔，可见砧镫关节、镫骨、镫骨肌腱、锥隆起、鼓岬和圆窗。由于缺少纤维层，残余鼓膜菲薄。残余鼓膜边缘部位，可见鼓室硬化。从手术的角度看，后部穿孔最容易修补，尤其是只需要部分鼓膜重建时。当残余鼓膜成为鼓室钙化斑时，应该予以切除；保留上皮层，用以覆盖移植物

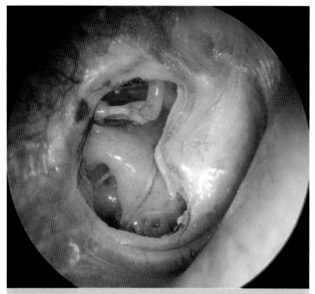

图7.3 右耳。后部象限的大穿孔。正常中耳黏膜。砧镫关节完整。围绕足板的环韧带和前庭窗可见。锥隆起、镫骨肌腱、圆窗和走行于鼓岬上的Jacobson神经亦可见。鼓膜残余的前部象限硬化并僵硬，影响锤骨的运动

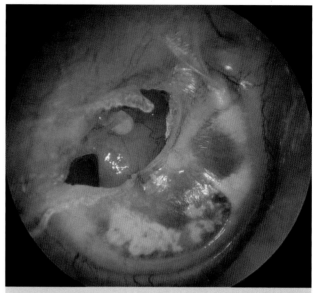

图7.4 右耳。慢性中耳炎可见。鼓膜后部象限的干燥穿孔，可见圆窗和镫骨头。砧骨长脚坏死，中耳黏膜正常。残余鼓膜可见硬化，由于纤维层萎缩，钙化区和菲薄区交错。经耳后切口行手术，可以用自体砧骨行听骨链重建术

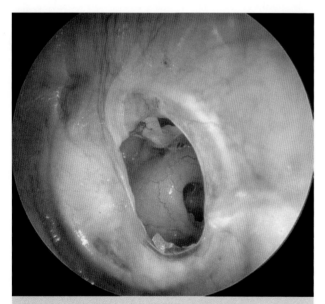

图7.5 左耳。后部非边缘性穿孔。砧镫关节、鼓岬、圆窗均可分辨

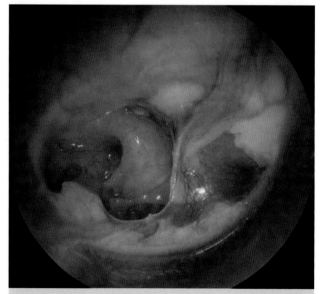

图7.6 右耳。可见单纯慢性中耳炎，后下鼓膜穿孔。中耳黏膜正常。圆窗和鼓岬上走行的Jacobson神经可见。在锤骨后硬化斑的后方，可见砧骨。残余鼓膜上萎缩区和硬化区交错

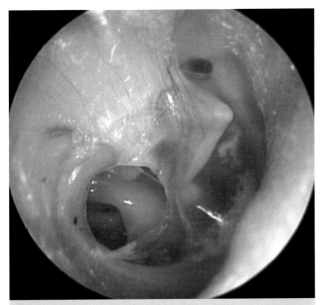

图 7.7 右耳。鼓膜后下象限穿孔。前部象限可见轻度鼓膜硬化。可见前庭窗和鼓岬，中耳黏膜正常。对于这个病例，适于耳内径路内植法鼓膜修补术

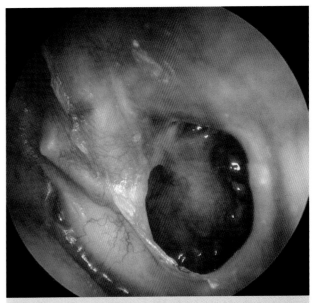

图 7.8 左耳。鼓膜后部象限穿孔。皮肤沿穿孔的后上边界向砧镫关节迁移。中耳黏膜呈增生改变，可见黏液样分泌物。残余鼓膜可见钙化斑

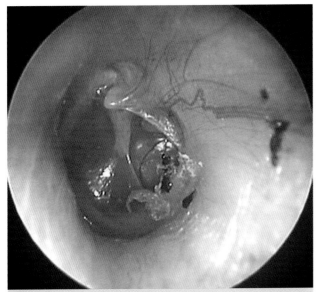

图 7.9 左耳。鼓膜后部象限穿孔。穿孔边缘不规则，可见朝向中耳的上皮化。怀疑存在中鼓室小胆脂瘤。对于这个病例，应行耳后入路鼓膜成形术，并行乳突探查术

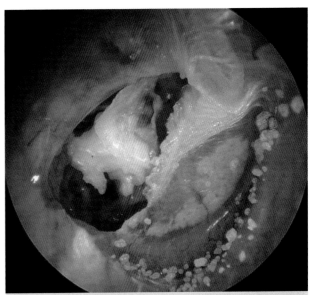

图 7.10 右耳。明显的后部边缘性穿孔，皮肤沿其迁移入中耳。未见砧镫关节

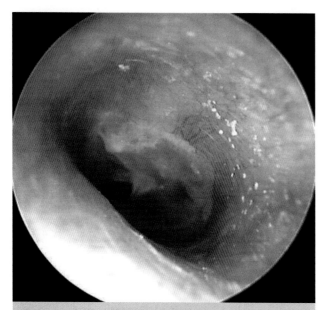

图 7.11　左耳。鼓膜前部小穿孔，听力正常。根据患者的症状（如复发性耳漏）决定是否行手术治疗。外耳道前部可见隆起，遮挡部分鼓环。对于这个病例，应行鼓膜修补术和外耳道成形术

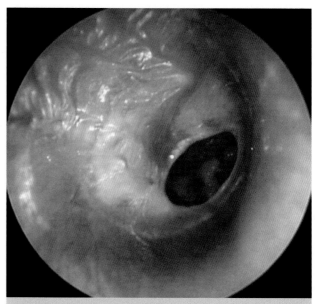

图 7.12　右耳。鼓膜前部穿孔。中耳黏膜正常，咽鼓管鼓口可见。残余鼓膜硬化，导致中度传导性耳聋（图7.13）。对于这个病例，行鼓膜成形术时，应探查听小骨是否活动良好

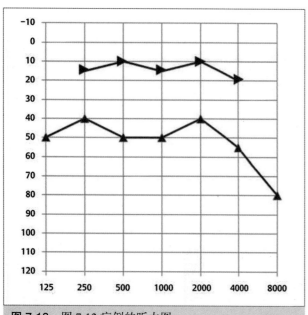

图 7.13　图 7.12 病例的听力图

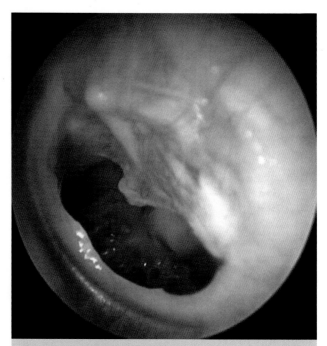

图 7.14　左耳。鼓膜前部穿孔，向下方和后方延伸。咽鼓管鼓口、Jacobson 神经和鼓室下动脉清晰可见，后方可见硬化斑，这个斑块可能与胆脂瘤混淆。在显微镜下用器械探查斑块的质地可资鉴别：如果是胆脂瘤，质软并容易破裂，而硬化斑通常是坚硬的

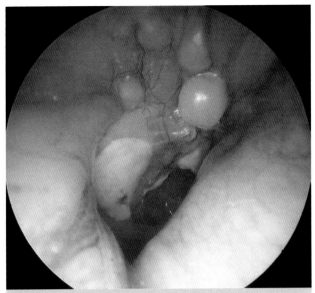

图 7.15 右耳。前部穿孔，外耳道前壁和后壁隆起，以及外耳道上壁骨瘤。对于这个病例，鼓膜修补术的同时应行外耳道成形术

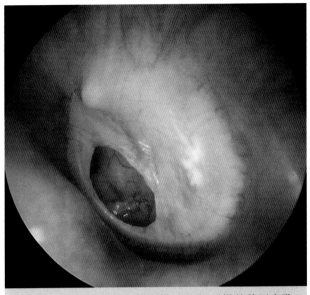

图 7.16 与图 7.12 类似的病例。左耳。干燥的前下穿孔，中耳黏膜正常。残余鼓膜可见硬化，使其呈白色外观。从穿孔的前缘可见咽鼓管鼓口

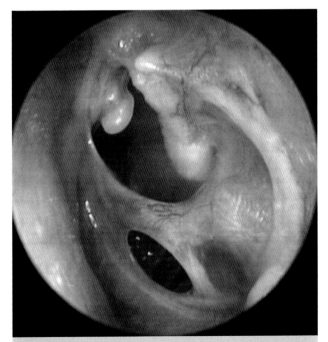

图 7.17 左耳。鼓膜前部象限两个穿孔。一小块鼓膜"桥"将其分隔。咽鼓管鼓口、管上隐窝和下鼓室均可见。锤骨柄变短，伴内侧上皮化。穿孔前上边界的内侧，可见一块与小胆脂瘤类似的肿物。对于这个病例，应仔细探查中耳

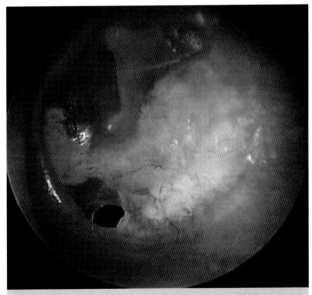

图 7.18 左耳。鼓膜小穿孔。全部鼓膜呈硬化改变，主要位于后部象限。听力曲线提示中度传导性耳聋，可能是由听骨链固定所致。对于这个病例，应行鼓膜修补术，并仔细检查听骨链动度

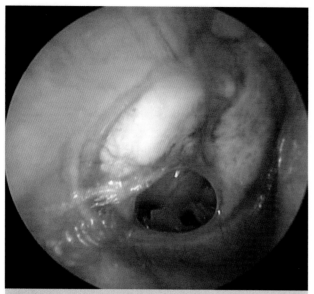

图 7.19 右耳。下部穿孔。残余鼓膜的后部和前部可见硬化。下鼓室气房亦可见

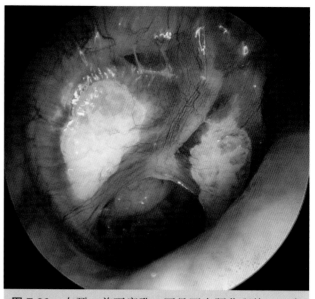

图 7.20 右耳。前下穿孔。可见两个硬化斑块：一个位于锤骨前，另一个位于锤骨后。中耳黏膜正常。透过穿孔，可见下鼓室气房

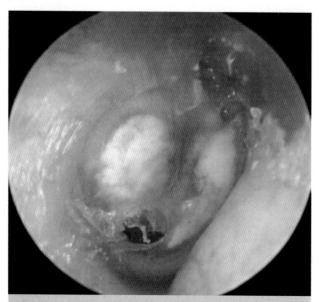

图 7.21 右耳。下部穿孔。对于这个病例，残余鼓膜均硬化；边缘性穿孔为不安全穿孔，可以出现朝向鼓膜内表面和中耳的上皮化

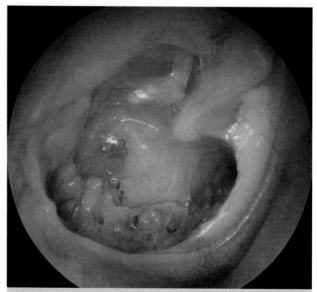

图 7.22 右耳。鼓膜大穿孔。咽鼓管鼓口、下鼓室气房、鼓岬、圆窗和前庭窗，以及完整镫骨可见。可以看出砧骨开始坏死

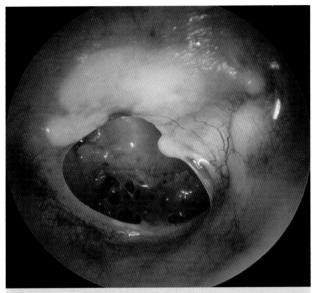

图 7.23 右耳。鼓膜下部象限穿孔。残余鼓膜均呈严重硬化。鼓膜修补术中将这些钙化斑去除，可以保证移植物获得足够血供，因此获得较高的手术成功率

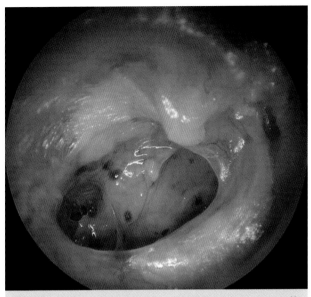

图 7.24 右耳。相似的病例。鼓岬和圆窗可见。包绕听骨链的鼓室硬化斑可见，位于穿孔的后上缘平面

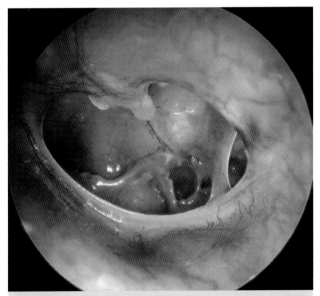

图 7.25 左耳。鼓膜次全穿孔。沿穿孔的下缘，可见鼓环以及一条纤维带。锤骨柄内移。咽鼓管鼓口、被覆黏膜的下鼓室气房、鼓岬上的 Jacobson 神经，以及砧骨长脚均可见。残余鼓膜增厚。对于鼓膜前部仅有少量残边的病例应使用外植法（移植物覆盖于鼓环上），以防移植物前份脱落，导致再穿孔

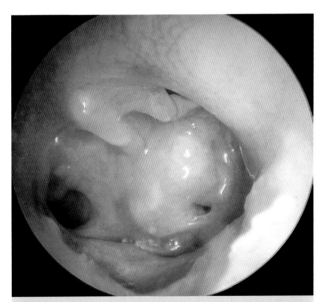

图 7.26 左耳。鼓膜完全穿孔，经其可见正在进展的鼓室硬化斑块。砧骨长脚部分破坏。锤骨柄内移，并与鼓岬粘连。咽鼓管鼓口和下鼓室气房亦可见

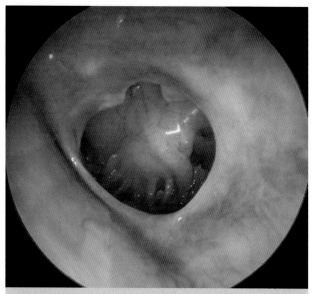

图 7.27　左耳。鼓膜次全穿孔。中耳黏膜正常。残余鼓膜去上皮化。砧镫关节、内移的锤骨柄、下鼓室气房亦可见

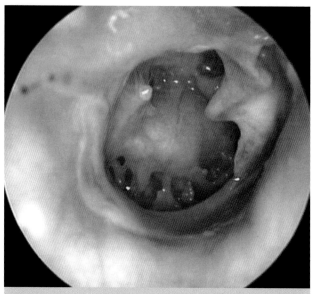

图 7.28　右耳。鼓膜次全穿孔。残余鼓膜前部硬化。砧骨长脚缺如，锤骨柄破坏并内移，镫骨上结构可见，并被覆黏膜。匙突、面神经水平段、鼓岬、圆窗和下鼓室气房均可见

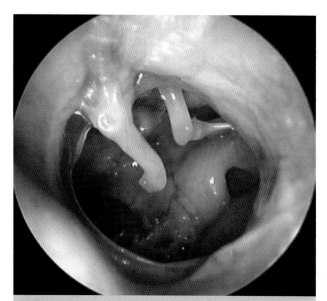

图 7.29　左耳。鼓膜完全穿孔。中耳全部结构可见，包括咽鼓管鼓口。前、下、后鼓环可见

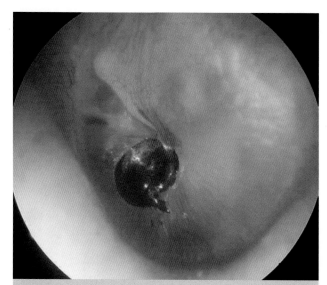

图 7.30　左耳。鼓膜光锥区的外伤后穿孔。覆盖穿孔的血块未被移除。该血块可以帮助引导鼓膜自体修复

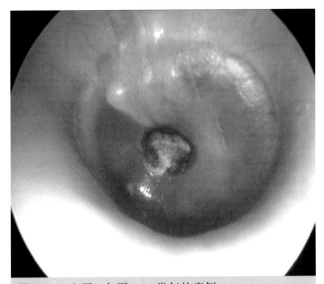

图 7.31 左耳。与图 7.30 类似的病例

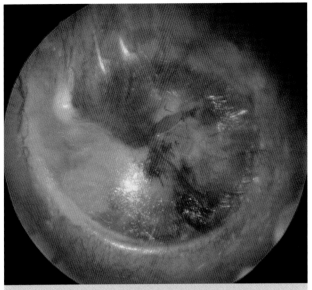

图 7.32 左耳。后上象限的外伤后穿孔。特征性的放射状撕裂明显可见，与鼓膜纤维的走向相同。可见上皮层和纤维层之间的多个出血点。这些多发的小出血是外伤后穿孔的典型特征。这类鼓膜穿孔自发愈合率很高

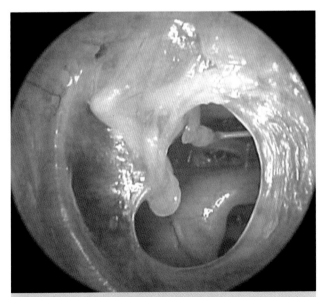

图 7.33 左耳。后部象限的持久的外伤后穿孔（棉签导致）。穿孔的边缘尖锐。砧骨长脚破坏、轻度弯曲，但与镫骨上结构相接触。锤骨柄可疑破坏，但与鼓膜相接触。镫骨、镫骨肌腱和圆窗龛可见，前庭窗和面神经水平段亦可见。幸运的是，这个患者的传导性耳聋仅有10~15dB。对于这个病例，适于耳后入路的鼓膜修补术

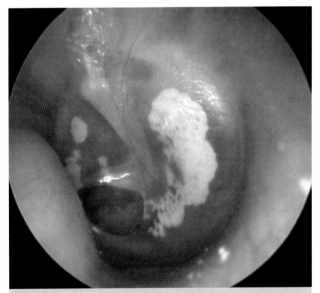

图 7.34 左耳。另一病例，前下象限的持久的外伤后穿孔（棉签导致）。咽鼓管鼓口部分可见。鼓膜后部象限呈硬化改变。对于这个病例，由于外耳道前壁的隆起，应行鼓膜修补术加外耳道成形术

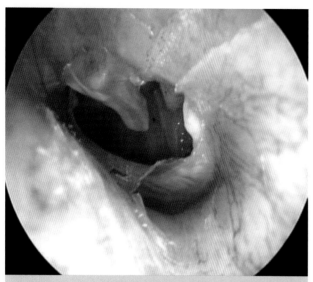

图 7.35　左耳。鼓膜次全穿孔（捆伤）。鼓膜前部的黏膜层外翻。可见咽鼓管鼓口和砧镫关节。外耳道前壁可见隆起，遮挡对前部鼓环的观察。不幸的是，由于对内耳的损伤，患者骨导听力下降（图 7.36）

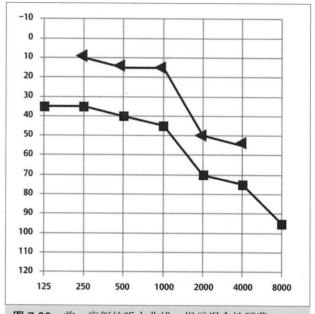

图 7.36　前一病例的听力曲线，提示混合性耳聋

小　结

不能自发愈合的鼓膜穿孔（慢性中耳炎），是一种解剖和功能缺陷，大多数病例需要手术纠正。伴或不伴耳漏，有小或大的气骨导差，鼓膜修补术都具有适应证，并且没有年龄限制。唯一听力耳的鼓膜穿孔是手术禁忌证。鼓膜修补术通常采用局麻耳后切口，儿童则采用全麻。使用自体颞肌筋膜移植物修补鼓膜。笔者在大多数病例中使用内植法，因为其解剖和功能效果更好。部分病例（残余鼓膜前部有病理改变或缺如时）使用外植法。处置得当时，对这样的病例使用外植法可以获得很好的疗效。当外耳道存在骨性隆起、影响对穿孔边缘的控制时，应行外耳道成形术。如果鼓膜修补术后再穿孔（大约 5% 的病例），应在数月后行修正手术。在获取移植物和再穿孔率方面，初次手术和再次手术的结果相差无几。

7.7　其他疾病引起的或相关的鼓膜穿孔

见图 7.37~ 图 7.47。

7.8　鼓室硬化

鼓室硬化的特征是中耳黏膜下间隙被成纤维细胞浸润，随后增厚、透明化，以及胶原纤维融合成为含有钙盐沉积和磷酸盐晶体的均质占位组织。尽管发病机制尚不完全清楚，慢性中耳炎应是一种危险因素。越来越多的证据表明，鼓室硬化的发生与异常的免疫反应有关。鼓室硬化限制鼓膜和（或）听骨链的动度，需要恰当的手术治疗。如果仅行鼓膜简单重建，而不处理鼓室硬化病灶，术后听力结果并不满意。因此，鼓膜成形术前，应检查鼓膜和听骨链的状态。然而，鼓室硬化可能在术后仍有发展。

有两种不同的类型，讨论如下。

7.8.1　伴有鼓膜穿孔的鼓室硬化

穿孔通常为中央型或次全型，而且钙盐沉积浸润的鼓环清晰可见。通常中耳可见黏膜下结节样沉积。由于丧失血供，亦可发生听骨链固定或破坏。中耳黏膜菲薄，血供减少。对于某些病例，可见鼓室硬化斑从黏膜突起，表现为中耳白色占位，见图 7.48~ 图 7.58。

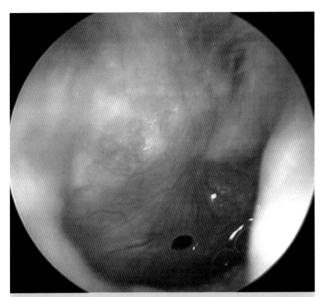

图 7.37 右耳。一个伴明显耳漏的慢性中耳炎患者，鼓膜小穿孔。适当的局部治疗后，应该再行评价，择期行鼓膜修补术

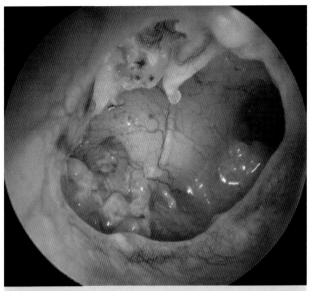

图 7.38 右耳。完全穿孔。中鼓室和听骨链区域出现上皮化。圆窗、黏膜增厚的下鼓室气房、走行于鼓岬表面的 Jacobson 神经和咽鼓管鼓口均可见。这个病例是慢性中耳炎并发中耳出现皮肤的典型病例。应分期行鼓室成形术。一期，移除皮肤而不损伤听骨链，重建鼓膜。二期，探查中耳是否残余上皮，并重建听骨链

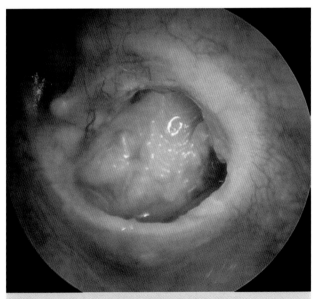

图 7.39 左耳。大穿孔，并发中耳弥漫性上皮化，伴脓性耳漏。对于这些病例，即使听骨链被证明是完整的，也应行乳突探查术。在初次手术后 1 年，行二期手术以探查是否有上皮残留

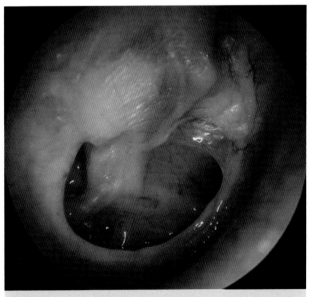

图 7.40 右耳。鼓膜下部象限穿孔，残余鼓膜硬化。鼓岬表面可见明显上皮化。由于本病例上皮化局限，可行一期鼓室成形术

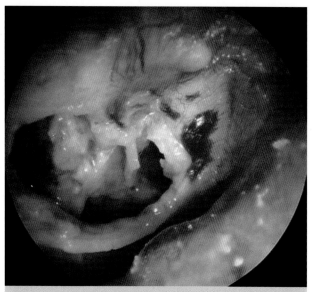

图 7.41　右耳。另一例慢性中耳炎，并发中耳弥漫性上皮化。手术原则与胆脂瘤相同

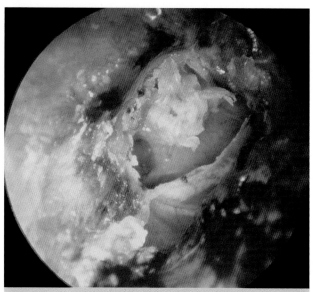

图 7.42　右耳。鼓膜大穿孔。残余鼓膜前部硬化。由于上皮化严重，听骨链难以分辨。圆窗可见。这个病例应分期行鼓室成形术

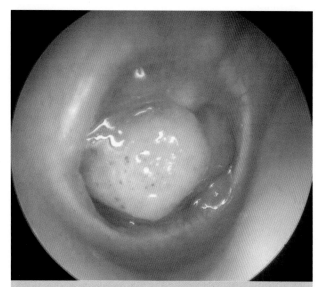

图 7.43　肉芽肿性中耳炎。中耳可见圆形占位，出现浆液性耳漏

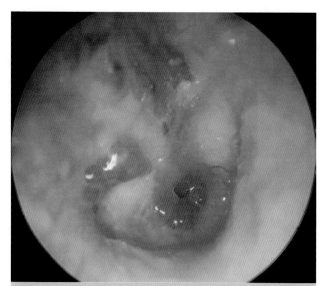

图 7.44　右耳。鼓膜下部象限小穿孔，伴发黏膜外翻到鼓膜外表面。可见锤前和锤后鼓室硬化

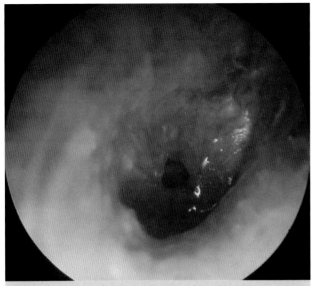

图 7.45　右耳。与图 7.44 病例类似。黏膜取代了上皮层。出现耳漏。鼓膜修补术中需要刮除外翻的黏膜，直至鼓膜纤维层

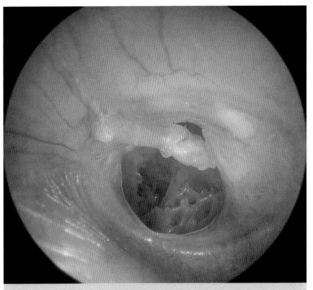

图 7.46　左耳。前部象限穿孔。皮肤包绕锤骨柄。鼓膜修补术中，需要先清除皮肤，再行听骨链重建

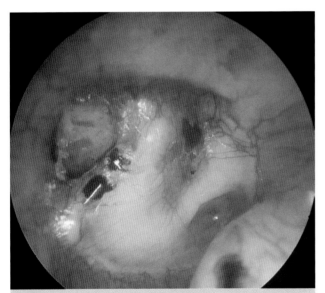

图 7.47　右耳。后部穿孔。残余鼓膜呈白色并膨出。术中发现中耳被肉芽肿组织占据，组织病理学检查证实为结核。这个患者既往有肺结核病史。肺结核患者出现耳漏，应该怀疑结核性中耳炎

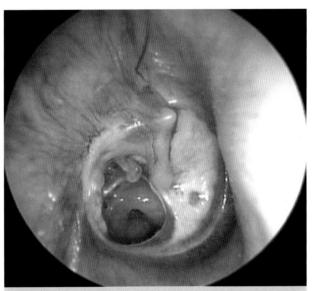

图 7.48　右耳。鼓膜后下象限穿孔，残余鼓膜硬化。砧骨长脚破坏，导致传导性耳聋

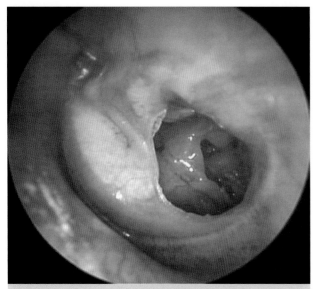

图 7.49　左耳。鼓室硬化伴后下象限穿孔。可见两块钙化斑（锤前和锤后）。砧镫关节和圆窗可见

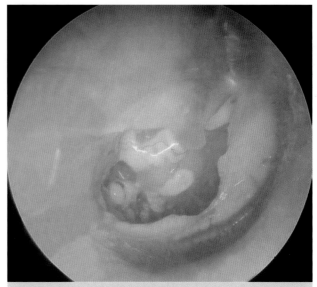

图 7.50　右耳。鼓室硬化伴穿孔。残余鼓膜和中耳（鼓岬和下鼓室）出现特征性斑块。鼓室硬化灶遮挡锤骨

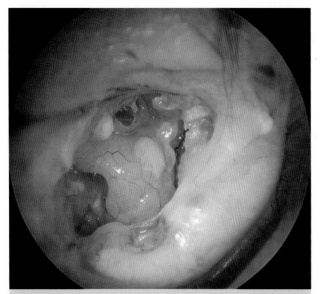

图 7.51　右耳。鼓室硬化伴穿孔。残余鼓膜前部可见一大块硬化斑，中耳亦受累。鼓岬、前庭窗、镫骨足板和圆窗可见

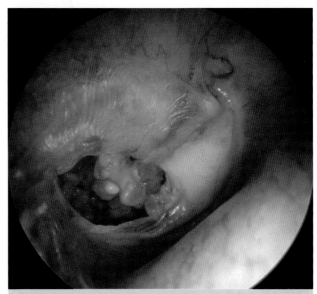

图 7.52　右耳。下部象限穿孔伴鼓室硬化，累及残余鼓膜和中耳

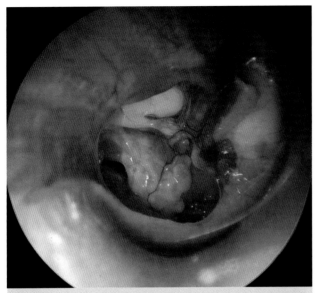

图 7.53　右耳。鼓室硬化伴穿孔。鼓室硬化病程累及残余鼓膜前部，以及远达中鼓室后部的鼓岬黏膜。可见镫骨肌腱骨化。面神经骨管的鼓室段亦被硬化斑覆盖。砧骨长脚破坏

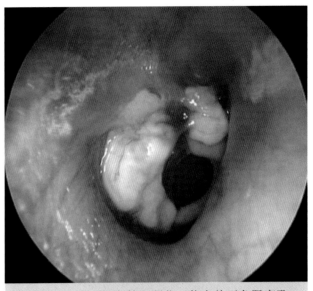

图 7.54　右耳。粗大鼓室硬化，伴有前下象限穿孔。中耳炎复发后，因怀疑胆脂瘤，患者于外院行 CT 扫描（图 7.55）。对于鼓室硬化的病例，单独的 CT 结果具有误导性，因为影像学表现可能与胆脂瘤类似。对于这样的病例，应在良好的局部治疗后，再行耳镜检查。如果持续耳漏，推荐行 CT 扫描

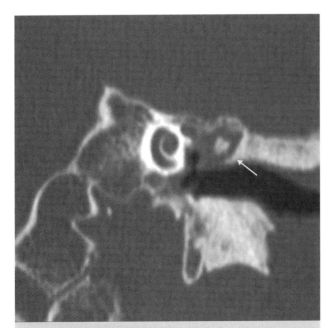

图 7.55　前一病例的 CT 扫描。冠状位。鼓室硬化组织与软组织密度一致，与胆脂瘤类似。与上鼓室胆脂瘤不同的是，这个病例的盾板未被破坏（箭头）

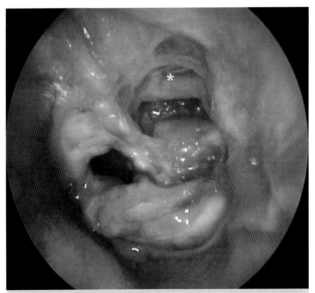

图 7.56　左耳。鼓室硬化伴鼓膜穿孔。后上象限深度内陷，面神经第二段（星号）暴露。镫骨和砧骨长脚缺如。患者诉持续性耳漏，因此行 CT 扫描（图 7.57），证实存在胆脂瘤。行开放鼓室成形术

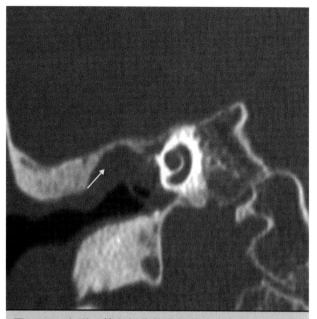

图 7.57 左耳。鼓室硬化伴发胆脂瘤。与图 7.55 不同的是，盾板被破坏

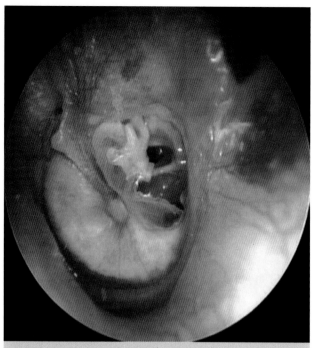

图 7.58 左耳。鼓室硬化伴鼓膜后上穿孔。穿孔为边缘性且不规则。患者诉耳漏。对于该病例，推荐行 CT 扫描，以排除胆脂瘤

7.8.2 鼓膜完整的鼓室硬化

该类型的特征是鼓膜纤维层存在钙化斑（粉笔斑）。通常累及锤前和锤后区域。下部象限的鼓环周围也受累，形成马蹄征。紧张部僵硬、增厚、丧失弹性，呈白色改变。也可出现萎缩与菲薄的区域。不经常出现的是，在非常严重的病例，鼓室硬化斑可以占据整个中耳腔、鼓室上隐窝和鼓窦入口，完全包绕听骨链。这些病例的鼓膜严重增厚，或者甚至被硬化斑取代。见图 7.59~图 7.66。

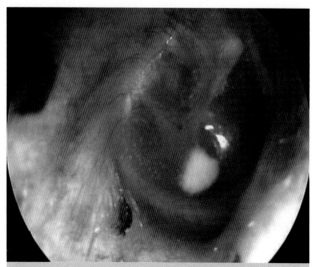

图 7.59 右耳。下部象限的小鼓膜硬化斑。这是以前在儿童时期中耳炎鼓膜穿孔的典型转归。直至今日，患者未诉耳聋或其他症状

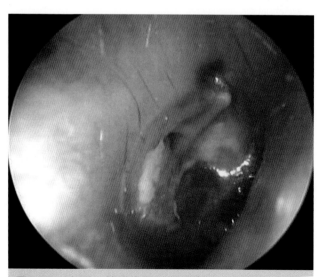

图 7.60 右耳。鼓膜完整的鼓室硬化。鼓膜前下象限萎缩。左耳类似（图 7.61）。双侧传导性耳聋，左侧更差（图 7.62）

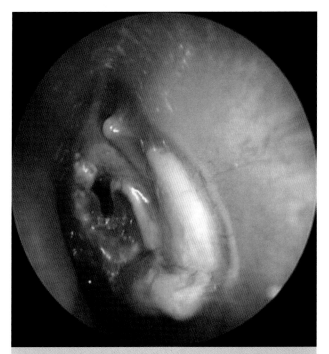

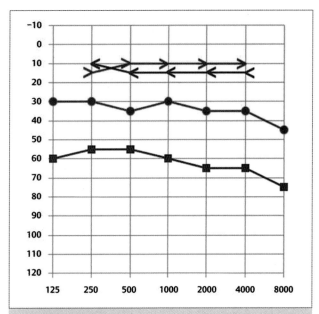

图 7.61 左耳。与图 7.60 同一病例。鼓膜粗大硬化。前上象限可见一小块萎缩的残余鼓膜。咽鼓管鼓口可见。考虑到听力情况（图 7.62），有手术适应证。移除鼓膜硬化斑和受累的听小骨后，应行听骨链重建术，一期重建鼓膜与否均可。如果镫骨固定，应行分期手术

图 7.62 图 7.60 和图 7.61 病例的听力曲线。双侧轻 - 中度传导性耳聋（左侧更差）。鼓膜完整的鼓室硬化伴气骨导差时，应怀疑听骨链固定

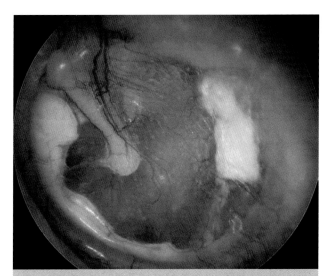

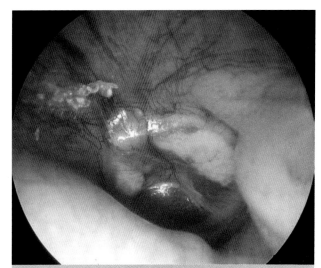

图 7.63 左耳。鼓室硬化，鼓膜完整。由于纤维层萎缩，鼓膜大部菲薄。近前、后边缘处可见两块硬化斑

图 7.64 左耳。完整鼓膜，可见锤骨前后均有硬化斑，与萎缩区域（下部象限）交错

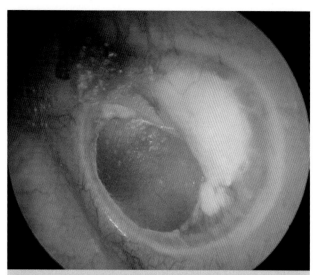

图 7.65　左耳。鼓室硬化，鼓膜完整。鼓膜后部象限可见一大块硬化斑。前部象限菲薄、萎缩，可见咽鼓管鼓口

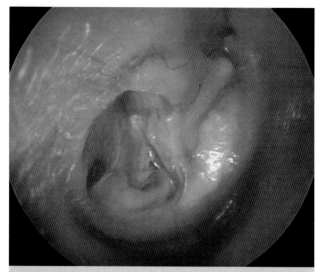

图 7.66　右耳。鼓室硬化，鼓膜完整。后部象限可见深内陷囊袋。患者在外院行鼓膜成形与听骨链重建术，听力效果良好（气骨导差闭合）。数年后，患者出现同侧传导性耳聋，由于镫骨固定再行听骨链成形术。尽管一开始听力改善，但后来出现耳聋，在第三次手术中发现镫骨固定。最后植入了骨导助听器

小　结

　　慢性中耳炎伴鼓室硬化是一种更为复杂的解剖病理情况。对于鼓膜完整的病例，手术适应证为存在明显的气骨导差，提示听骨链受累。如果发现听小骨破坏或固定，应行听骨链成形术。镫骨固定是镫骨切除术的适应证。对于鼓膜穿孔的病例，通常可行一期重建手术，行鼓膜成形术的同时，伴或不伴听骨链成形。然而，如果镫骨固定，则是分期手术的适应证，即先行鼓膜成形术，数月后再行镫骨打孔术。对于所有怀疑镫骨固定的病例，术前应告知患者分期手术的可能性。对于一小部分慢性中耳炎伴鼓室硬化的病例，术后良好的听力效果可能变差，因为听骨链可能再固定而出现气骨导差。对于这样的病例，鼓膜修补后，可佩戴助听器。

7.9　鼓膜成形术的原则

　　我们推荐大多数鼓膜成形术使用耳后切口，因为这种入路可以更好地控制整个鼓膜。采用这种入路，用自体颞肌筋膜移植物修补鼓膜。

　　● 皮肤切口，取颞肌筋膜，切开外耳道（图7.67）。

　　● 为了成功地重建鼓膜，关键是要获取鼓膜完整的 360° 全景。如果前部鼓环可见，耳道前壁皮肤可完整保留。否则，应在外侧切开前部耳道皮肤，作为上下纵向切口的延长切口，以暴露前部骨壁。

　　● 如前所述（见第 3 章）行外耳道成形术。

　　● 应仔细观察鼓环和外耳道皮肤。如果这些结构出现任何受累，如肉芽、黏膜外翻或瘢痕，该区域应予切除。如果移除病变组织后，前部鼓膜仍有残余（至少应有鼓环），行内植法。如果无残余鼓膜，应使用外植法。

　　● 为了不影响残余的上皮层，必要时，应从外到内掀起耳道前壁皮肤。

　　● 不能从内（从鼓环）到外分离耳道前壁皮肤，因为这种操作可能损伤鼓环，导致前部锐角变钝。亦可能切开上皮，并将其留在鼓室内。遗留在鼓室内和鼓环上的上皮，可能导致医源性胆脂瘤以及前部锐角变钝。

• 在穿孔边缘和鼓膜内表面制作新鲜创缘，不仅有利于移植物贴附，也能显著降低遗留皮肤的风险，后者可以引起医源性胆脂瘤（图 7.68）。如果鼓膜外表面出现外翻的黏膜，应将其从表面刮除，直到达到纤维层，或将该部位整体切除，这是达到最佳上皮化的必要步骤。如果鼓膜上有致密的硬化斑，应将其从鼓膜内侧切除而不破坏上皮层，或将该部位整体切除，可以保证移植物获得足够血供，从而提高手术成功率（图 7.69）。

• 掀起后部鼓环，以暴露鼓室（图 7.70，图 7.71）。如果穿孔大，或在前方，鼓膜耳道皮瓣应在后方切开（图 7.72），这样可以使得皮瓣的后部像回转门一样，改善鼓室的视野。

• 仔细检查鼓室，以排除任何病灶，例如鼓室硬化斑和鼓室内的上皮（图 7.73）。如果存在上述情况，应予切除。同时使用钝剥离子轻轻触动听骨链，以检查其完整度。可同期或分期行听骨链成形术，视病变情况而定。

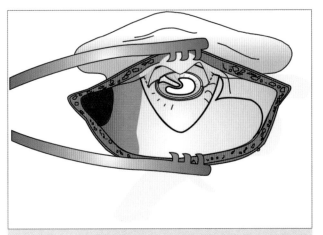

图 7.67 上下纵向切口，向前方延长切口，暴露外耳道前壁

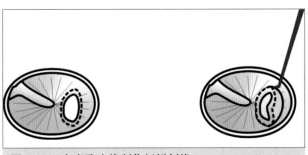

图 7.68 在穿孔边缘制作新鲜创缘

图 7.69 移除硬化斑。a. 从鼓膜内表面移除，上皮层完整，或将病变部位整体切除（b）

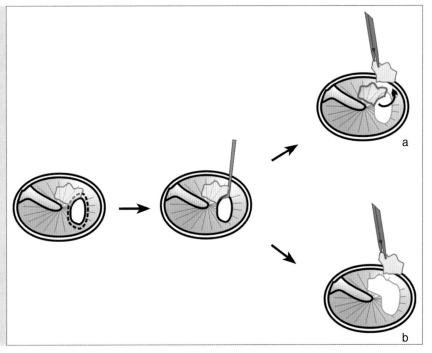

● 开始重建前，应完全控制出血。应用金刚钻磨骨。小块吸收性明胶海绵放入鼓室，并用小棉球压迫在位一段时间。在无血的术野中，才可以准确评估中耳结构，随后仔细安排重建材料。

● 咽鼓管鼓口放置浸有生理盐水的小块吸收性明胶海绵。根据我们的经验，这个方法可以阻止移植物向咽鼓管掉落，降低手术失败率。

● 鼓室放置浸有生理盐水的吸收性明胶海绵，在内侧支撑移植物（图 7.74）。鼓室过多放置吸收性明胶海绵，可能将移植物推向外侧，并妨碍随后的重建。

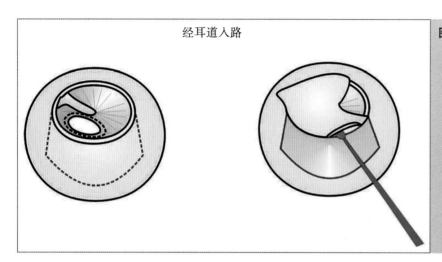

经耳道入路

图 7.70 经耳道入路，掀起后部鼓环

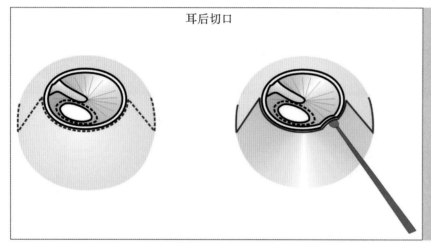

耳后切口

图 7.71 从耳后切口掀起后部鼓环

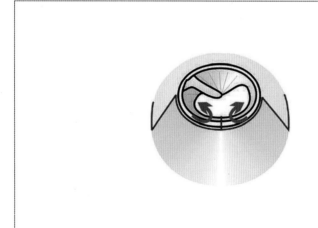

图 7.72 在后份切开鼓膜耳道皮瓣，以扩大鼓室的视野

● 颞肌筋膜完全干燥，有助于精确地重建操作。修剪颞肌筋膜时，用小棉球压在吸收性明胶海绵表面，防止血液流入鼓室。移植物按如后描述的方法放置，视病灶情况而定。图 7.75 示范内植法。

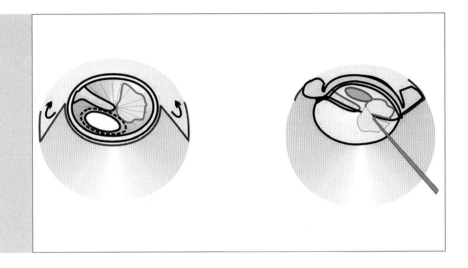

图 7.73 检查鼓室，排除鼓室硬化

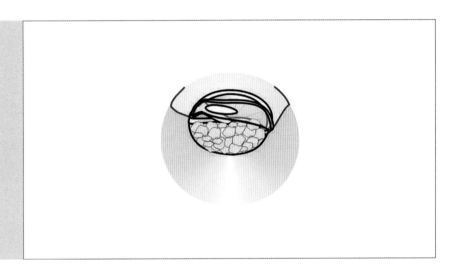

图 7.74 鼓室放置吸收性明胶海绵

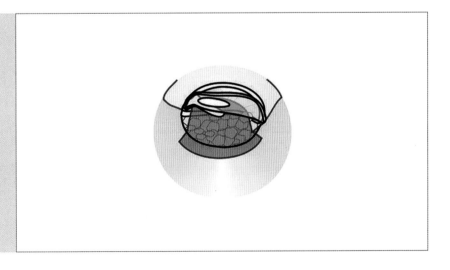

图 7.75 内植法放置移植物

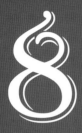

8 伴有胆脂瘤的慢性化脓性中耳炎

陈 阳 宋勇莉 译

8 伴有胆脂瘤的慢性化脓性中耳炎

摘 要

胆脂瘤是位于中耳腔表皮的囊肿。获得性中耳胆脂瘤可源于外耳道的上皮经边缘性鼓膜穿孔迁移进入中耳腔形成，或由上鼓室内陷囊袋中的上皮脱落物不能排出，集聚形成。上鼓室内陷囊袋形成后很长一段时间可无临床表现，直到发生感染导致流脓和听力下降。对这部分内陷袋患者常采取随访观察，定期行耳显微镜或耳内镜检查。在少数病例，胆脂瘤可侵犯迷路、耳蜗、颅后窝和颅中窝硬脑膜、内听道和岩尖形成岩部胆脂瘤。胆脂瘤的治疗主要是手术清除病变，再根据个体情况行鼓室成形术。

关键词

上鼓室胆脂瘤 中鼓室胆脂瘤 完壁式鼓室成形术 开放式鼓室成形术 改良 Bondy 技术

中耳胆脂瘤是位于中耳腔内的表皮囊肿，其囊壁及基质为复层鳞状上皮，囊内的上皮脱落物，角蛋白形成珍珠样的片状并向心性聚集，形成胆脂瘤团块。

"胆脂瘤"的命名其实是一个误称，它来源于希腊语胆汁（chole）、脂肪（steatos）、肿瘤（oma）。胆脂瘤与胆汁或脂肪没有任何相关性。后缀"oma"还比较适合，因为胆脂瘤实质是表皮囊肿。

胆脂瘤可以分为先天性胆脂瘤（中耳或岩骨）和获得性胆脂瘤（中耳或岩骨）两类。先天性胆脂瘤来源于胚胎发育过程中外胚层上皮始基的残留，当其累及中耳时，表现为鼓膜后方的白色肿物，可位于锤骨柄的前方或后方（见第 9 章）。当其累及颞骨岩部时，称为先天性岩骨胆脂瘤，大部分病例病变位于岩尖（见第 10 章）。本章仅对累及中耳的胆脂瘤进行介绍，岩骨胆脂瘤会在后面的章节进行介绍。

获得性中耳胆脂瘤可由外耳道的上皮经边缘性鼓膜穿孔移行进入中耳腔，或缘于上鼓室内陷囊袋形成，上皮脱落物不能被排出而集聚形成胆脂瘤。上鼓室内陷囊袋形成的病例，可在很长时间内没有明显的临床症状，直到发生感染导致流脓和听力下降。在其他的病例，有的临床表现仅为进行性听力下降，主要是由于胆脂瘤进展导致听骨链破坏所致。

由于上鼓室或后上鼓室内陷囊袋何时会发展为胆脂瘤没有明确的时间界定，因此笔者更倾向于对这些内陷囊袋的患者进行追踪随访，定期行耳显微镜或耳内镜检查。如果出现内陷囊袋加深致胆脂瘤形成，就推荐实施鼓室成形手术。这时病例常为早期病变，手术通常可一期完成。胆脂瘤的主要临床表现为流脓（脓液有臭味）和听力下降。此外，复杂的病例可能出现眩晕和（或）面瘫。眩晕通常为迷路瘘所致（主要是外半规管），而面瘫主要是由于胆脂瘤的压迫或神经炎症所导致。

少数胆脂瘤病例可累及迷路、耳蜗、颅后窝和颅中窝硬脑膜、内听道和岩尖，形成岩部胆脂瘤（见第 10 章）。

手术是治疗胆脂瘤的唯一手段。20 世纪初，乳突根治术就被应用于胆脂瘤的治疗，对中耳结构进行切除，其唯一的目的是清除感染和病灶，获得安全耳。

在 20 世纪 50 年代早期，鼓室成形术的概念被提出，其目的是清除感染同时重建中耳结构及传音系统。目前，两种鼓室成形术被广泛应用，即完壁式鼓室成形术（保留外耳道后壁）和开放式鼓室成形术（不保留外耳道后壁）。针对不同的适应证，当病例选择适当，且手术操作成熟时，两种技术在清除胆脂瘤和重建听力方面都可以获得良好的效果。在大部分儿童患者，更倾向于选择分期的完壁式鼓室成形手术，一方面是因为儿童高度气化的乳突气房，另一方面是想尽可能地保存耳部的解剖结构。在成人，特别是在上鼓室胆脂瘤伴有明显的盾板破坏，硬化型乳突或伴有中耳不张的病例，通常采用开放式鼓室成形术（见第 14 章）。

8.1 上鼓室内陷囊袋形成

见图 8.1~ 图 8.7。

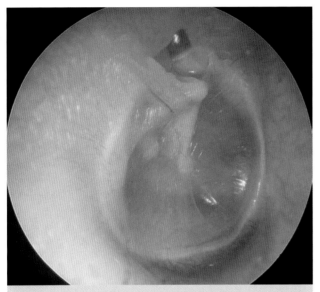

图 8.1 右耳。早期的上鼓室内陷囊袋形成，鼓膜不张为 1 级，可见鼓室内积液，鼓膜呈典型的琥珀色，在鼓膜前上象限通过鼓膜可见咽鼓管口，而在后上象限可见砧骨长突。鼓膜光锥区域局部菲薄，可能与曾行鼓膜切开术有关

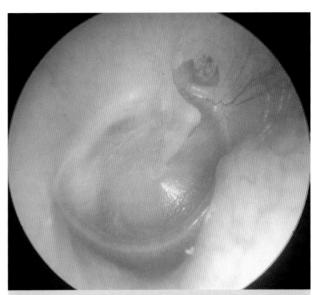

图 8.2 右耳。上鼓室内陷囊袋形成同时伴有鼓膜紧张部硬化灶形成

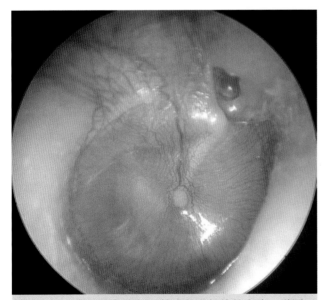

图 8.3 右耳。类似病例，鼓膜紧张部前份内陷，增厚

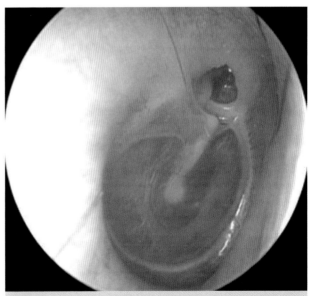

图 8.4 右耳。上鼓室内陷囊袋形成，可见锤骨颈

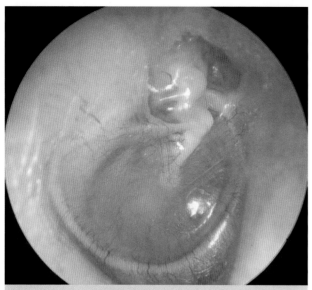

图 8.5 右耳。较大的上鼓室内陷囊袋，伴盾板破坏，可见锤骨头。中下鼓室积液，致鼓膜呈琥珀色。为防止内陷囊袋进一步发展、鼓室粘连形成，需进行鼓膜切开置管和定期随访。这种病例有时会由单纯的上鼓室内陷囊袋转化为上鼓室胆脂瘤，而两者的界定有时候是非常困难的。在怀疑胆脂瘤的病例，高分辨率的 CT（包括骨窗）有利于更好地评估内陷囊袋的范围。定期随访且病变稳定，听力正常的患者不推荐手术治疗。如果出现内陷囊袋加深，明显的胆脂瘤形成，则需要进行手术治疗。如果听力正常，可考虑行一期的开放式鼓室成形术（改良 Bondy 手术）

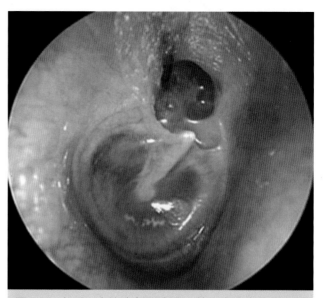

图 8.6 右耳。在该病例形成的上鼓室内陷囊袋明显较图 8.4 的深在，虽然 CT 没有发现明显的胆脂瘤，但该患者诉有间断流脓。因此，他接受了手术治疗（完壁式鼓室成形术，同时用软骨和骨粉行上鼓室重建），术中未发现胆脂瘤

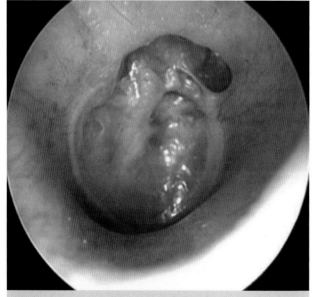

图 8.7 左耳。上鼓室广泛破坏，后上鼓室受累，可见锤骨颈、砧骨体及鼓索神经。患者无流脓及听力下降，需要进行密切随访以便在胆脂瘤形成后及时手术

8.2 上鼓室胆脂瘤

见图 8.8~ 图 8.38。

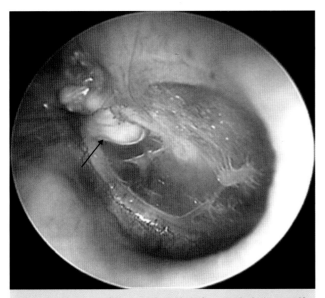

图 8.8 左耳, 1 例 20 岁的男性患者, 胆脂瘤发生于其唯一听力耳。在锤骨柄前方可见白色的胆脂瘤样物（箭头处）。该病例病程为典型的由上鼓室内陷囊袋进展导致上鼓室胆脂瘤形成。患者于 5 年前行经耳囊径路右侧广泛性岩骨胆脂瘤切除术（定义及分类见第 10 章），对左侧上鼓室内陷囊袋（图 8.9）进行随访直到胆脂瘤形成。患者左耳无任何症状, 听力正常, 考虑患者病变范围局限, 采用完壁式鼓室成形术, 并保留完整的听骨链（图 8.12~ 图 8.16）。详细的完壁式鼓室成形术和开放式鼓室成形术的手术步骤将在本章未进行介绍

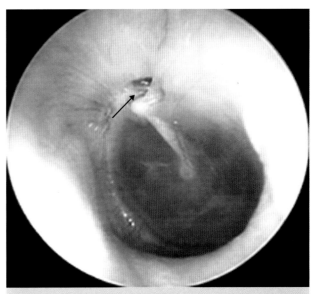

图 8.9 同一病例患者在图 8.8 之前 1 年所行耳镜检查的结果, 可见较小的鼓室内陷囊袋形成, 位于锤骨前方。考虑到患耳为患者唯一听力耳, 在这个时候选择手术治疗是有争议的, 但是需进行严格的随访, 因为早期发现胆脂瘤是正确处理和获得良好听力的关键

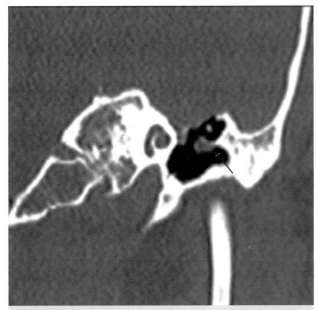

图 8.10 同一病例冠状位 CT 扫描, 可见局限的上鼓室胆脂瘤病变（箭头处）

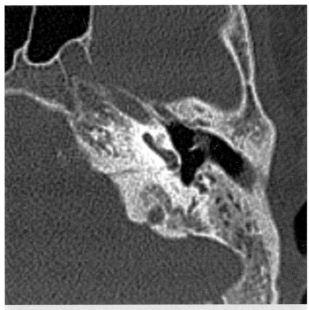

图 8.11 同一病例轴位 CT 扫描

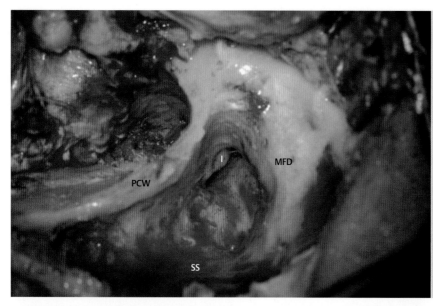

图 8.12　同一病例术中图片，已完成乳突轮廓化，保留外耳道后壁。可见砧骨短突，乳突腔内未见病变累及。I：砧骨；MFD：颅中窝脑板；PCW：外耳道后壁；SS：乙状窦

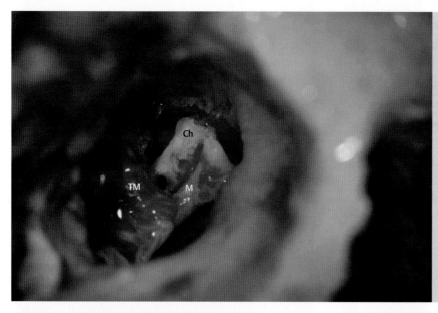

图 8.13　向前下翻起鼓膜，暴露胆脂瘤，可见胆脂瘤位于锤骨柄前内侧。Ch：胆脂瘤；M：锤骨；TM：鼓膜

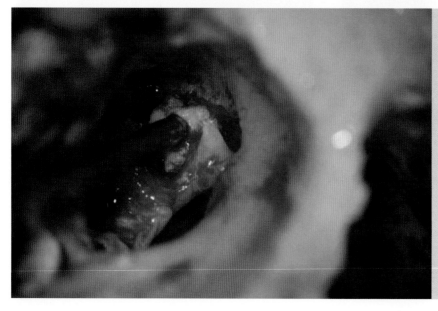

图 8.14　借助负压吸引和小棉球（图 8.15）逐步清除胆脂瘤

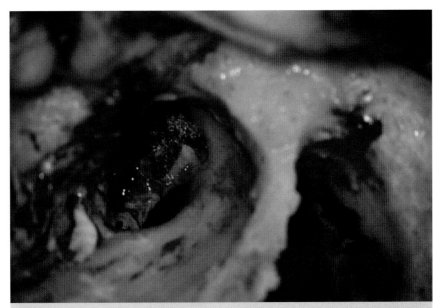

图 8.15 用小棉球清除锤骨柄内侧的胆脂瘤病变，防止病变残留。在类似病例（胆脂瘤位于唯一听力耳），彻底清除病变，并仔细保留中耳结构和功能极为重要

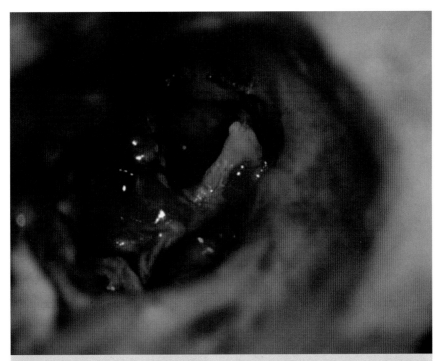

图 8.16 病变清除后的术腔。锤骨及中耳腔未见胆脂瘤病变残留，可使用 0° 或 30° 耳内镜进一步检查是否有残留病变，最后吸收性明胶海绵填塞鼓室，复位鼓膜，颞肌筋膜修补或加强鼓膜（见第 7 章鼓膜成形术）

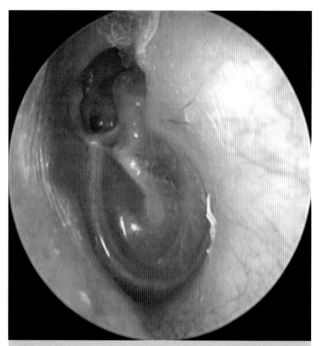

图 8.17　左耳。胆脂瘤破坏上鼓室，可见锤骨头及管上隐窝

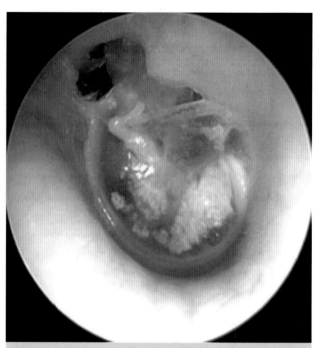

图 8.18　左耳。上鼓室胆脂瘤，锤骨头及砧骨体可见，鼓膜后下象限可见硬化灶，胆脂瘤位于听骨链的外侧（图8.19）。听力正常。采用改良 Bondy 鼓室成形术，术后随访期间未见胆脂瘤复发

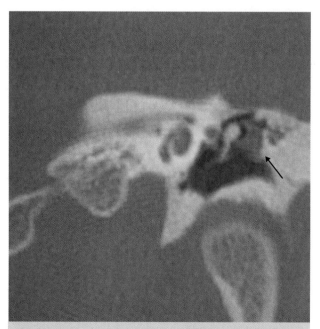

图 8.19　同一病例的 CT 表现，冠状位。胆脂瘤位于上鼓室（箭头），锤骨外侧。中鼓室内清洁

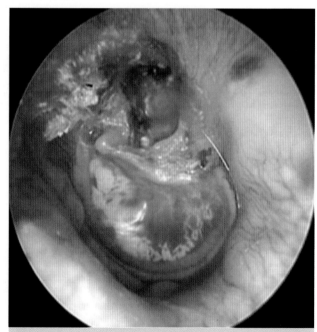

图 8.20　上鼓室胆脂瘤导致上鼓室广泛破坏，锤骨头及砧骨体侵蚀

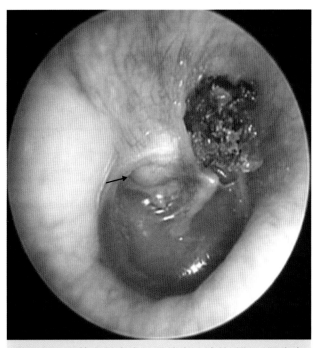

图 8.21 上鼓室胆脂瘤，锤骨头及砧骨破坏，胆脂瘤团块与镫骨相连（箭头），所以听力正常。由于咽鼓管堵塞，鼓膜后上象限内陷形成鼓膜镫骨连接。这种病例术后听力可能下降（传导性耳聋），因此，术前需要向患者交代二期行听骨链重建手术的可能

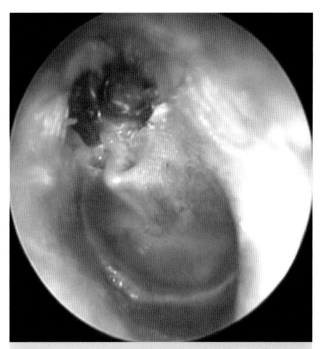

图 8.22 图 4.6 的患者对侧耳病变。上鼓室胆脂瘤形成，上鼓室破坏扩大，锤骨头被侵蚀。CT 扫描提示胆脂瘤病变累及砧镫关节、鼓窦及乳突（图 8.23~ 图 8.25），听力检查为中度传导性耳聋。该病例选择开放式鼓室成形术，术后听力恢复若不理想可在 10~12 个月后经耳道行二期听骨链重建，以提高听力或排除残余病变

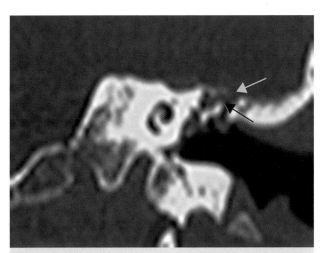

图 8.23 冠状位 CT 扫描。上鼓室胆脂瘤导致锤骨头侵蚀（红色箭头），鼓室天盖骨质变薄（绿色箭头）

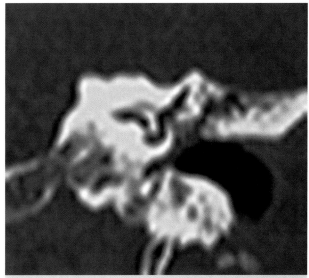

图 8.24 冠状位 CT 扫描，砧骨长突及镫骨上结构被胆脂瘤累及和侵蚀

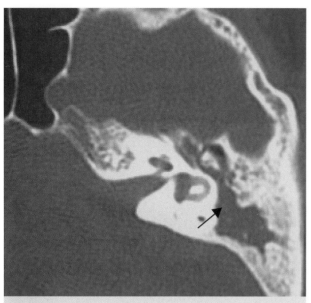

图 8.25 轴位 CT 扫描，胆脂瘤向后延伸累及鼓窦及乳突（箭头）

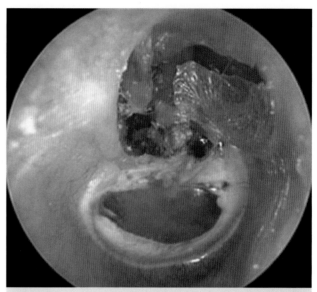

图 8.26 另一上鼓室胆脂瘤病例，胆脂瘤侵蚀上鼓室深部结构，累及锤骨及砧骨

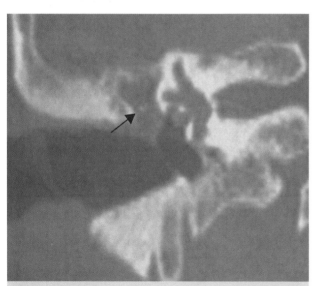

图 8.27 冠状位 CT 扫描，同一病例，上鼓室胆脂瘤侵蚀砧骨长突（箭头）

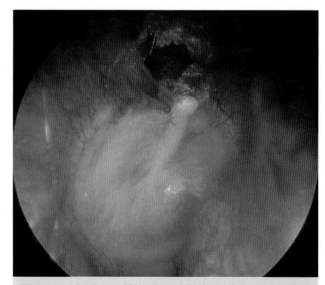

图 8.28 右耳。上鼓室破坏，胆脂瘤形成，整个鼓膜紧张部硬化灶形成，患者无流脓病史（干性胆脂瘤）

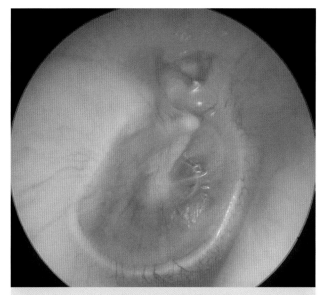

图 8.29 右耳，患者 46 岁，双耳胆脂瘤。上鼓室胆脂瘤形成，中下鼓室内积液，可见液平。CT 扫描（图 8.31）显示胆脂瘤累及乳突。术中可见水平半规管瘘，砧骨侵蚀，行一期开放式鼓室成形术，将自体砧骨置于锤骨柄和镫骨头之间重建听力。在双侧中耳胆脂瘤的病例，更倾向选择开放式鼓室成形术

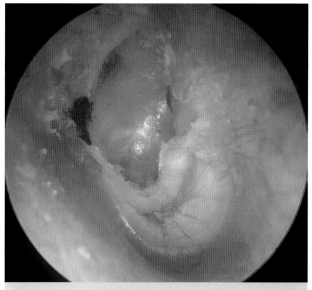

图 8.30 同一患者的左耳，盾板广泛破坏，上鼓室及中鼓室内上皮化，胆脂瘤上皮已部分排出，残余鼓膜可见硬化灶，术中见听骨链消失。从耳镜结果上看，左耳病变较右耳更重，而术中所见却并非如此，上鼓室广泛破坏使得胆脂瘤能够自洁（见 CT 扫描，图 8.31）。由于听骨链完全破坏，考虑二期行功能重建手术

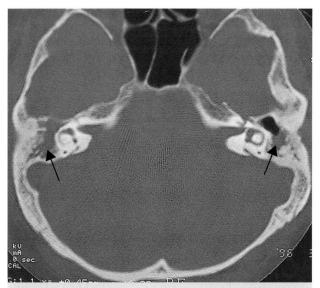

图 8.31 同一病例的 CT 扫描，显示右耳胆脂瘤累及乳突，左耳胆脂瘤部分自洁（箭头）

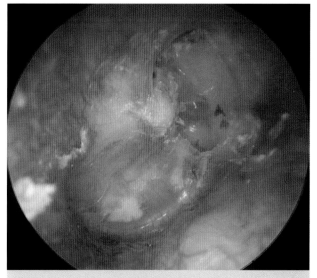

图 8.32 右耳，上鼓室广泛破坏，胆脂瘤形成。患者 18 岁，无流脓病史。该侧听力正常，而对侧耳曾行乳突根治术，术后为重度感音神经性耳聋。考虑该患者听骨链完整，采用开放式鼓室成形术（改良 Bondy 手术）。根据笔者的原则，唯一听力耳的胆脂瘤是开放式鼓室成形术的绝对适应证，只要操作得当，可以保证彻底清除病变，更利于长期随访，大大减少复发的概率，因此避免了再次手术干预的潜在风险（即便是最有经验的医生）

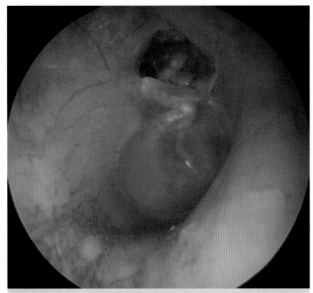

图 8.33　右耳。上鼓室破坏扩大，胆脂瘤形成，锤骨头被肉芽组织覆盖，鼓膜紧张部完整

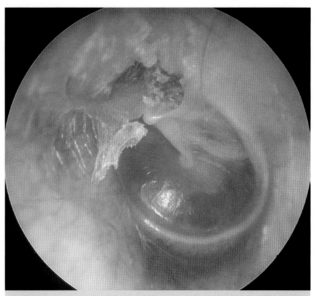

图 8.34　左耳。上鼓室胆脂瘤，上鼓室内可见大量胆脂瘤上皮，盾板破坏，鼓膜紧张部 I 度内陷，鼓室内积液

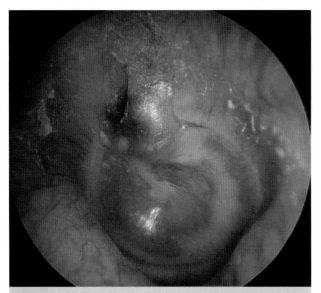

图 8.35　左耳。在锤骨后上方可见位于鼓膜内侧的胆脂瘤病变，局部膨隆，鼓膜紧张部稍内陷，后下象限可见硬化灶

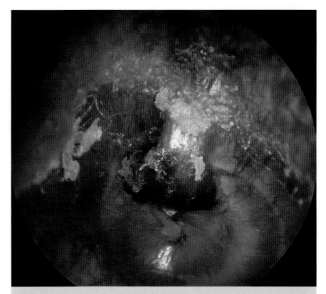

图 8.36　与图 8.35 为同一病例，该图显示的是急性炎症期的表现，可见胆脂瘤囊袋扩大

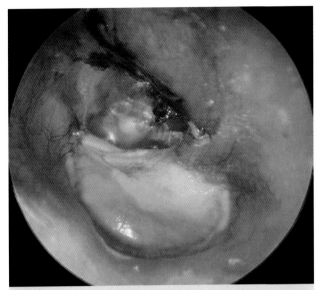

图 8.37　左耳。上鼓室破坏扩大，上鼓室及中鼓室内上皮化，可透过鼓膜见到胆脂瘤，导致鼓膜后下象限膨隆，锤骨头和砧骨吸收

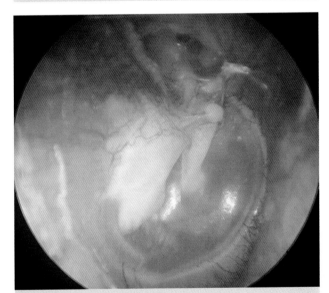

图 8.38　右耳。上鼓室破坏扩大，胆脂瘤形成，鼓膜后份膨隆，可见鼓膜内侧的胆脂瘤，提示胆脂瘤累及中鼓室

小　结

当上鼓室内陷囊袋形成，需要定期进行耳镜检查。对于显微镜下观察困难的上鼓室内陷囊袋，使用 30°的耳内镜可以窥清囊袋的范围。当上皮在上鼓室积聚不能自洁时，就要考虑胆脂瘤形成，需进行手术干预。当上鼓室破坏范围局限时，通常采取完壁式鼓室成形术，同时用软骨和骨粉重建上鼓室外侧壁。该术式特别适用于乳突高度气化的儿童病例，常采用分期手术。

当上鼓室广泛破坏时，特别是在成人病例，常采用开放式鼓室成形术以防止病变复发。因为用于上鼓室重建的材料可能吸收而导致胆脂瘤的复发。当术前听力正常，而且上鼓室破坏范围大，通常采用改良 Bondy 手术，这种术式可以在清除病变的同时保存听力。

8.3　中鼓室胆脂瘤

见图 8.39~ 图 8.56。

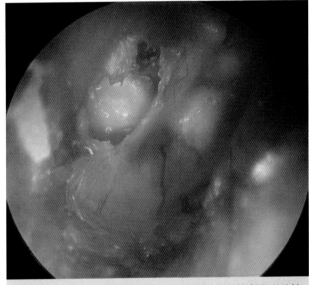

图 8.39　右耳。中鼓室胆脂瘤，从锤骨柄后方的穿孔可见鼓室内的上皮，而在锤骨柄前方的鼓膜由于内侧的胆脂瘤而使其膨隆，并呈白色。所以，这个病例的中鼓室充满了胆脂瘤

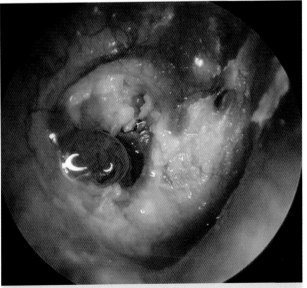

图 8.40　右耳。中后鼓室胆脂瘤，在圆窗水平可见息肉样物和分泌物

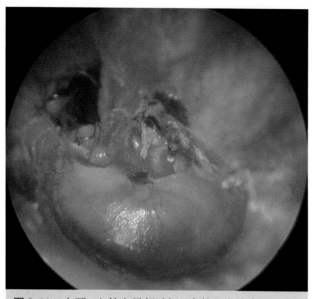

图8.41 左耳。上鼓室局部破坏，中鼓室内陷囊袋形成，囊袋内可见胆脂瘤形成，并且累及到锤骨前方的区域

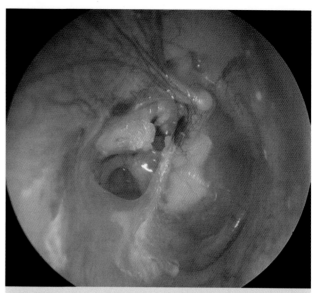

图8.42 右耳。鼓膜后份穿孔并胆脂瘤形成，胆脂瘤上皮覆盖前庭窗区域，并向上累及上鼓室，向前累及锤骨柄，通过鼓膜穿孔可见鼓岬及圆窗

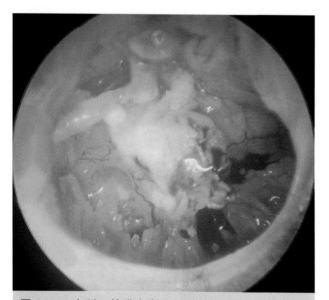

图8.43 右耳。鼓膜全穿孔，锤骨柄消失，胆脂瘤累及砧骨长突和部分镫骨以及鼓岬。圆窗、下鼓室及咽鼓管鼓口未见胆脂瘤病变。该病例可考虑行分期鼓室成形术

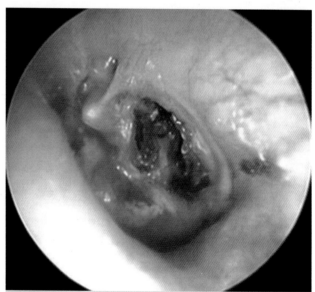

图8.44 中鼓室胆脂瘤，砧骨长突被胆脂瘤包裹，残余鼓膜可见硬化灶。该病例可选择分期行鼓室成形术

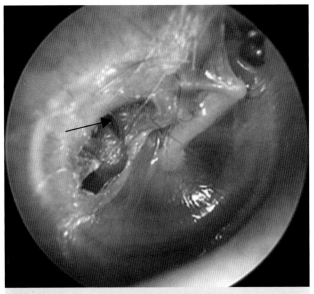

图 8.45 中鼓室内陷囊袋伴胆脂瘤形成，同时可见上鼓室内陷囊袋，砧镫关节完全被上皮包裹（箭头）

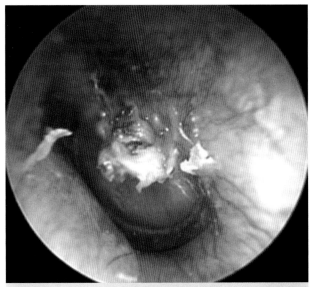

图 8.46 左耳。中鼓室胆脂瘤，砧镫关节区域完全被胆脂瘤包裹，砧骨长突及镫骨上结构侵蚀（图 8.47），该病例接受了分期开放式鼓室成形术

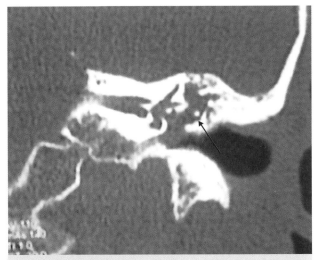

图 8.47 同一病例冠状位 CT 扫描，胆脂瘤位于中耳腔内，砧骨长突侵蚀（箭头），镫骨上结构几乎完全消失

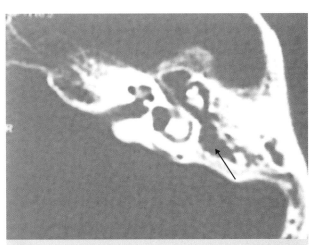

图 8.48 同一病例轴位 CT 扫描，胆脂瘤累及鼓窦及乳突气房（箭头）

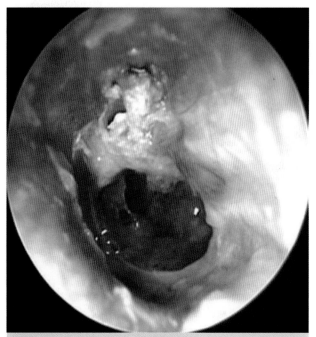

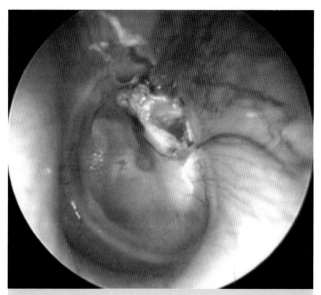

图 8.50　上鼓室和中鼓室胆脂瘤，砧骨长突侵蚀，鼓膜可见硬化灶

图 8.49　上鼓室及中鼓室胆脂瘤，锤骨及砧骨均被胆脂瘤包裹，鼓膜紧张部大穿孔，患者有反复流脓，脓液有臭味，鼓室内黏膜肿胀增厚

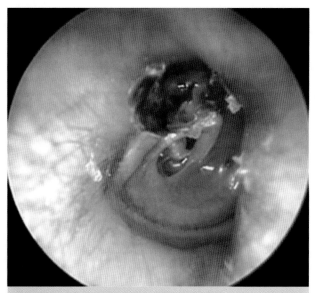

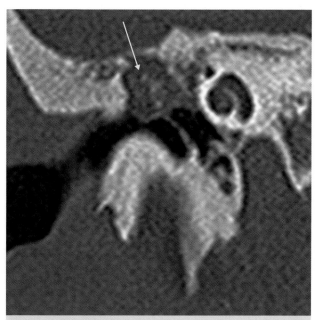

图 8.51　右耳上鼓室及中鼓室胆脂瘤，可见上鼓室深部侵蚀，中鼓室内陷囊袋形成，砧镫关节似乎完好，听力下降轻微。由于病变累及整个上鼓室及乳突，因此采用分期的开放式鼓室成形术

图 8.52　同一病例冠状位 CT 扫描。锤骨头侵蚀，被胆脂瘤包裹（箭头）

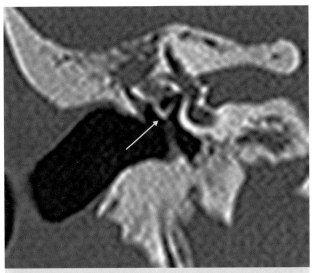

图 8.53 同一病例冠状位 CT 扫描。砧镫关节完整（箭头）

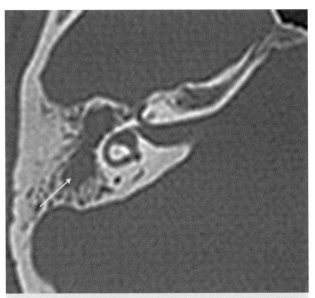

图 8.54 同一病例轴位 CT 扫描，乳突腔内可见胆脂瘤

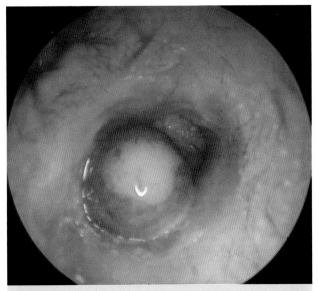

图 8.55 1 例儿童患者，诉持续流脓和听力下降，耳镜可见外耳道肉芽，CT 扫描提示（图 8.56）乳突腔内软组织影，乳突气房侵蚀，听骨链破坏，提示胆脂瘤形成，术中证实为胆脂瘤

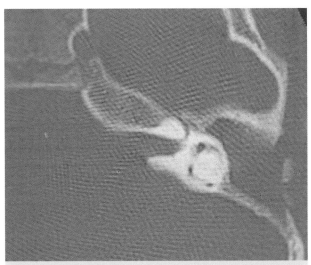

图 8.56 轴位 CT 扫描，整个乳突腔充满软组织影，听骨链消失

小 结

鼓膜后份内陷囊袋形成的中鼓室胆脂瘤常常伴随听骨链破坏，这类病例推荐进行手术治疗。术中行外耳道后壁成形，完整切除内陷囊袋，并同期行鼓膜修补，加强鼓膜后上象限，中耳腔放置硅胶片以保证中耳含气。1 年后，若鼓膜形态及位置正常（如无内陷），则重建听骨链。

当外耳道后壁广泛破坏时，成年患者可选择行改良乳突根治术，而青少年患者则考虑行分期开放式鼓室成形术，该原则对双侧胆脂瘤的患者也适用。

8.4 鼓膜不张继发胆脂瘤

见图 8.57~ 图 8.62。

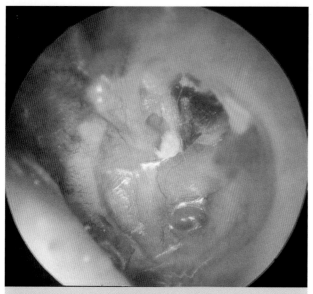

图 8.57　左耳。Ⅳ度鼓膜不张，同时伴有中鼓室后上内陷囊袋形成，可见耵聍及胆脂瘤上皮，由于鼓膜上皮层缺如，可见鼓室内黏膜

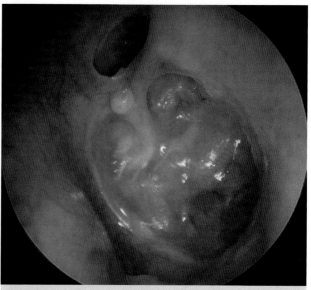

图 8.58　左耳。上鼓室破坏，上鼓室内可见胆脂瘤，锤骨头侵蚀，鼓膜Ⅳ度不张（粘连性中耳炎），中耳腔内息肉样组织形成。在锤骨后方，胆脂瘤包裹听骨链

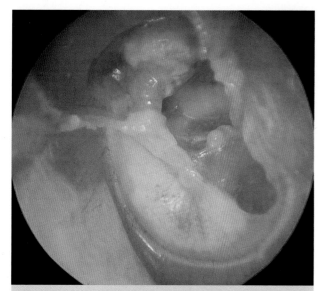

图 8.59　左耳。上鼓室破坏，胆脂瘤形成，鼓膜后上不张，砧骨消失，鼓膜镫骨形成自然连接。可见面神经第二段位于镫骨上方，其下方为圆窗，鼓膜前份有硬化灶，该病例听力下降轻微（<30dB），采用改良乳突根治可保持术前鼓膜镫骨连接的听力水平

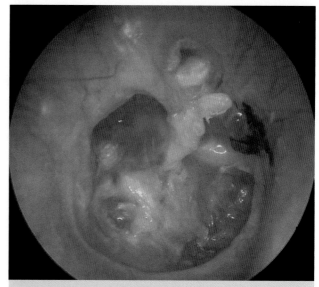

图 8.60　右耳。上鼓室胆脂瘤合并鼓膜紧张部完全不张（见 CT 扫描）（图 8.61）

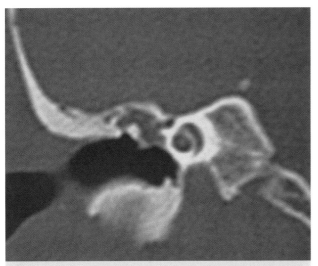

图 8.61 同一病例的 CT 扫描结果，可见上鼓室胆脂瘤形成，鼓膜与鼓岬粘连。患者为 45 岁女性，接受了改良乳突根治，中耳不张未干预

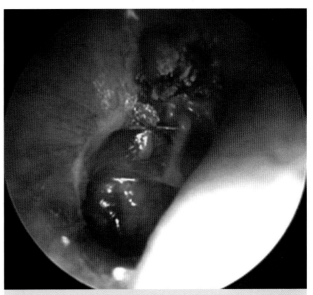

图 8.62 上鼓室胆脂瘤合并鼓膜紧张部下份完全内陷，圆窗表面鼓膜萎缩。由于外耳道前壁隆起，鼓膜前份不能完全窥及。该病例采用开放式鼓室成形术及外耳道成形术，并同期进行鼓室置管

小　结

对于成人的上鼓室广泛破坏，或者是双侧胆脂瘤患者，笔者更倾向于选择开放式鼓室成形术。对于鼓膜镫骨自然连接，术前听力基本正常的病例或对侧听力正常的老年病例，在确定中耳腔无胆脂瘤后，更倾向于不处理内陷鼓膜。对于中鼓室胆脂瘤，可考虑行分期手术。在第一期手术中，采用完壁式鼓室成形，重建鼓膜，中耳腔放置硅胶片。硅胶片有利于中耳黏膜的再生，从而防止粘连。在术后 6~8 个月可考虑行第二期

手术，探查中耳腔是否有胆脂瘤残留，重建听骨链，通常采用自体砧骨。儿童病例通常选择分期闭合式鼓室成形术。如果在二期手术发现胆脂瘤复发（上鼓室内陷囊袋形成），则选择开放式鼓室成形术。

8.5　胆脂瘤相关并发症

见图 8.63~ 图 8.72。

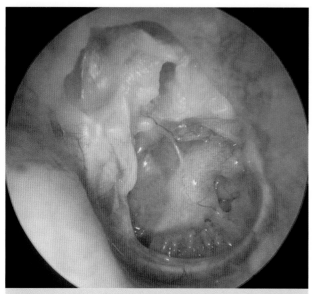

图 8.63　左耳。上鼓室扩大，鼓膜紧张部大穿孔，上鼓室及中鼓室区域可见胆脂瘤上皮样物，锤骨柄可见，鼓环完整。术前 CT 扫描提示可疑的外半规管瘘，术中得到证实。该病例由于上鼓室明显扩大，同时伴有迷路瘘，是开放式鼓室成形术的手术适应证

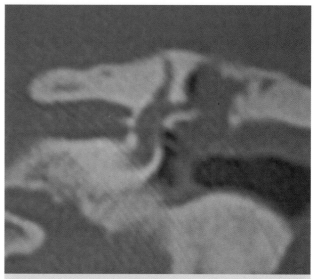

图 8.64　冠状位 CT 扫描，该 CT 是在术前 3 个月扫描的，显示中耳腔胆脂瘤病变及可疑外半规管迷路瘘。患者诉患耳反复流脓、眩晕，而内耳功能未受影响

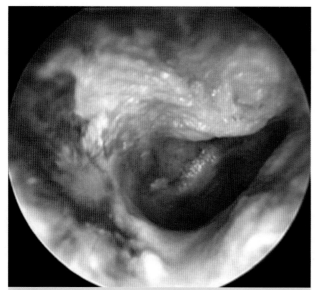

图 8.65　右耳。上鼓室区域膨隆，考虑胆脂瘤合并脑膜脑膨出。CT 扫描（图 8.66）提示鼓室天盖骨质缺损，中耳腔内软组织影。术中发现胆脂瘤累及中耳腔及乳突，包绕膨出的脑组织，该患者采用了岩骨次全切除术

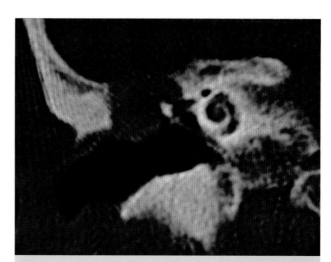

图 8.66　同一病例冠状位 CT 扫描。鼓室天盖巨大骨质缺损，可见软组织突向中耳腔

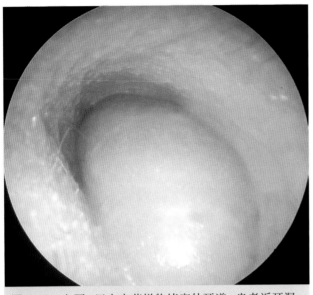

图 8.67 左耳，巨大肉芽样物堵塞外耳道。患者诉耳漏，有臭味，听力下降和眩晕。该患者行了高分辨率 CT 扫描（图 8.68）。对于慢性中耳炎伴有眩晕和（或）不稳感的病例必须行 CT 扫描

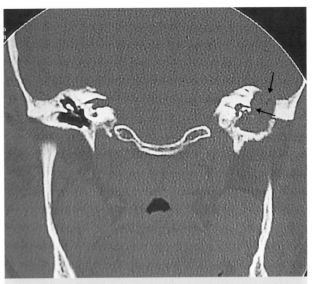

图 8.68 同一病例的 CT 扫描结果，中耳腔巨大胆脂瘤，水平半规管瘘和鼓室天盖骨质缺损（箭头处）

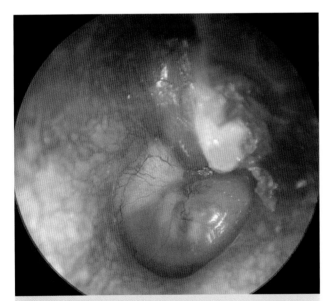

图 8.69 右耳。上鼓室和中鼓室胆脂瘤，胆脂瘤上皮由上鼓室破坏处突出。在鼓膜后上象限可透过鼓膜看到胆脂瘤囊袋，局部鼓膜膨隆。上鼓室破坏，周围皮肤充血明显，鼓膜紧张部完整。患者诉有频发眩晕，CT 扫描（图 8.70）显示水平半规管瘘

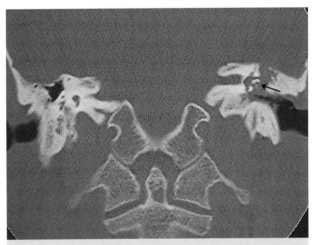

图 8.70 同一病例的 CT 扫描。可见胆脂瘤破坏引起明显的水平半规管瘘形成（箭头处）

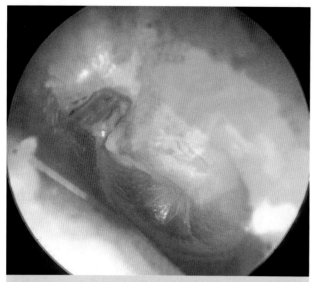

图8.71　左耳。可见上鼓室小的内陷囊袋形成，伴听力下降、耳鸣和反复发作的分泌性中耳炎。对侧耳已在外院行开放式鼓室成形术，听力完全丧失，伴面瘫。颞骨CT扫描提示上鼓室胆脂瘤，伴前半规管瘘形成，鼓室天盖骨质缺损（图8.72）。该患者接受了开放式鼓室成形术。由于患耳为唯一听力耳，术中未去除覆盖迷路瘘的胆脂瘤上皮，缺损的鼓室天盖应用软骨进行修复以避免脑膜脑膨出（见第12章）

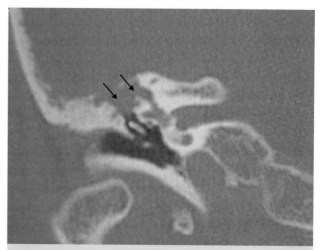

图8.72　同一病例CT扫描，胆脂瘤导致前半规管瘘，鼓室天盖骨质缺损（箭头处）

小结

目前，随着诊疗技术的发展，中耳胆脂瘤引起颅内并发症（如脑膜炎、脑脓肿、乙状窦血栓性静脉炎）已经非常少见。然而，胆脂瘤合并广泛骨质缺损、迷路瘘、重度感音神经性耳聋、面瘫等并发症并不少见。通常诊断胆脂瘤并不一定需要行颞骨CT扫描。但是，当出现头痛、眩晕、面瘫、重度感音神经性耳聋或突发听力下降等情况时，进行高分辨率颞骨CT检查则非常重要。通常行颞骨冠状位和轴位平扫，但当患者出现颅内并发症时，则需要进行增强CT或MRI检查。

迷路瘘的发生率不超过10%，水平半规管由于其位置最浅，通常最易受累。对于迷路瘘的治疗通常依据瘘管的类型（骨迷路破坏或膜迷路破坏）及范围来决定。

鼓室天盖骨质缺损可用软骨或骨粉进行修复。

面瘫多继发于炎症累及暴露的神经或胆脂瘤压迫所致。大部分病例去除胆脂瘤，清除炎症后，面瘫可逐渐恢复。极少数病例可出现神经纤维化或变薄。在这些病例，需要进行面神经重建，根据损伤的程度和缺损长度，重建方式可有神经移位、端－端吻合或神经移植。

8.6　胆脂瘤的手术治疗：个体化策略

对于胆脂瘤的治疗，有各种不同手术方式被提出、应用和质疑，不同的耳科医生喜爱的术式也不一定相同。对于手术技术选择的困惑，反映了耳科学各学派之间的差异。然而，开放式及完壁式鼓室成形手术已实现个体化，根据相应的适应证选择手术方式可获得更好的结果。

直到20世纪80年代中期，笔者一直提倡完壁式鼓室成形术。然而现在，笔者对很多病例采用开放式鼓室成形术，依据每个病例的情况制订个性化的手术方案。

上鼓室胆脂瘤病例同时伴听力功能良好，听骨链及鼓膜紧张部完整是改良Bondy手术的适应证，可以实现一期清除病变，开放乳突腔，保持术前听力水平。

在伴有迷路瘘的患者，完壁式和开放式手术均可采用。开放式鼓室成形适用于较大的瘘管，而小的瘘管则采用完壁式鼓室成形。在开放的术腔中，位于瘘管表面的胆脂瘤通常予与保留，而在完壁式鼓室成形术中，则清除位于小的瘘管表面胆脂瘤基质，并在术后6个月进行二期手术探查。在唯一听力耳、硬化性乳突（小乳突）或有其他开放式鼓室成形术适应证的迷路瘘病例，笔者都选择开放式鼓室成形术。

对于乳突气化良好和儿童患者，笔者通常倾向于选择完壁式鼓室成形术，以避免术后形成大腔，影响患者活动。

然而，对于二次手术或胆脂瘤复发的病例，则选择开放式鼓室成形术。部分开放手术后需要术腔护理以及有避免进水的不便，在笔者的经验中，这些情况的发生率很低，而这归结于术中有效缩腔的技术。

术中需注意去除悬骨，在乳突气化良好的病例需要切除乳突尖，形成光滑的圆形术腔，以利于周围组织长入，从而减小术腔。

8.6.1 保留外耳道后壁（完壁式）鼓室成形术

适应证

- 中耳胆脂瘤儿童患者或乳突气化良好的患者
- 上鼓室破坏范围局限
- 中鼓室胆脂瘤
- 耳蜗植入
- 面神经减压
- 部分 B 型鼓室颈静脉副神经节瘤

对于不伴胆脂瘤的慢性中耳炎病例，行单纯鼓室成形术后患者鼓膜再穿孔和术后听力恢复与行乳突切除的鼓室成形术无差异。笔者仅对胆脂瘤累及乳突的病例实行乳突切除术。

在上鼓室破坏局限时，采用完壁式鼓室成形术，同时应用软骨和骨粉重建上鼓室。

不能对所有胆脂瘤病变采取同一种手术式式。手术医生需要灵活掌握各种手术技术，并针对患者的情况选择合适的手术方式。采用不保留外耳道后壁鼓室成形术（CWD，开放性）来处理大多数胆脂瘤病变，因为保留外耳道后壁（CWU，完

壁式）鼓室成形术较 CWD 鼓室成形术有更高的病变残留和复发概率。采用 CWU 鼓室成形术处理胆脂瘤病变时一定要进行二期手术，因为除要重建听力外，还要清除残留的胆脂瘤病变。目前，笔者只针对特定的病例选择完壁式鼓室成形术。

乳突腔高度气化是 CWU 鼓室成形术的适应证，可以避免术后形成一个大的术腔。在儿童患者，由于乳突腔高度气化，会尽量采用 CWU 鼓室成形术，同时也为了尽可能保留耳部的解剖。然而，即便是在这些病例中，如果伴有广泛的上鼓室破坏或胆脂瘤病变广泛累及中耳腔时，笔者也将采用 CWD 术式。CWD 鼓室成形术也被用于唯一听力耳。中鼓室胆脂瘤——特别是在青少年患者——是完壁式鼓室成形术的适应证。在一期手术时，进行 CWU 鼓室成形术，修补鼓膜，并经后鼓室向咽鼓管方向放置硅胶片，覆盖鼓室腔和乳突。硅胶片有利于黏膜上皮的再生，并防止粘连。然而，当外耳道后壁影响胆脂瘤病变的暴露时（如胆脂瘤向咽鼓管延伸），特别是在成年患者，则考虑行开放式鼓室成形术。

如果手术医生不确定保留外耳道后壁是否合适，可先按照 CWU 鼓室成形术的手术步骤进行。如果确定是 CWD 鼓室成形术的适应证，去除外耳道后壁并不是件费力的事情。对于患者来说，用于外耳道成形和鼓室成形的时间是值得的。

二期手术通常在第一次手术后 8~12 个月进行，探查中耳腔，清除任何残留的胆脂瘤。根据胆脂瘤的部位及前次手术的径路，可经耳前、耳后及乳突径路进行手术。如果在二期手术中发现胆脂瘤复发或外耳道后壁吸收，则毫不犹豫地采用开放式鼓室成形术。

术后需要定期复查耳镜，至少随访 10 年以确定是否有内陷囊袋形成或胆脂瘤复发。如果出现内陷囊袋或胆脂瘤复发，即使在 CWU 鼓室成形术后早期，也要毫不犹豫改行 CWD 鼓室成形术，笔者相信这些情况提示存在持续的潜在病变。

技术要点

完壁式鼓室成形术与开放式鼓室成形术的乳

突切除术技术相同，唯一的区别是完壁式鼓室成形术保留外耳道后壁。保留外耳道后壁可能会影响鼓膜的暴露。在切开后上鼓室及后鼓室之前，需要充分轮廓化乳突腔，完全磨除窦脑膜角的骨质和突出在术腔周围的悬骨。碟形化的乳突腔使得手术视野最大化，充分暴露鼓膜。应避免从一开始就磨薄外耳道壁。

向内翻起外耳道皮瓣，必要时可行外耳道成形。术中充分暴露术野，保证不移动显微镜就能观察整个术野对于更好控制病变和结构重建非常重要。

保持磨钻的方向应由内向外，从后方开放上鼓室，保持外耳道上壁骨质完整。由后向前充分开放上鼓室，使得整个上鼓室暴露于视野内。

要特别注意避免磨钻触碰听骨链，如果有风险，应首先进行砧镫关节脱位。在这种情况下，根据病变情况在手术结束前或二期手术中进行听骨链重建。需要注意不要磨破外耳道上壁，一旦外耳道上壁破坏，需要应用软骨或骨粉进行重建。

如果上鼓室内陷囊袋形成伴上鼓室局限性破坏，可将内陷囊袋切除，并用小棉球将上鼓室内陷囊袋推向外耳道。如果上鼓室内胆脂瘤形成，则需切除锤骨头，磨除或刮除COG隔以暴露上鼓室前隐窝。

在上鼓室内陷囊袋及胆脂瘤的病例行完壁式鼓室成形术时，应用磨钻或刮匙抛光上鼓室外侧壁骨质对避免上皮残留非常重要。当然也需要注意保留正常的上鼓室外侧壁，以防止广泛破坏导致复发。

最后通常用大号金刚钻将外耳道后壁磨薄，但是应避免将外耳道后壁打磨得过薄。外耳道壁破坏及术后塌陷可导致胆脂瘤复发，咽鼓管功能不良的病例甚至在术后很长一段时间仍可发生。

术中需要确定面神经第三段，应用大号切割钻，平行于神经走形的方向进行钻磨，同时保持持续的吸引和充分的冲洗，以避免损伤面神经。轮廓化面神经骨管，但是避免暴露面神经。需要注意的是，避免磨开水平半规管壶腹，其位于面神经内侧。要注意辨析鼓索神经。

应用金刚钻或刮匙开放面神经和鼓索神经之间的面隐窝。该步骤中可见锥隆起，保留位于砧骨短脚后方的骨质，以保护听骨链。

开放后鼓室可使我们控制砧镫关节、前庭窗及圆窗。通过切断鼓索神经，可以向下开放暴露下鼓室。

去除锤骨头，刮除COG隔，使上鼓室经管上隐窝通气。

在有胆脂瘤病变、鼓膜不张及鼓室内侧壁黏膜广泛缺失的病例，术中经后鼓室将经过塑形的中－厚硅胶片覆盖中耳腔的内侧壁，包括咽鼓管鼓口、上鼓室、开放的面隐窝及乳突。硅胶片可避免鼓膜移植物与损伤的鼓室内侧壁粘连，同时还能促进鼓室黏膜的再生。

用小的吸收性明胶海绵片填塞咽鼓管口，同时在鼓室内也填塞吸收性明胶海绵，应用颞肌筋膜修复鼓膜穿孔。

最后用吸收性明胶海绵填塞外耳道。

相关的手术步骤见图8.73~图8.86。

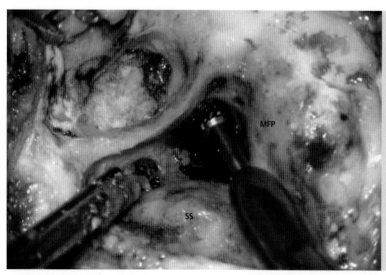

图8.73 左耳，上鼓室胆脂瘤，行完壁式鼓室成形术，颅中窝脑板及乙状窦已轮廓化。MFP：颅中窝脑板；SS：乙状窦

图 8.74　开放鼓窦，可见鼓窦内胆脂瘤样物

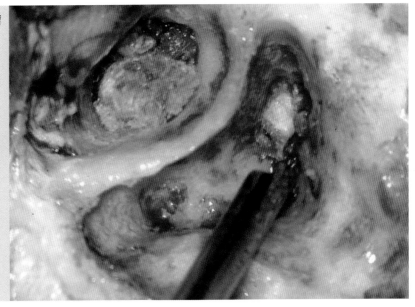

图 8.75　继续向前钻磨，开放上鼓室，注意避免将外耳道打磨过度，以防止磨穿

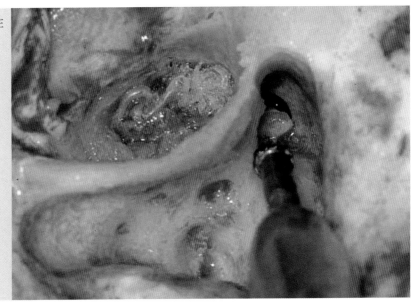

图 8.76　用金刚钻由砧骨窝向下钻磨，开放后鼓室。该病例中，砧骨已被侵蚀，所以该步骤不会损伤听骨链。虚线所标记的区域为需要磨除的范围。必要时可牺牲鼓索神经，继续向下开放鼓室，以便于经乳突处理下鼓室病变

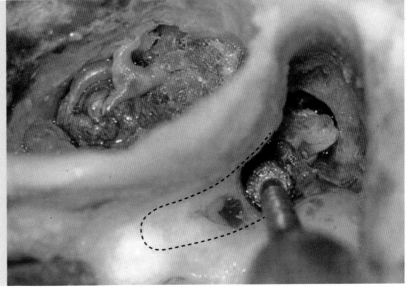

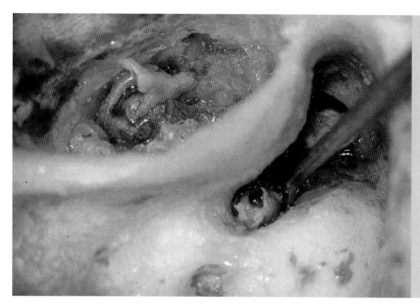

图 8.77 胆脂瘤累及面隐窝

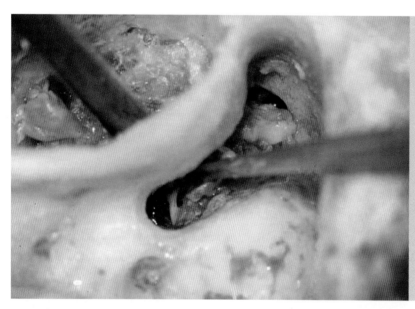

图 8.78 通过耳道及后鼓室径路联合清除位于镫骨周围的胆脂瘤病变。吸引器经耳道进入，而显微剥离子经后鼓室径路进入以获得良好的视野。在处理镫骨周围病变时需要非常小心谨慎

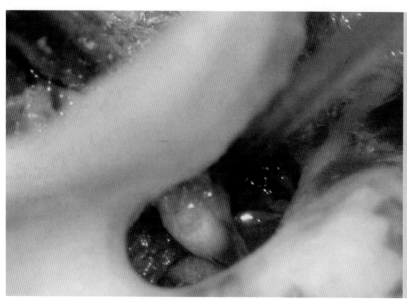

图 8.79 将胆脂瘤基质从镫骨上结构上剥离。在剥离时应顺着镫骨底板的方向进行

图 8.80　为了清除管上隐窝内的胆脂瘤，锤骨头已被切除，用金刚钻磨除 COG 隔

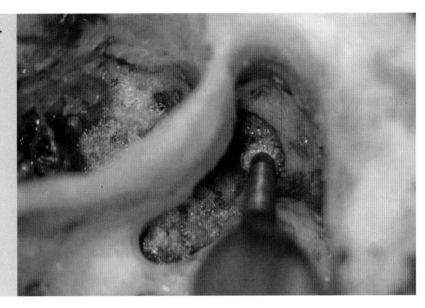

图 8.81　已将中耳胆脂瘤病变清除。注意颅中窝脑板和乙状窦已充分轮廓化，窦脑膜角开放

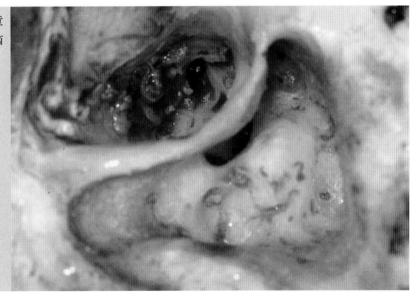

图 8.82　术中放置硅胶片防止术后鼓膜粘连

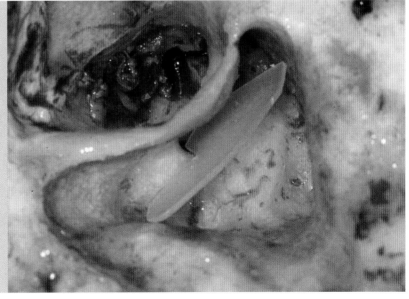

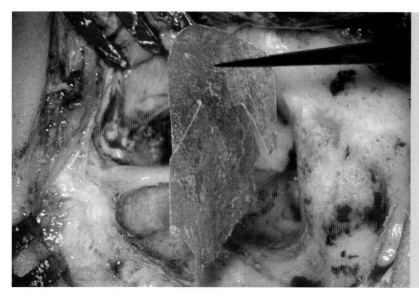

图 8.83　用颞肌筋膜修复鼓膜。在筋膜上剪 2 道小口，形成上下两个舌形瓣，其中下方的舌形瓣置于鼓环下方，另一瓣置于上鼓室外侧壁内，以更好地贴合

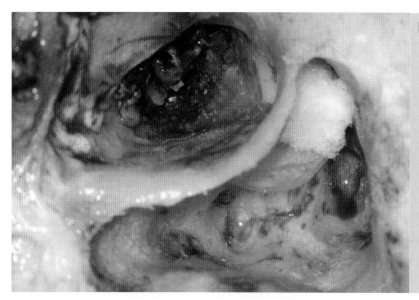

图 8.84　内植法移植颞肌筋膜

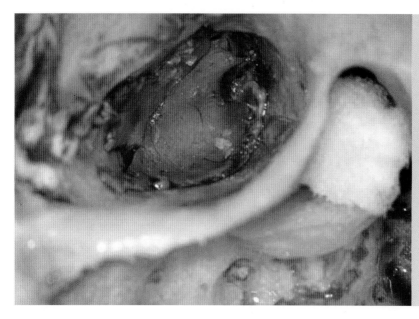

图 8.85　将外耳道鼓膜瓣复位，覆盖于筋膜表面

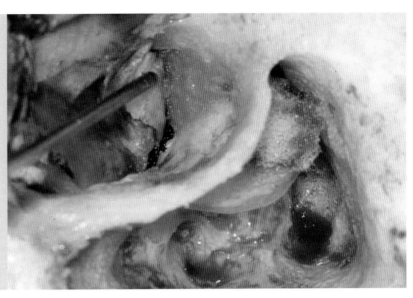

图 8.86 将骨粉置于两层软骨之间，采用三明治夹层法重建上鼓室外侧壁

8.6.2 不保留外耳道后壁（开放式）鼓室成形术

胆脂瘤合并以下情况：

　　硬化型乳突

　　上鼓室广泛破坏

　　完壁式鼓室成形术后复发

　　双耳胆脂瘤

　　腭裂和唐氏综合征

　　唯一听力耳

　　大的迷路瘘

　　重度感音神经性耳聋

部分中耳良性肿瘤

部分外耳道恶性肿瘤

　　当胆脂瘤合并上鼓室广泛破坏时，特别是在成人病例中，笔者选择行 CWD（开放式）技术以减少胆脂瘤复发，因为用于修复上鼓室外侧壁的材料被吸收后可能导致胆脂瘤复发。在乳突硬化和鼓膜不张的病例也选择 CWD 鼓室成形术。笔者所在中心，CWD 手术的量逐渐增加，正如前面介绍的，因为更高的病变残留率和复发率，仅在有限的病例（不到 10%）采用 CWU（完壁式）手术。

　　目前，在中耳胆脂瘤的手术中，笔者主要采用 CWD 手术。以笔者的经验，成功的 CWD 手术可以有效地避免二次手术，同时将对听力及生活质量的影响降到最低。掌握正确的技术是 CWD 鼓室成形术成功的关键。由于手术中不保留外耳道后壁，术后乳突腔将直接暴露于外耳道，与外耳道形成共同的腔。在第一次手术中采用正确的技术（如充分碟形化乳突腔及耳甲腔成形）建立术后光滑的术腔对于预防并发症是非常重要的。

　　充分碟形化整个术腔，去除术腔边缘的悬骨不仅可增加视野，还可促进周边的软组织充填骨质缺损。这可以明显减小术腔而不需要填充额外的材料。在 CWD 手术中，都要进行耳甲腔成形，该技术可以减少外耳道壁不平，同时通过扩大耳道口，形成一个小而浅的术腔。充分的耳甲腔成形是保证 CWD 鼓室成形术成功的先决条件。如果所有步骤都操作恰当，术后将呈现一个小而浅的圆形术腔，上皮化良好，术腔干燥。

　　相反，操作不当时，术腔可表现为潮湿，不规则，难以暴露边界，术腔内肉芽组织形成，痂皮覆盖。导致失败的术腔常见的技术错误包括外耳道过窄和骨质磨除不够，例如：面神经嵴过高、术腔周边悬骨及乳突尖过大。所有这些因素都可以影响术腔耵聍及残留上皮的自洁，从而导致炎症反应，而且胆脂瘤残留和复发的概率更高。

那些胆脂瘤复发的病例要么存在咽鼓管功能障碍，要么存在其他难以处理的棘手问题。在行修正手术时，保留外耳道后壁很可能会导致再次手术，从而增加患者及其家人额外的经济负担。因此，一旦胆脂瘤复发，笔者会毫不犹豫地改行CWD 手术，不保留外耳道后壁。

技术要点

95% 的患者会采用局部麻醉（2% 利多卡因和1 : 100 000 肾上腺素混合）。当患者为儿童或患者有焦虑时，则采用全麻手术。通常采用耳后切口，取颞肌筋膜作为移植材料。

充分磨薄天盖的骨质直到透过骨质能看到硬脑膜，如果病变累及脑膜，则需要小心移除病变。如果怀疑脑膜上有病变残留，则按照 Sanna 等（1993a）介绍的方法用双极电凝反复烧灼脑膜表面。磨除乙状窦后方的乳突气房，充分暴露窦脑膜角。

通常要充分开放上鼓室。磨除外耳道后壁，同时磨除迷路周围及乳突尖的气房。当乳突高度气化时，需要切除乳突尖以缩小术腔。从茎乳孔水平开始，然后向后沿着与二腹肌嵴平行的方向进行旋转式钻磨，直到将乳突尖磨除。在茎乳孔外侧形成骨折线以防止在后续的操作中牵拉面神经。用骨钳将残余的骨壳扭转向外拉，用电刀将肌肉从乳突尖上分离。切除乳突尖不仅可以缩小乳突腔，还可以防止"陷阱"效应，其可导致术后上皮脱落物的集聚。

术中需要鉴别面神经和病变。定位面神经的两个恒定的标记是二腹肌嵴和匙突。首先识别二腹肌嵴，紧接着是茎乳孔。

听骨链常常破坏或消失。

沿着前上鼓室，磨除匙突上方的骨质。磨除颧弓的气房，从而去除上鼓室及管上隐窝的所有气房。向内翻起外耳道前壁及下壁的皮肤，并用铝箔片保护。扩大外耳道前壁，需要注意避免损伤颞颌关节囊。检查鼓膜的情况，通常前下可见残余鼓膜。

磨除外耳道后壁突起的骨质，削低面神经嵴直到低于外耳道或到面神经水平，清除面隐窝、鼓室窦及下鼓室内的病变。最后得到一个边缘光滑、圆的碟形术腔。术腔呈现白色骨面，意味着磨除了所有的气房。有时候也应用耳后蒂在前下的软组织瓣封闭气房。

建立一个没问题的术腔最重要的步骤包括建立宽敞的外耳道以获得合适的通气面积–容积比、术腔上皮化良好、术后良好的术野。在鼻镜辅助下，经耳道由前向后做耳甲切口，进一步分离耳甲皮肤暴露耳甲软骨，呈三角形切除切口两侧的耳甲软骨，然后缝合皮肤及皮下组织，使之覆盖于乳突腔后上和后下区域。同时，避免耳甲软骨暴露以防止术后耳廓软骨膜炎。

在需要行二期手术的患者，中耳腔需要放置中等厚度的硅胶片，硅胶片放置于鼓岬，前方延伸到达咽鼓管鼓口。

术腔放置吸收性明胶海绵，接着将颞肌筋膜置于吸收性明胶海绵表面，鼓环内侧，覆盖面神经嵴、上鼓室和乳突腔，然后将残余鼓膜及外耳道皮瓣覆盖其上，吸收性明胶海绵填塞外耳道及乳突腔，逐层缝合耳后切口，加压包扎。

该技术要点见图 8.87~ 图 8.104。

图 8.87 已行开放式鼓室成形术，可见胆脂瘤后界累及鼓窦。分离外耳道鼓膜瓣并用锡箔纸片保护，并行外耳道成形

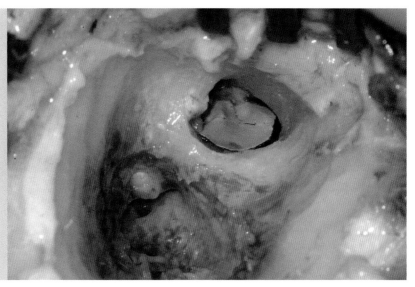

图 8.88 已完成外耳道成形，磨薄听骨外侧的骨桥，刮除盾板，暴露上鼓室内的胆脂瘤

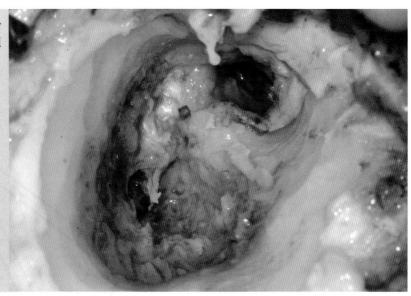

图 8.89 分块去除胆脂瘤上皮对于清楚暴露胆脂瘤基质周边的结构和增加操作空间非常重要

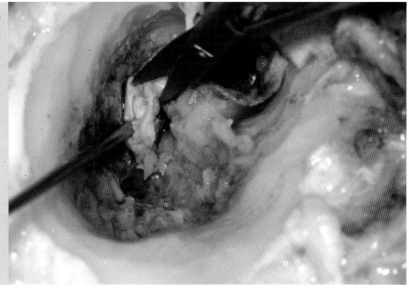

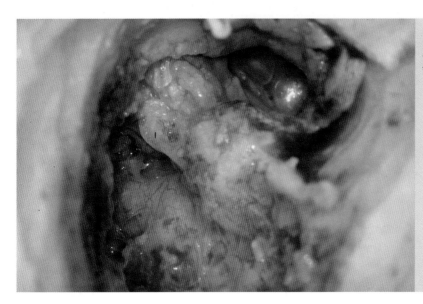

图 8.90 进一步削低面神经嵴直到低于鼓膜水平以获得圆形术腔，在钻磨的过程中需要应用铝箔片保护外耳道鼓膜瓣

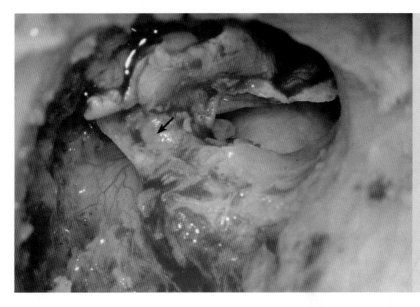

图 8.91 掀起纤维鼓环确定鼓室内没有胆脂瘤病变，砧骨长突已显露（箭头处）

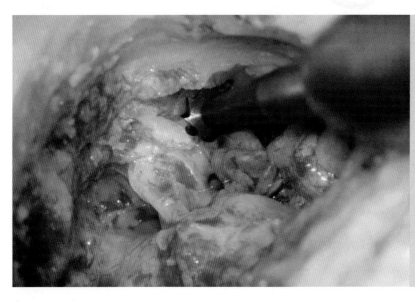

图 8.92 用切割钻磨除外耳道前壁的悬骨以暴露前方的胆脂瘤病变。钻头应该由临近听骨链向远离听骨链的方向或平行于听骨链的方向进行钻磨，以避免损伤听骨链

图 8.93 用切割钻磨除外耳道前壁的悬骨以暴露前方的胆脂瘤病变。钻头应由临近听骨链向远离听骨链的方向或平行于听骨链的方向进行钻磨，以避免损伤听骨链

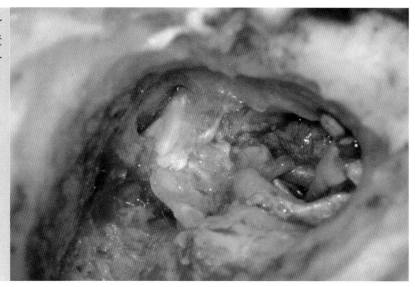

图 8.94 分块去除胆脂瘤后，可见胆脂瘤基质累及锤骨前方，术中需要去除锤骨及砧骨以利于胆脂瘤病变清除

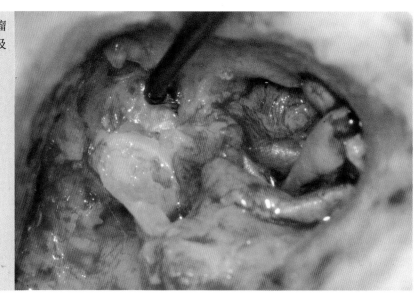

图 8.95 脱位砧镫关节，取出砧骨，可见砧骨体外侧侵蚀（箭头处）

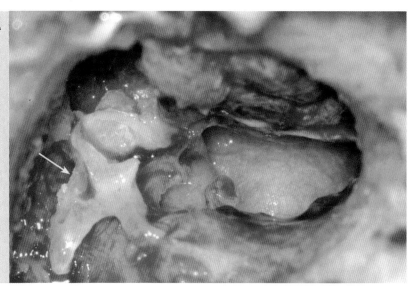

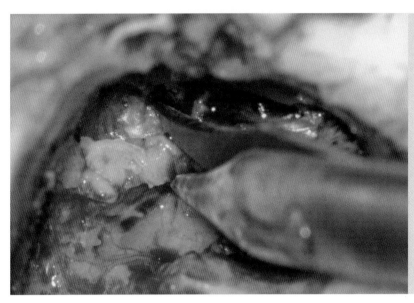

图 8.96　去除锤骨头，开放管上隐窝

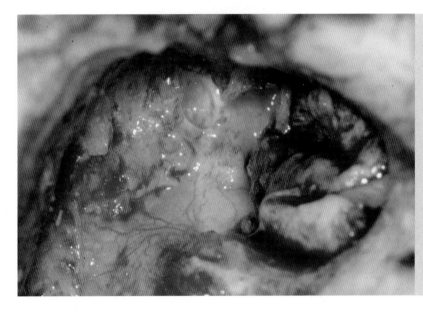

图 8.97　已将胆脂瘤从中耳腔完全清除，切断鼓膜张肌腱并将鼓膜翻向其下方，充分暴露管上隐窝

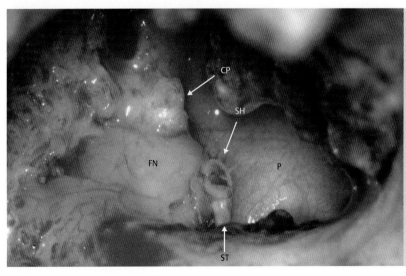

图 8.98　暴露镫骨周围结构。注意面神经水平段部分疝出，紧贴镫骨。CP：匙突；FN：面神经；P：鼓岬；SH：镫骨头；ST：镫骨肌腱

图 8.99　吸收性明胶海绵填塞术腔

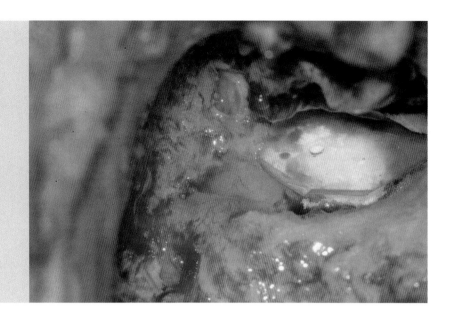

图 8.100　术中放置硅胶片防止术后鼓膜与鼓室内侧壁粘连

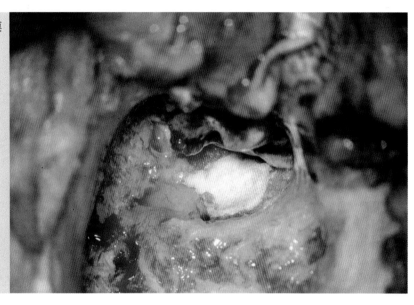

图 8.101　将颞肌筋膜铺于鼓膜内侧

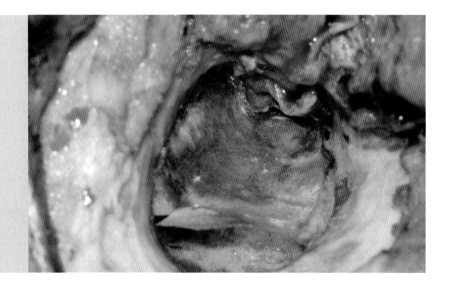

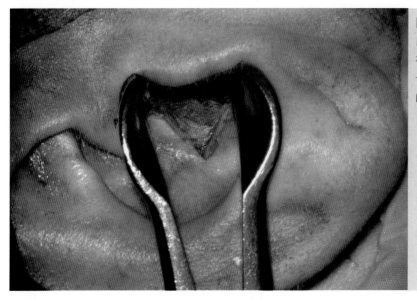

图 8.102　耳甲腔成形　用纱条填塞术腔以防止血液流入中耳腔。用 Beaver 刀沿平行于外耳道耳轮脚到对耳轮连线做一切口，切开皮肤及耳甲软骨。可见切口深部放置的纱条，以防止血液进入中耳腔

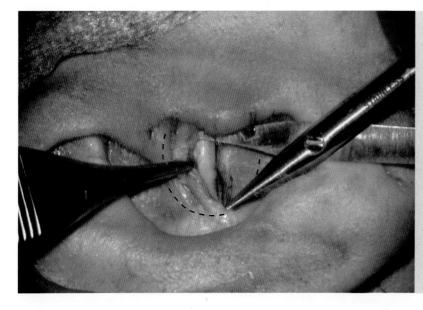

图 8.103　用剪刀将耳甲软骨与皮下组织分离充分暴露。由于软骨易碎，在操作时宜牵拉皮肤，沿虚线范围切除软骨

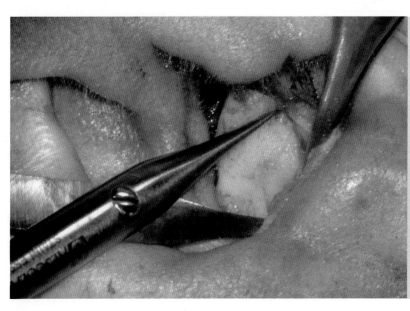

图 8.104　分别从上缘和下缘切除足够大的软骨，并将皮瓣向上、向下缝合至适当的位置，充分扩大耳甲腔，包埋耳甲软骨，充分的缝合可使耳甲腔维持其形态

8.6.3　改良 Bondy 手术

适应证

> 上鼓室胆脂瘤,听力正常或为优势听力耳,鼓膜紧张部、听骨链完整,鼓室内清洁。
>
> 听力优势耳或唯一听力耳的上鼓室胆脂瘤,伴轻微听骨链损伤
>
> 部分炎症所致双侧外耳道狭窄病例

在改良 Bondy 术中要磨除外耳道后壁,但要避免触碰听骨链,保留正常的听小骨之间的关节连接。

应用该技术的先决条件是听骨链及鼓膜紧张部完整,胆脂瘤位于听骨链外侧,常为上鼓室胆脂瘤。硬化型乳突是首选。该手术的最大优势:首先,通过保留听小骨之间的关节连接,可以保留患者术前的听力;其次,较完壁式鼓室成形具有更低的病变复发率和残留率;最后,该手术可一期解决病变清除及听力保留的问题,不需要行二期手术。

该手术的最大风险是高频下降的感音神经性耳聋,原因是钻磨过程中的噪声损伤,特别是在听骨链周围钻磨时易引起听力下降,因为整个手术过程中听骨链是完整的。因此,听骨链钻磨时应准确细致。只要病例选择得当,该技术较开放式鼓室成形术相比没有其他的不足。

技术要点

按照之前介绍的两种技术行乳突切除术。充分削低面神经嵴,使之低于鼓环,这一步骤非常重要。在削低面神经嵴的过程中,钻磨的方向应平行于面神经走行方向。对于乳突高度气化的病例,应按前面描述的方法切除乳突尖,用软骨或骨粉封闭乳突气房。

如果需要行外耳道成形术,则在外耳道前壁做一切口,并向内翻起外耳道皮瓣,扩大外耳道

下壁以形成圆形术腔。钻磨时,应使用铝箔纸片保护外耳道鼓膜瓣。用刮匙刮除面神经嵴的骨质,需注意避免损伤听骨链。也可使用磨钻,但因听骨链是完整的,使用磨钻可能会导致更大的风险。前拱柱和后拱柱以同样的方法去除。充分开放前上鼓室,进一步削低面神经嵴。去除上鼓室及乳突腔内的胆脂瘤,翻起后上方鼓环,探查鼓室确定无胆脂瘤残留;小心清除听骨链周围的病变组织,包括瘢痕及肉芽组织;对于局限于砧骨体及锤骨头内侧的少许胆脂瘤基质要更加仔细地清除。

行耳甲腔成形以获得术后进入乳突腔足够大的通道,取耳甲软骨用于后续重建步骤。

将一块修整合适的软骨片置于上鼓室,位于砧骨及锤骨头内侧,这可以防止修补后的鼓膜内陷到听骨链内侧。在该区域要避免应用骨粉以防止听骨链固定。咽鼓管口及鼓室内填塞吸收性明胶海绵。

在颞肌筋膜上做一纵向切口将筋膜分为上下两个舌瓣,其中上方的瓣置于砧骨体及锤骨头内侧,并在鼓膜内侧沿前上象限向前方延伸,而下方的瓣置于砧骨长突的外侧,锤骨柄的内侧,将筋膜置于鼓膜内侧。在一些病例,需在砧骨长突外侧放置一薄的软骨片以防止术后上鼓膜内陷。

将后方的筋膜尽可能覆盖裸露的骨质,也可用另外一块筋膜覆盖裸露的骨质及缩腔的组织,将外耳道鼓膜瓣复位并覆盖于筋膜之上。

如果胆脂瘤侵犯听骨链,且病变不易清除,则需要取出砧骨,同时去除或不去除锤骨头,手术方式改成开放式鼓室成形术,可考虑行同期重建听骨链。

手术要点见图 8.105~图 8.112,表 8.1,表 8.2。

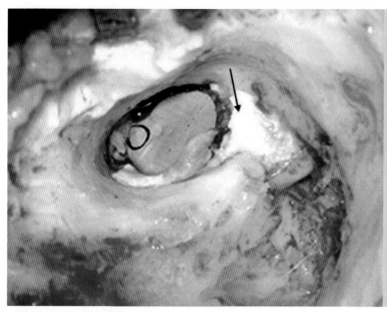

图 8.105 左耳，上鼓室胆脂瘤，听力正常，听骨链完整。之前的手术步骤同 CWD 手术，可见胆脂瘤位于砧骨外侧（箭头）

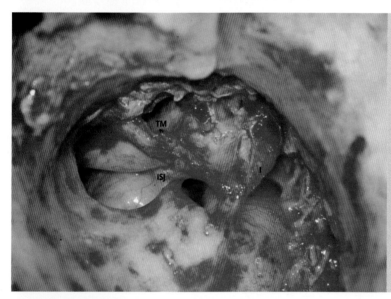

图 8.106 去除胆脂瘤后，可见完整的听骨链。I：砧骨；ISJ：砧镫关节；TM：鼓膜

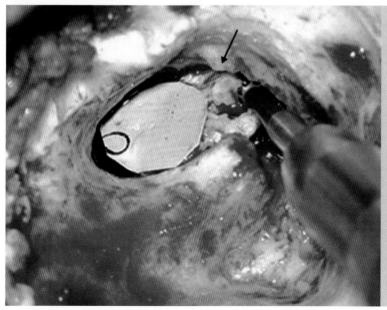

图 8.107 用切割钻磨除颅中窝脑板（箭头处）突向上鼓室的悬骨暴露上鼓室，注意避免触碰听骨链，因为在 Bondy 术中听骨链是完整的

图 8.108　进一步清除听骨链周围的病变，检查术腔避免病变残留

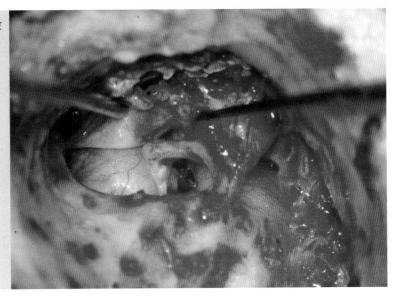

图 8.109　将一块软骨置于上鼓室，使之位于砧骨体及锤骨头内侧以防止术后鼓膜内陷

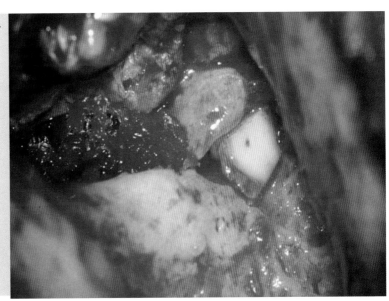

图 8.110　将另一块软骨放置于上鼓室内

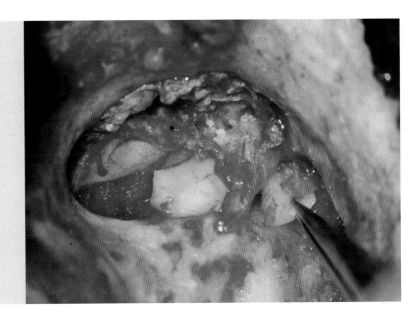

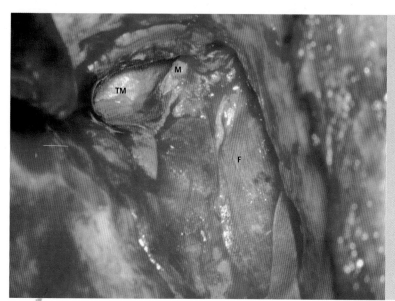

图 8.111　应用颞肌筋膜覆盖于软骨及听骨链表面修复术腔。F：筋膜；M：锤骨；TM：鼓膜

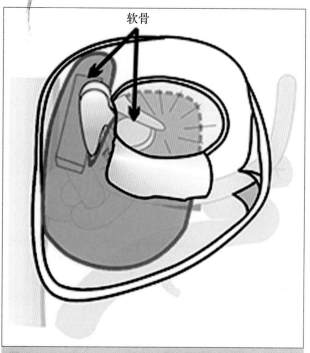

图 8.112　改良 Bondy 鼓室成形术重建示意图

表 8.1　303 例上鼓室胆脂瘤患者行改良 Bondy 鼓室成形术后的听力结果（Gruppo Otologico 耳科中心，1983—2014）

听力结果	术前	术后	
		术后第 1 年	术后第 5 年
平均气导听阈 /dB	30 ± 11.8（10~66）	30.8 ± 12.25（10~80）	30.8 ± 12.3（10~80）
平均骨导听阈 /dB	16.3 ± 7.5（0~45）	16.6 ± 7.5（5~51）	16.7 ± 7.6（5~51）
平均气骨导差 /dB	13.6 ± 7（0~25）	14.1 ± 7.2（0~48）	14 ± 7.5（0~48）

注：所有患者术后随访至少 5 年。记录术前及术后 500，1000，2000 和 4000Hz 的纯音听阈，计算平均气导听阈（AC），骨导听阈（BA），同时用气导听阈减去骨导听阈计算气骨导差（ABG）

表 8.2　改良 Bondy 术的后遗症（303 例患者，随访 5 年，1983—2014）

术后后遗症	病例数所占比例（%）
复发	
· 胆脂瘤残留（位于重建鼓膜的外侧）	8.1
· 胆脂瘤残留（位于重建鼓膜的内侧）	0
· 胆脂瘤复发	0
鼓室积液	5
内陷囊袋形成	3.1
流脓	1.5
鼓膜穿孔	1.5
外耳道狭窄	1.2

9

中耳先天性胆脂瘤

赵 宇 严晓虹 译

9 中耳先天性胆脂瘤

摘 要

先天性胆脂瘤定义为在完整的鼓膜后形成的一种表皮样囊肿，且患者无耳漏、外伤或耳科手术史。因此，耳镜检查的特征性表现是鼓膜后象限或前象限形成的白色膨起团块，该病的治疗方法是行外科手术（鼓室成形术）。

关键词

先天性胆脂瘤　Michaels 结构　鼓室成形术

先天性胆脂瘤定义为在完整的鼓膜后形成的一种表皮样囊肿，且患者无耳漏、外伤或耳科手术史。Michaels 研究了胎儿的颞骨，发现在妊娠第 10~33 周有表皮样结构形成。表皮样结构本应完全退化。Michaels 推测残留的表皮样结构可作为原基持续存在并导致先天性胆脂瘤的形成。事实上，先天性胆脂瘤最典型的部位，也就是鼓室的前上部，符合胎儿 Michaels 结构的位置，这也支持了上述理论。然而，和少量文献报道的相反（Cohen，1987；Derlacki，Clemis，1965；Friedberg，1994；Levenson

et al，1989），在笔者的病例中最常出现先天性胆脂瘤的部位是中鼓室后部（见表 9.1）。鉴于现有的理论无法真正解释中鼓室后部的先天性胆脂瘤的起源，一个强有力的推测是这些病变可能代表与鼓室前部的胆脂瘤不同的类型，并且可能起源于颞骨发育过程中局限于中鼓室后部的残留上皮细胞。在无症状的患者和由于听骨链受到侵蚀而主诉听力损失的患者，以及因胆脂瘤团块堵塞咽鼓管口而表现为反复发作的分泌性中耳炎的患者中，很少能做出先天性胆脂瘤的诊断。在分析这些病变的时候，应抱有高度警觉并进行彻底的检查。见图 9.1~图 9.24。

先天性胆脂瘤能缓慢且隐蔽地增长并侵犯乳突腔，也可导致鼓膜穿孔，特别是在没有症状的患者中。而在该类患者中后天性和先天性胆脂瘤的鉴别则更为困难。因中耳先天性胆脂瘤进展为岩骨胆脂瘤而突发面瘫或感音神经性听力损失则更为罕见（见第 10 章）。

表 9.1　本中心对中耳先天性胆脂瘤的分型及发生率

分型	位置	所占百分比
A 型	中鼓室	52.27%
A1 型	锤骨前	5.55%
A2 型	锤骨后	46.72%
B 型	上鼓室	6.83%
A/B 型	混合型	40.90%

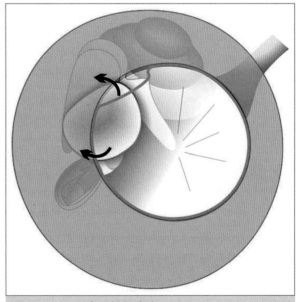

图 9.1　A1 型先天性胆脂瘤

图 9.2　A2 型先天性胆脂瘤

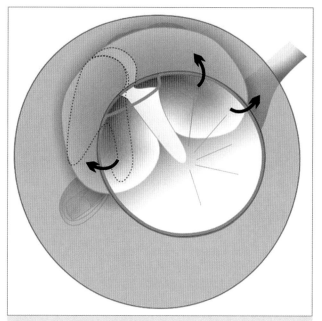

图 9.3　B 型先天性胆脂瘤

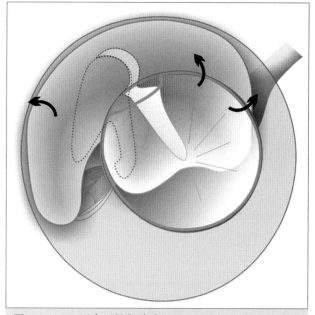

图 9.4　A/B 型先天性胆脂瘤

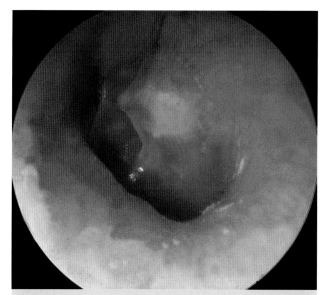

图 9.5　左耳。鼓膜后白色团块样的先天性胆脂瘤致鼓膜后上象限隆起（A2 型）。未见鼓膜穿孔或骨质侵蚀。在此病例中，胆脂瘤侵蚀了砧骨长脚从而导致传导性耳聋

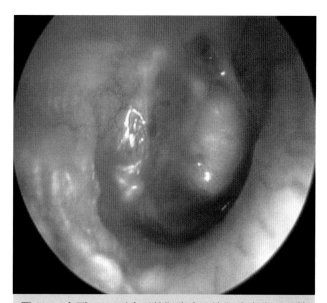

图 9.6　右耳。A1 型先天性胆脂瘤。该胆脂瘤位于咽鼓管部，导致中耳通气不良和鼓膜内陷。听力检查示轻度传导性耳聋

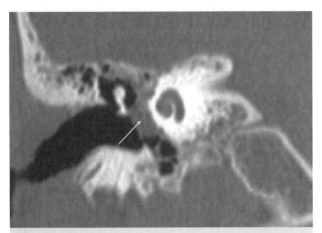

图 9.7 同一病例的冠状位 CT。锤骨内侧的胆脂瘤珠清晰可见（箭头）

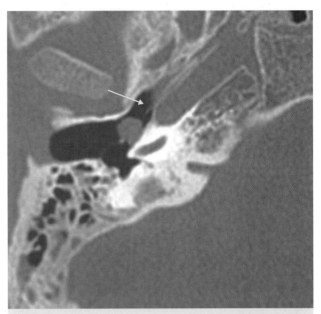

图 9.8 同一病例的轴位 CT。胆脂瘤已接触鼓岬并有堵塞咽鼓管的倾向（箭头）

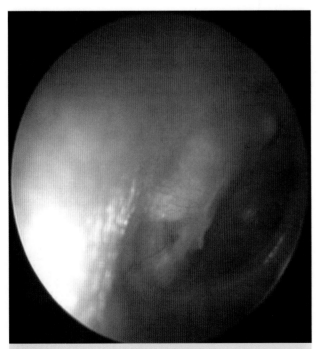

图 9.9 一例患有先天性胆脂瘤伴右耳听力下降 2 个月的 18 岁女性患者。无慢性中耳炎病史。中鼓室白色团块清晰可见。CT 图像显示一胆脂瘤同时累及上鼓室和中鼓室（A/B 型）。听力检查示右耳中度传导性耳聋（图9.10）

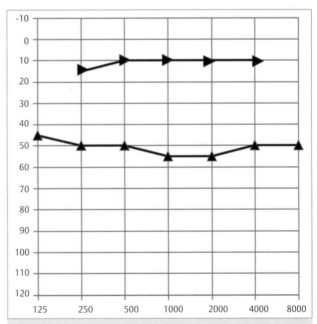

图 9.10 同一病例的听力检查示右耳传导性耳聋

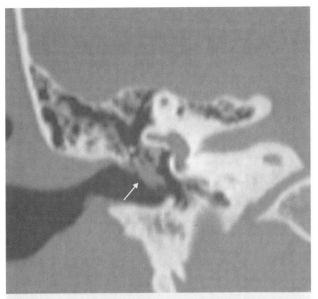

图 9.11 同一病例的冠状位 CT。胆脂瘤团块侵蚀砧骨长脚和镫骨上结构（箭头）

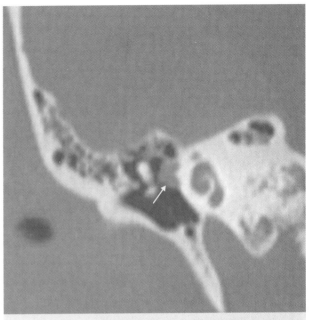

图 9.12 同一病例的冠状位 CT。胆脂瘤团块扩展进入锤骨内侧的上鼓室前部（箭头）

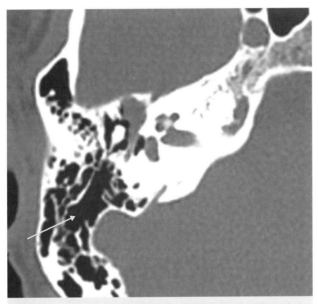

图 9.13 同一病例的轴位 CT。胆脂瘤累及上鼓室并略微侵入中鼓室。乳突未受侵蚀（箭头）

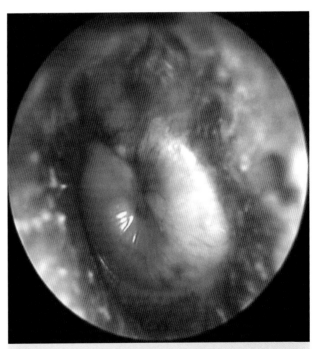

图 9.14 一例 40 岁女性患者，患缓慢进展的先天性胆脂瘤（A/B 型），无中耳炎病史。该患者因逐渐加重的左耳听力下降至我院求诊，且之前无其他医院耳鼻喉科就诊经历。CT 显示乳突大部和砧镫关节受侵。听力检查示重度传导性耳聋。行分期开放式鼓室成形术

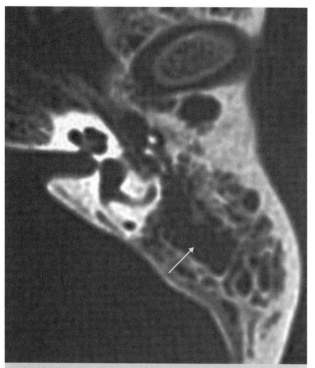

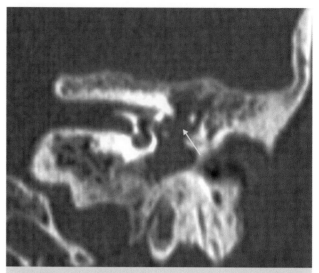

图9.16　同一病例的冠状位 CT。胆脂瘤侵蚀砧镫关节（箭头）并导致听力下降

图9.15　同一病例的轴位 CT。胆脂瘤同时侵蚀中耳腔和乳突气房（箭头）

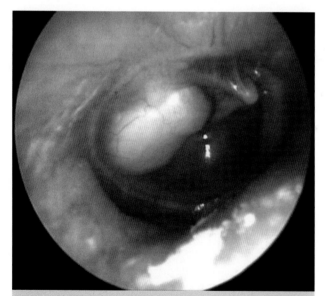

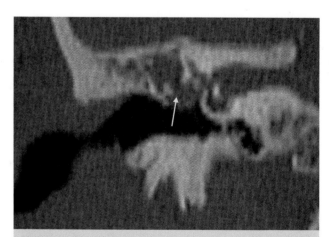

图9.18　同一病例的冠状位 CT。胆脂瘤（箭头）同时侵蚀上鼓室后部和中鼓室。下鼓室似未受侵蚀

图9.17　一例 36 岁男性患者，缓慢进展的先天性胆脂瘤（A2 型），无中耳炎病史。该患者主诉为耳胀和耳聋。CT 显示中鼓室胆脂瘤并侵蚀了上鼓室后部和乳突（图9.18，图9.19）。听力检查显示轻度传导性耳聋（10~15dB 气骨导差）。计划行分期完壁式鼓室成形术

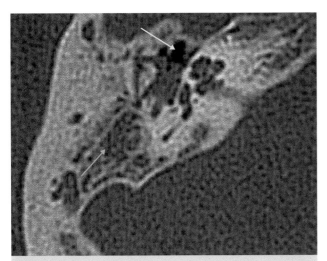

图 9.19　同一病例的轴位 CT。上鼓室前部无病变（黄箭头），乳突（气化不良）似受胆脂瘤侵蚀（绿箭头）

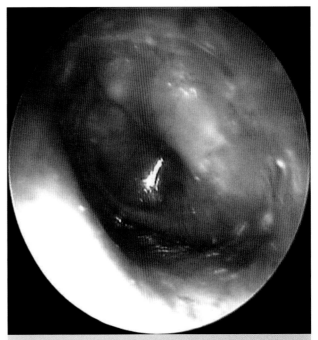

图 9.20　一例 7 岁男童患有先天性胆脂瘤伴左耳听力下降。耳镜检查示典型的鼓膜后白色团块。CT（图 9.21，图 9.22）证实存在中鼓室锤骨后胆脂瘤（A2 型）。分期行完壁式鼓室成形术

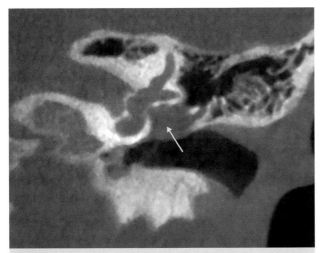

图 9.21　同一病例的锥束 CT 扫描，冠状位。胆脂瘤位于中鼓室，侵蚀砧蹬关节（箭头）

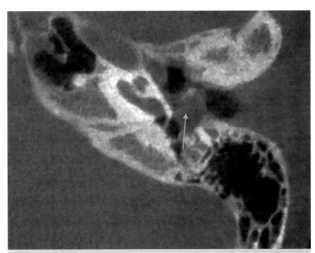

图 9.22　同一病例的锥束 CT 扫描，轴位。可见胆脂瘤团块在中鼓室内并包裹砧镫关节

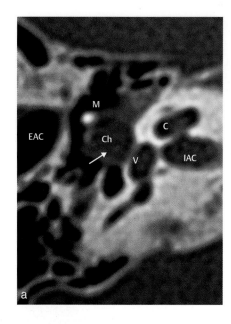

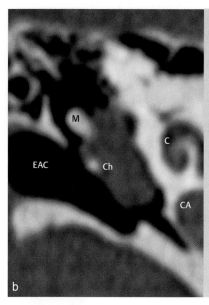

图9.23 （a，b）该病例与图9.20相似。11岁儿童的先天性胆脂瘤。耳镜检查透过鼓膜见鼓室内有白色团块。CT显示胆脂瘤（箭头）大部分位于鼓室内，小部分长入鼓室上隐窝。砧骨已被侵蚀，听骨链的连续性受损。C：耳蜗；CA：颈动脉；Ch：胆脂瘤；EAC：外耳道；IAC：内听道；M：锤骨；V：前庭

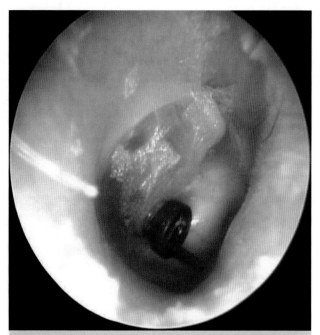

图9.24 右耳。一例12岁的男性患儿在外院接受鼓膜置管后出现轻度传导性耳聋并转至我院。耳镜检查示咽鼓管部存在一明显的先天性胆脂瘤（A1型）。计划手术切除胆脂瘤

小 结

中耳的先天性胆脂瘤是婴幼儿时期少见的疾病。它位于完整鼓膜后，锤骨柄的前方或后方。

位于鼓室前上方的胆脂瘤可经扩大的鼓室切开术切除且保留鼓膜和听骨链的完整性，而位于鼓室后方的胆脂瘤须分期行闭合式鼓室成形术。第二期手术的目的是检查是否有胆脂瘤残留。该类胆脂瘤常有侵蚀听骨链的情况，第二期手术时可对听骨链进行重建。

10

岩骨胆脂瘤

赵 宇 严晓虹 译

手术治疗

10 岩骨胆脂瘤

摘 要

岩骨胆脂瘤（petrous bone cholesteatomas，PBCs）是一种起源于颞骨岩部的缓慢膨胀性生长的表皮样病变。该病因侵犯面神经和迷路，可以面瘫、眩晕和耳聋为首发症状。耳内镜检查结果可无异常或只查见鼓膜松弛部穿孔，或查见开放的乳突腔有脓性分泌物。放射学检查（计算机断层图像和磁共振成像图像）是评估病变范围和决定手术治疗的基础。Sanna 提出的分型方法基于胆脂瘤和迷路的关系将 PBCs 分为五型（迷路上型、迷路下型、迷路下-岩尖型、广泛型、岩尖型）。该影像学分类实现了病例报告的标准化并使外科治疗方案的制定更清晰明了，因为手术方案必须能够保证面神经、硬脑膜、颈内动脉、乙状窦和颈静脉球的安全。

关键词

岩骨胆脂瘤 面神经 Sanna 分型 经耳囊径路 经耳蜗径路

岩骨胆脂瘤是一种起源于颞骨岩部的缓慢膨胀性生长的表皮样病变，占所有岩锥病变的 4%~9%。它可以是先天性、获得性或医源性的。先天性 PBCs 的形成大多数可用胎儿时期岩骨表皮样物的持续存在或中耳表皮样物长入岩骨来合理解释。该病因侵犯面神经和迷路，可以面瘫、眩晕和耳聋为首发症状。获得性胆脂瘤是鼓膜穿孔后鳞状上皮迁移至岩骨形成的，而医源性胆脂瘤则是来自耳外科手术造成的胆脂瘤的种植。这些病变常伴发恶臭耳溢液、进行性面瘫、眩晕和各种类型的耳聋（传导性、感音神经性、混合性）。耳镜检查结果可无异常或只查见鼓膜松弛部穿孔，或查见开放的乳突腔有脓性分泌物。CT 和 MRI 是评估病变范围和决定手术治疗的基础。

岩骨胆脂瘤是一种罕见疾病，它生长缓慢而隐秘，与颅底的解剖关系较为复杂且靠近重要的神经血管结构（面神经、颈内动脉、乙状窦、颈静脉球、后组脑神经、硬脑膜），除此之外，岩骨胆脂瘤还有复发倾向。因此，PBCs 的诊断和治疗都很有挑战性。PBCs 已被证实有局部侵袭性，它可侵犯岩骨和周围结构，例如：斜坡、鼻咽部、蝶窦和颞下窝，甚至可侵入硬脑膜内。此外，由于岩骨胆脂瘤邻近迷路和面神经，因而可危及听力和面神经功能。在大量重要文献报道中，面瘫的高发病率（34.6%~100%）也证实了这一点。

外科手术依然是 PBCs 的主要治疗手段。对术式的选择已经从根治性岩部乳突切除术岩部空腔化发展到了切除术后岩部封闭填塞技术。如今，神经放射学和显微侧颅底外科技术的发展使我们能够安全地全部切除这些病灶，同时最大限度减少复发率和围手术期并发症发生率。手术治疗 PBCs 的首要目标是保证病灶的完全切除，并控制和保护周围重要的神经血管结构。经耳囊和经耳蜗入路，以及与其他各种颅底入路联合，帮助实现了上述两个目标，因此被认为是 PBCs 手术治疗方式的主流。

Sanna 提出的分型方法基于胆脂瘤和迷路的关系将 PBCs 分为五型，该影像学分型实现了病例报告的标准化并使外科治疗方案的制订更清晰明了。

具体见表 10.1，表 10.2；见图 10.1~ 图 10.44。

表 10.1　最新的岩骨胆脂瘤 Sanna 分型

岩骨胆脂瘤 Sanna 最新分型（2016）		
分型	胆脂瘤位置	解剖关系、病灶范围和特征
Ⅰ 型：迷路上型 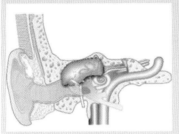	集中于面神经膝部和上鼓室前部 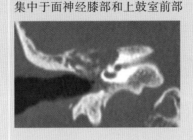	上方：鼓室盖或硬脑膜 下方：半规管和耳蜗顶旋 内侧：从耳囊向岩尖有限扩展 外侧：鼓窦、上鼓室并深入中耳 前方：岩骨段颈内动脉水平段 后方：骨迷路后部 特征：常致半规管瘘以及侵蚀鼓室盖和面神经
Ⅱ 型：迷路下型 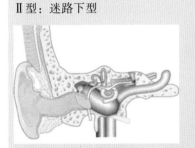	集中于耳蜗下、迷路下和下鼓室气房 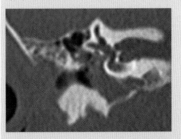	上方：耳蜗底旋、前庭 下方：颈静脉球、后组脑神经、枕髁 内侧：从耳囊向岩尖有限扩展 外侧：下鼓室并深入中耳和面后气房 前方：岩骨段颈内动脉的垂直部和水平部 后方：后半规管、内听道 特征：可致半规管瘘、可侵蚀耳蜗、颈静脉球、颈动脉管和后组脑神经
Ⅲ 型：迷路下 - 岩尖型 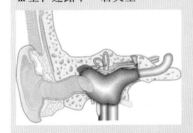	累及迷路下气房并向内侧延伸至岩尖 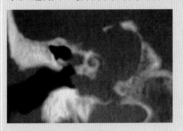	上方：耳蜗底旋、前庭 下方：颈静脉球、后组脑神经、枕髁 内侧：延伸到岩尖、下斜坡，沿蝶骨大翼延伸至棘孔、卵圆孔；可向上延伸至蝶窦 外侧：下鼓室并深入中耳和面后气房 前方：岩骨段颈内动脉的垂直部和水平部 后方：内听道、颅后窝脑膜（后外侧） 特征：半规管瘘，可侵蚀耳蜗、颈静脉球、后组脑神经，广泛破坏颈动脉管，累及内听道
Ⅳ 型：广泛型 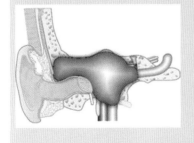	集中于耳囊 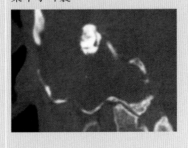	上方：颅中窝硬脑膜，可侵入硬膜内 下方：下鼓室气房、迷路下气房、颈静脉球和后组脑神经 内侧：延伸至岩尖，可沿蝶骨大翼长入棘孔和卵圆孔；可向上延伸至蝶窦 外侧：中耳、鼓窦、面后气房 前方：岩骨段颈内动脉的垂直部和水平部 后方：内听道、颅后窝硬脑膜，可长入硬脑膜内 特征：可致耳囊不同程度的损害，可侵蚀面神经

续表 10.1

岩骨胆脂瘤 Sanna 最新分型（2016）		
分型	胆脂瘤位置	解剖关系、病灶范围和特征
V 型：岩尖型 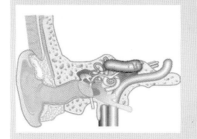	集中于岩尖 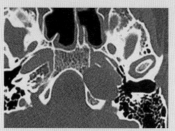	上方：颅中窝硬脑膜、Meckel 腔，可长入硬脑膜内 下方：下鼓室气房、迷路下气房、颈静脉球、后组脑神经和颞下窝 内侧：延伸至蝶骨 – 岩骨 – 斜坡交界处和中斜坡，沿蝶骨大翼延伸至棘孔、卵圆孔；可向上延伸至蝶窦 外侧：耳囊 前方：岩骨段颈内动脉的水平部和破裂孔 后方：内听道、颅后窝硬脑膜，可长入硬脑膜内 特征：可侵蚀耳囊内侧、颈内动脉岩内段水平部、斜坡，可长入颅中窝和颅后窝的硬脑膜内，也可扩展至蝶骨、鼻咽部和颞下窝

表 10.2 最新的岩骨胆脂瘤 Sanna 亚型

岩骨胆脂瘤 Sanna 最新亚型（2016）	
亚型	解剖关系和特征
斜坡型（C） 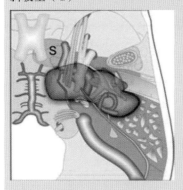	广泛型、迷路下 – 岩尖型和岩尖型 PBC 可延伸至上斜坡和中斜坡，而只有迷路下 – 岩尖型 PBC 可延伸至下斜坡 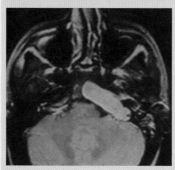
蝶窦型（S） 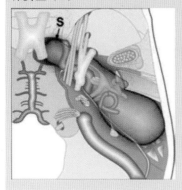	广泛型、迷路下 – 岩尖型和岩尖型 PBC 常可向前内侧方向延伸至蝶窦，但这种情况很罕见 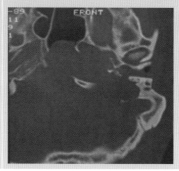

续表 10.2

岩骨胆脂瘤 Sanna 最新亚型（2016）	
亚型	**解剖关系和特征**
鼻咽型（N） 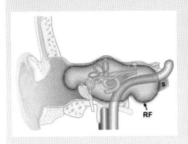	该型 PBC 最罕见；它是迷路下 – 岩尖型或广泛型 PBC 的延续，可沿蝶窦底部穿过斜坡长入鼻咽部 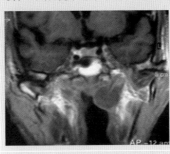
硬脑膜内型（I） 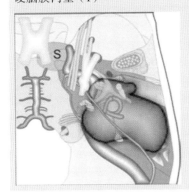	广泛型、迷路下 – 岩尖型和岩尖型 PBC 都可侵入硬脑膜内，该型胆脂瘤常长入颅后窝、很少侵入颅中窝 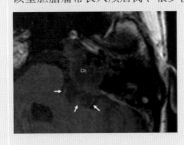

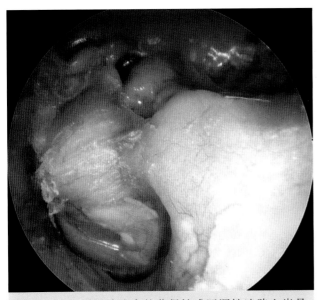

图 10.1　左耳根治腔内的获得性或医源性迷路上岩骨胆脂瘤。在面神经水平段平面可见鼓膜后一白色团块。患者表现为渐进性面神经麻痹和完全听力丧失。正确的诊断不仅取决于耳镜检查，还取决于症状学（面瘫，全聋）和高分辨率 CT 扫描

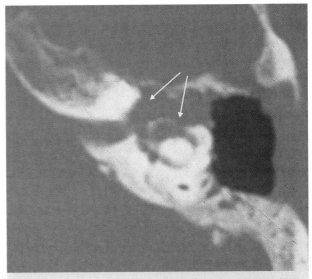

图 10.2　图 10.1 所示病例的轴位 CT。外半规管和前庭受侵（箭头）清晰可见。胆脂瘤向前侵蚀了耳蜗，同时向内侧达到内听道底。后半规管未受侵

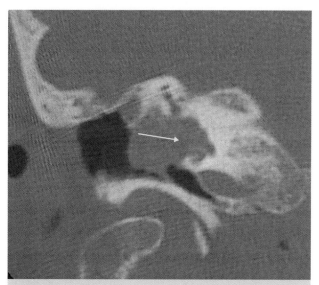

图 10.3　图 10.1 所示病例的冠状位 CT。胆脂瘤向内侧侵蚀情况如图（箭头）

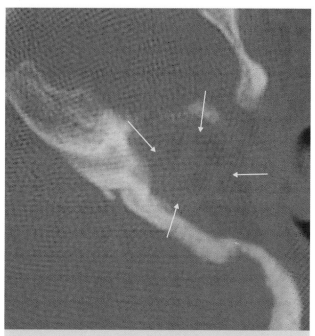

图 10.4　术后 CT 扫描。经耳蜗入路手术并取腹部脂肪填塞术腔（箭头）

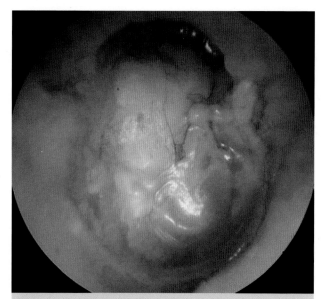

图 10.5　右耳获得性迷路上岩骨胆脂瘤。可见开放式鼓室成形术后乳突腔内的白色团块。团块占据了整个上鼓室并在鼓膜后向内延伸。患者表现出同侧面瘫和传导性耳聋

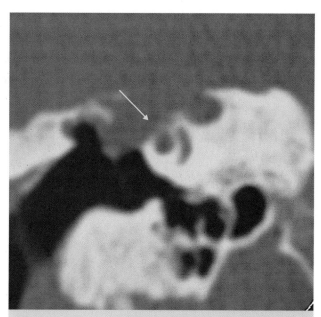

图 10.6　图 10.5 所示病例的 CT 扫描。胆脂瘤侵蚀了耳蜗（箭头）。经耳蜗入路完全清除了病灶，并取腹部脂肪填塞术腔。外耳道盲囊封闭。面神经膝状神经节平面受侵，取腓肠神经修复

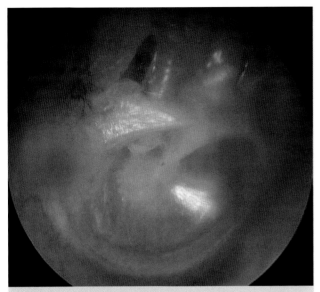

图 10.7　右耳获得性迷路上岩骨胆脂瘤的另一病例。患者表现出右侧面瘫。耳镜检查示右耳上鼓室受侵蚀

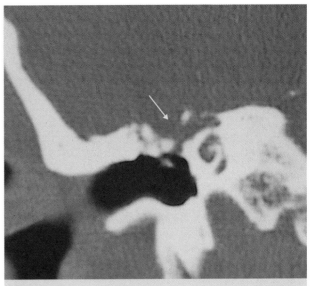

图 10.8　图 10.7 所示病例的冠状位 CT。可见获得性小型迷路上岩骨胆脂瘤的典型位置和侵蚀情况（箭头）

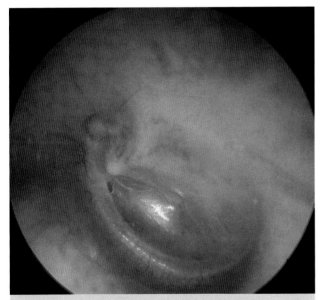

图 10.9　左耳先天性迷路上岩骨胆脂瘤向岩尖方向延伸。耳镜检查无异常。患者诉渐进性面神经瘫 5 年伴传导性耳聋（图 10.10）

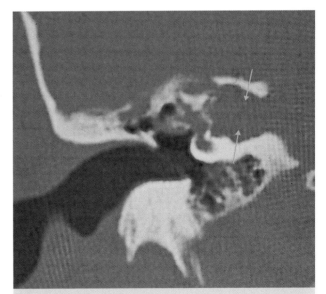

图 10.10　图 10.9 所示病例的 CT 扫描。冠状位图像示胆脂瘤侵入内听道（箭头）

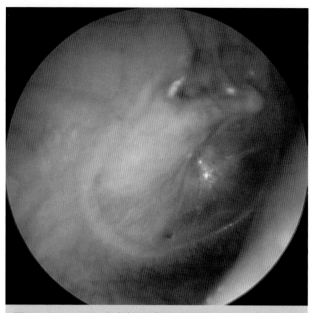

图 10.11 一 30 岁女性患者的右耳先天性迷路下 – 岩尖型岩骨胆脂瘤。在鼓膜的后上象限，可见一鼓膜后白色团块。患者诉儿童时期起的右耳聋，近一年步态不稳。面神经功能正常

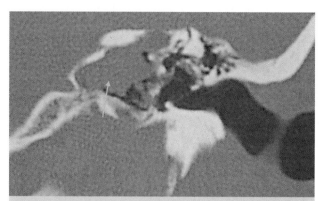

图 10.12 图 10.11 所示病例的 CT 扫描。冠状位图像示迷路下岩尖处受到胆脂瘤侵蚀（箭头）

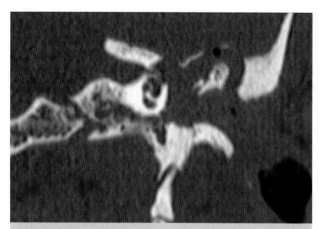

图 10.13 图 10.11 所示病例的 CT 扫描。图示稍前冠状位耳蜗平面切面

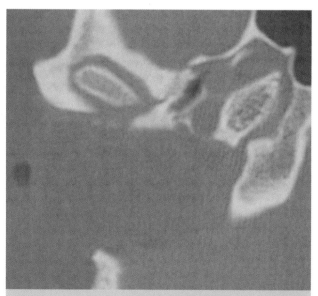

图 10.14 经耳蜗入路术后，CT 扫描可见胆脂瘤完全切除，术腔用腹部脂肪填充

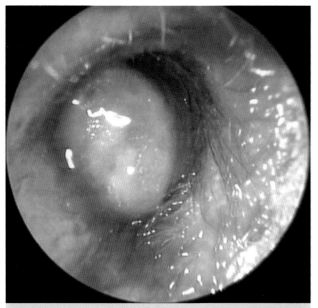

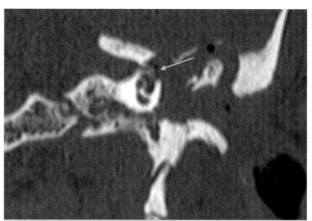

图 10.16 图 10.15 所示病例的冠状位 CT。可见胆脂瘤侵蚀了耳蜗底旋（箭头）

图 10.15 一位曾接受鼓膜成形术的患者的外耳道息肉。患者表现为耳漏和感音神经性耳聋

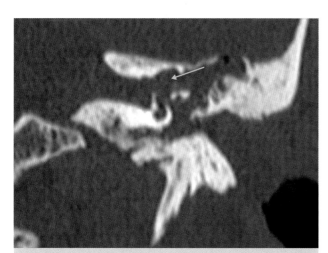

图 10.17 同一病例的冠状位 CT。PBC（广泛型）侵蚀了迷路（箭头）

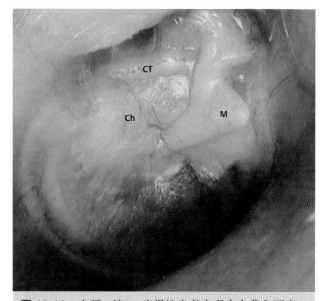

图 10.18 右耳。该 60 岁男性患者表现为全聋和面瘫。耳镜检查示一干燥洁净的上鼓室内陷袋。鼓膜后白色团块是提示胆脂瘤形成的唯一征象。CT 扫描（图 10.19，图 10.20）示迷路上型 PBC 已延伸至岩尖。采用改良经耳蜗 A 型径路手术。Ch：胆脂瘤；CT：鼓索神经；M：锤骨

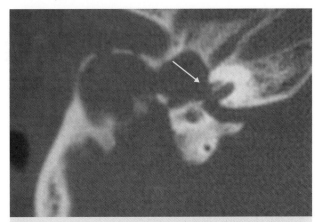

图 10.19　同一病例的轴位 CT。胆脂瘤已侵蚀耳蜗和面神经（箭头）

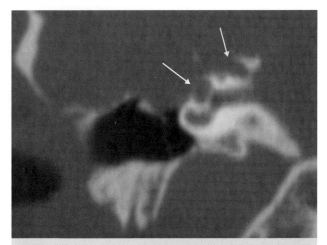

图 10.20　同一病例的冠状位 CT，示耳囊严重受侵（白箭头），且可见胆脂瘤向内侧延伸至迷路并向内听道生长（黄箭头）

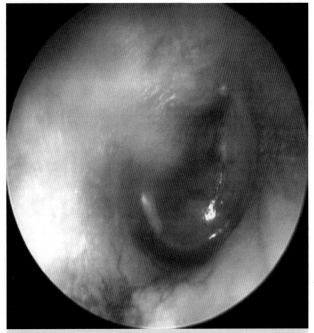

图 10.21　右耳。该 24 岁男性患者于外院因胆脂瘤接受两次鼓室成形术后至我院求诊。患者诉持续性耳漏、重度耳聋（混合性）和眩晕。CT 扫描示迷路上型 PBC 已侵蚀半规管。后行经耳囊入路手术，保留耳蜗。术后面神经功能 I 级（House-Brackmann 分级）

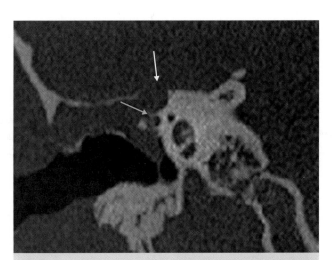

图 10.22　冠状位 CT。胆脂瘤累及迷路上间隔，侵蚀颅中窝硬脑膜板（白箭头）。耳蜗并未受侵，而面神经水平段和病灶非常接近（绿箭头），但面神经功能正常

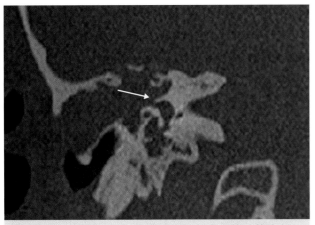

图 10.23　冠状位 CT。胆脂瘤累及外半规管（箭头）

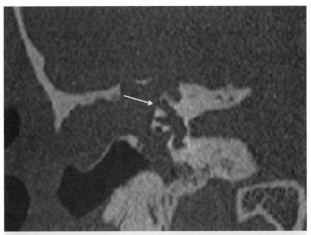

图 10.24　冠状位 CT。胆脂瘤累及前半规管（箭头）

图 10.25　MRI 弥散加权成像（DWI），冠状位。胆脂瘤在该序列表现出典型的高信号（箭头）。DWI 技术可以探查到微小（>2mm）的残留/复发病灶，因此在疾病随访中尤为重要

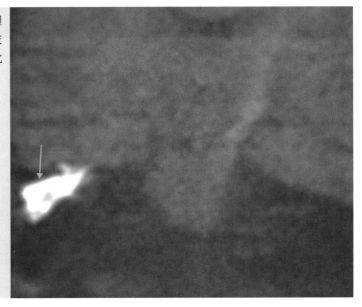

图 10.26　同一病例的术中照片。行外耳道盲囊闭合，切除鼓膜和听骨链，并行乳突切除术。胆脂瘤（Ch）同时累及外半规管（LSC）和前半规管（SSC）。C：耳蜗；MFD：颅中窝硬脑膜；PCW：外耳道后壁

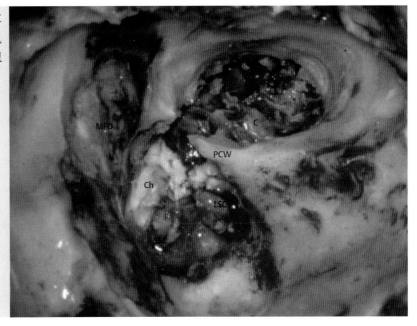

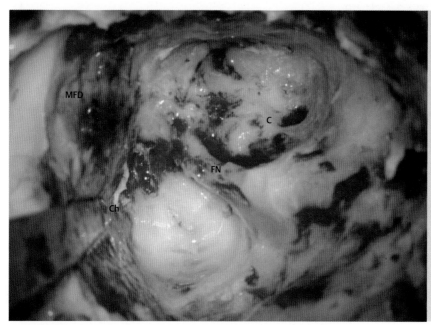

图 10.27 迷路切除后的术中照片。用牵拉器撑开颅中窝硬脑膜，可见硬脑膜上还残留些许胆脂瘤基质。面神经垂直段已完全轮廓化。完全切除胆脂瘤后，用腹部脂肪填充术腔。C：耳蜗；Ch：胆脂瘤；FN：面神经；MFD：颅中窝硬脑膜

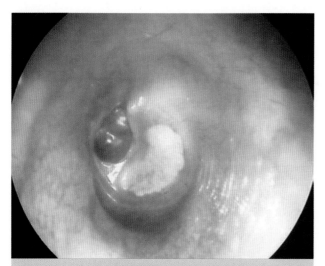

图 10.28 左耳。耳镜检查示后象限的鼓膜硬化和前象限的内陷囊袋。患者诉近两年左耳逐渐丧失听力至全聋及面瘫。CT 扫描示两侧都有胆脂瘤生长：左耳见广泛型胆脂瘤（图 10.29，图 10.30），右耳见迷路上型胆脂瘤（图 10.32）。左侧经耳蜗入路行手术治疗

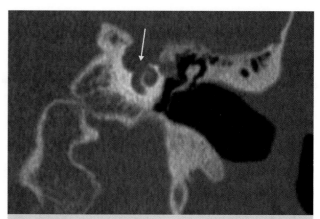

图 10.29 同一病例的冠状位 CT。胆脂瘤已侵犯耳蜗底旋（箭头）

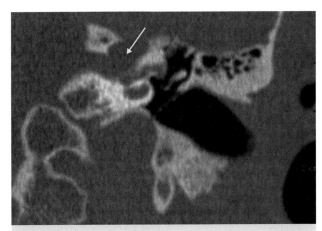

图 10.30　同一病例的冠状位 CT。胆脂瘤已包裹迷路，向内侵蚀内听道顶壁（箭头）

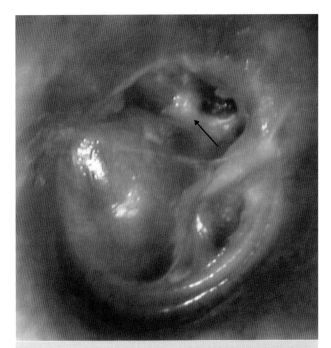

图 10.31　同一病例，右耳。鼓膜后半有瘢痕形成并已触及鼓岬。鼓膜后上象限陷入上鼓室，与镫骨上结构相接触（箭头）。虽然胆脂瘤已造成了外半规管瘘，但患者听力仍正常（图 10.32）。为保留右耳听功能，手术选择经乳突 + 颅中窝入路

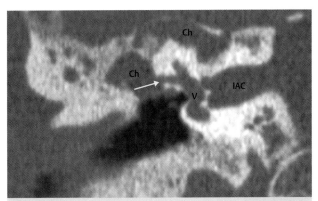

图 10.32　同一病例的冠状位 CT。外半规管瘘清晰可见（箭头）。胆脂瘤已沿颅中窝脑膜板向内延伸至岩尖。Ch：胆脂瘤；IAC：内听道；V：前庭

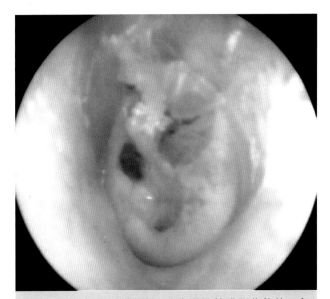

图 10.33　左耳。耳镜检查示弥漫性鼓膜硬化伴前上象限内陷囊袋形成。该患者曾于外院接受两次鼓膜成形术。患者诉左耳全聋和面瘫 5 年，并在至我院求诊前两个月出现了后组脑神经麻痹。CT 和 MRI 图像示广泛型 PBC 已延伸至颅内且继续向斜坡和蝶窦生长。后行一期改良经耳蜗入路的胆脂瘤切除术

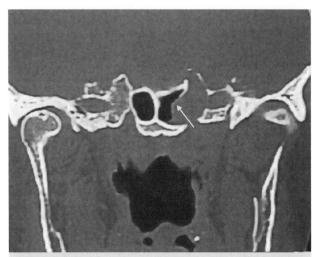

图 10.34 同一病例的冠状位 CT。胆脂瘤已侵犯蝶窦（箭头）

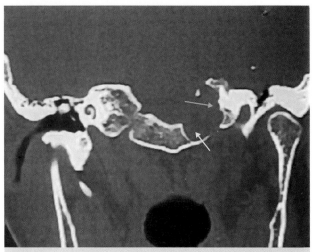

图 10.35 同一病例的冠状位 CT。胆脂瘤已侵蚀斜坡（黄箭头）。由于病灶累及广泛，耳蜗已难以辨识（绿箭头）

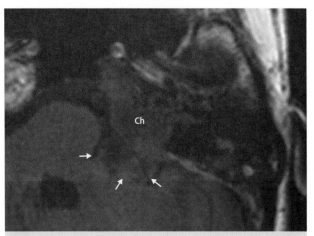

图 10.36 同一病例的轴位 MRI（T1W）。胆脂瘤从岩尖处膨出致脑干受压（箭头）。Ch：胆脂瘤

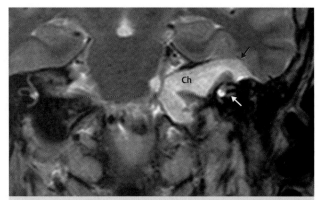

图 10.37 同一病例的冠状位 MRI（T2W）。图像示岩尖处一较大病灶顶起颅中窝硬脑膜并压迫颞叶（红箭头）。图中可见前庭和半规管（白箭头）。Ch：胆脂瘤

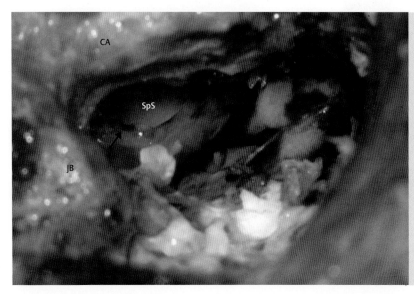

图 10.38 术中照片。胆脂瘤已基本从蝶窦区彻底切除。蝶窦开口于颈动脉内侧的岩斜区（箭头）。CA：颈动脉；JB：颈静脉球；SpS：蝶窦

图 10.39 术中照片。胆脂瘤长入硬膜内的部分附着于脑桥。Ch：胆脂瘤；P：脑桥

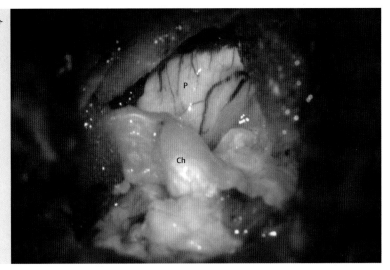

图 10.40 术中照片。胆脂瘤大部分已从桥小脑角切除。BA：基底动脉；Cl：斜坡；P：脑桥；VI：外展神经

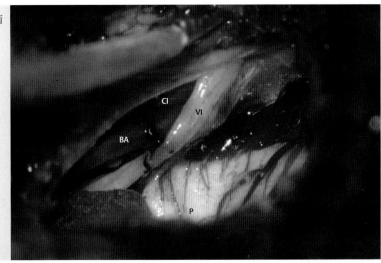

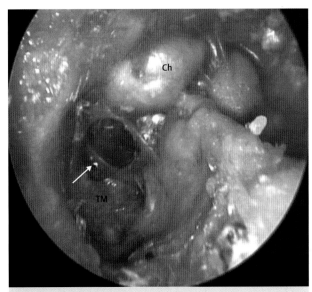

图 10.41 图示开放腔内残余胆脂瘤。患者于外院接受开放式胆脂瘤手术。残余胆脂瘤（Ch）位于鼓室天盖处，鼓膜正上方。鼓膜上方可见一深凹陷（箭头），面神经嵴仍非常高

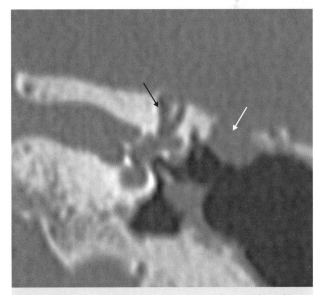

图 10.42 同一病例的冠状位 CT，示软组织侵蚀鼓室天盖（白箭头）。胆脂瘤向内侧浸润前半规管并侵蚀壶腹（黑箭头）

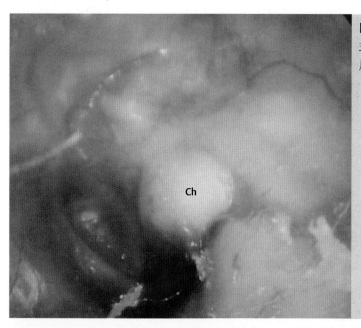

图 10.43 图示病例与图 10.41 所示病例类似。开放式鼓室成形术后残余的胆脂瘤。耳镜检查示位于鼓膜后上象限下方一白色团块。Ch：胆脂瘤

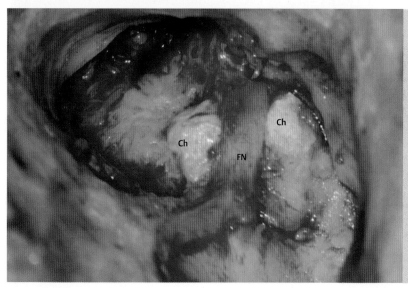

图 10.44 术中照片。胆脂瘤位于面神经内侧，同时侵犯了耳蜗和迷路。采用经耳囊入路，面神经保留在原位。Ch：胆脂瘤；FN：面神经

手术治疗

PBC 的分型非常重要，因为它提示了病灶的解剖位置和扩展程度。笔者提出再分亚型是为了在术前确定 PBC 向颞骨外（斜坡、蝶窦、鼻咽、硬脑膜下腔）生长的情况以帮助确定手术方式，这对于清除这些区域的病灶至关重要。术式的选择已经从根治性岩部乳突切除术岩部空腔化发展到完全病灶清除后闭合填充。决策对手术治疗非常重要，它取决于多个因素，其中最关键的是病灶范围和术前面神经功能。医生应该根据 CT 和 MRI 结果确定 PBC 的分型和范围，从而决定手术方式。

治疗时需要考虑的主要因素有：①彻底根除病灶；②保留面神经功能；③预防脑脊液（CSF）漏及脑膜炎；④封闭术腔；⑤尽可能保留听力。

对于迷路上型 PBC，若患者听力正常且没有耳蜗底转瘘的证据，笔者倾向于采用颅中窝入路，该术式可以与经乳突入路相结合，这取决于病灶的范围。如果患者存在感音神经性聋或 CT 证明有耳蜗底转瘘时，更倾向于根治性手术（岩骨次全切除术 / 扩大经迷路入路 / 经耳囊入路）伴术腔填充。对于迷路下型 PBC，岩骨次全切除术伴外耳道盲囊闭合及术腔填塞可保留骨导功能。迷路下 – 岩尖型和广泛型 PBC 通常不可能保留听力，因此

笔者根据术前面神经功能，采用经耳囊入路或改良经耳蜗入路 A 型。改良经耳蜗入路的不同类型分别提供了进入岩尖、斜坡、蝶窦、鼻咽和硬脑膜下腔的良好路径。面神经后向改道的缺点是可能导致术后面瘫。因此，当面神经功能正常时，笔者更倾向于采用经耳囊入路。当胆脂瘤累及颞骨尖部或进一步延伸至斜坡、蝶窦或鼻咽部时，根据术前面神经功能状态，采用经耳囊入路联合颞下窝入路 B 型或改良经耳蜗入路 A 型手术。

经耳囊入路和改良经耳蜗入路

最初的经耳蜗入路由 House 和 Hitselberger（1976）描述，包括内听道的识别、面神经后向改道，以及保留中耳和外耳道的耳蜗和岩尖切除。

Fisch（1978）描述了经耳囊入路，切除外耳道和中耳，但保留面神经于原位。另一方面，笔者的改良经耳蜗入路结合了外耳道和中耳的切除和面神经后向改道，从而消除了入路向前操作的主要障碍，可以更好地控制颈内动脉岩内段的垂直部和水平部，并有助于完全切除岩尖。前方骨质的广泛去除可以很好地控制脑干腹侧且无须牵拉小脑和脑干。根据切除范围，我们将这种入路进一步划分为四种类型。A 型代表经典术式；B 型、C 型和 D 型分别表示向前、向上和向下切除。

经耳囊入路和改良经耳蜗入路见 图 10.45 和图 10.46。

经耳囊入路手术指征
● 某些向前方生长，且术前面神经功能正常的桥小脑角肿瘤（如表皮样囊肿） ● 岩骨胆脂瘤 ● 某些术前面神经功能正常的岩骨肿瘤

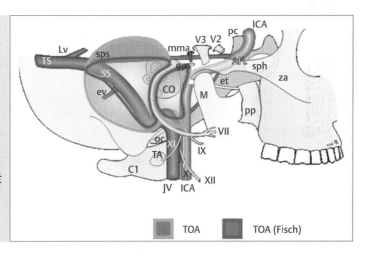

图 10.45 经耳囊入路的示意图。C1: 寰椎；CO: 耳蜗；ET: 咽鼓管；EV: 导静脉；FN: 面神经；IAC: 内听道；ICA: 颈内动脉；IX: 舌咽神经；JV: 颈静脉；Lv: Labbé 静脉；M: 下颌骨；mma: 脑膜中动脉；oc: 枕髁；pc: 后床突；pp: 翼突；SS: 乙状窦；SPH: 蝶骨；TA: 寰椎横突；TS: 横窦；V2: 三叉神经上颌支；V3: 三叉神经下颌支；Ⅶ: 面神经；Ⅻ: 舌下神经；Ⅺ: 副神经；ZA: 颧突；gps: 岩浅大神经；za: 颧弓；sps: 岩上窦；sph: 蝶骨；IX: 舌咽神经；X: 迷走神经；AFL: 前破裂孔；TOA: 经耳囊入路

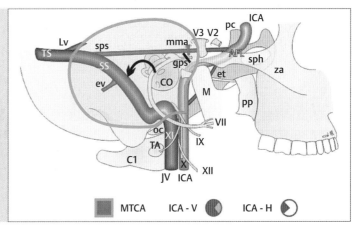

图 10.46 改良经耳蜗入路 A 型示意图。约 3/4 的颈内动脉垂直段（ICA-V）得到控制，相比之下，该入路只能控制颈内动脉水平段（ICA-H）的 1/4。MTCA: 改良经耳蜗径路 A 型

改良经耳蜗入路 A 型手术指征（A 型 – 经典型）

- 硬膜外病灶：广泛的岩尖病灶伴术前面神经和内耳功能受损，即：

  广泛的迷路下 – 岩尖型和迷路上型 PBC

  复发的听神经瘤伴岩骨浸润

  广泛浸润的面神经瘤

  胆固醇肉芽肿（只适用于术前面神经功能和听力受损者）

- 硬膜内病灶：

  位于脑干腹侧的斜坡及岩斜区的巨大病灶，即岩斜区脑膜瘤

  既往接受过放疗的岩斜区脑膜瘤

  位于颅后窝的残余或复发的非听神经病变且向前方生长至桥前池，尤其是包裹了椎基底动脉或（和）穿动脉的病灶，即巨大颅后窝表皮样囊肿

  复发的听神经瘤伴面瘫

- 侵犯岩尖的跨硬膜病灶，如扁平增生型脑膜瘤，或原发性斜坡或颞骨病灶并继发向颅后窝生长的肿瘤如脊索瘤，软骨肉瘤，以及广泛浸润的颈静脉球瘤

- 某些表皮样囊肿

手术方法

做一宽大的 C 形耳后切口。切口从耳廓上方 3cm 处开始，向后弯曲至耳后沟后 4~5cm 处，向下至乳突尖平面。翻起皮肤和皮下组织，于肌 – 骨膜层做 T 形切口。制取蒂在前方的 Palva 皮瓣。

切断并盲囊关闭外耳道。用皮肤拉钩拉开前方皮瓣并拉起肌 – 骨膜层，用 1/0 的丝线固定。

行乳突扩大切除术并磨除乙状窦后方和颅中窝上方 2~3cm 的骨质。磨除外耳道（后壁和上壁）并轮廓化面神经，同时磨除颞骨鼓部。

切除迷路后确认内听道。磨除内听道上下壁，在内听道周围磨出两个深槽。

磨除面后气房并磨薄外耳道前壁和颞骨鼓部后，确认耳蜗前方的颈内动脉。

磨除耳蜗后，颈内动脉暴露更充分。完全磨除内听道上方和下方的骨质。

若采用改良经耳蜗入路，则将面神经垂直段到迷路段游离并同内听道内容物一起向后改道。

对硬膜内病灶，应打开硬膜以处理病灶。

手术方法见图 10.47~ 图 10.70。

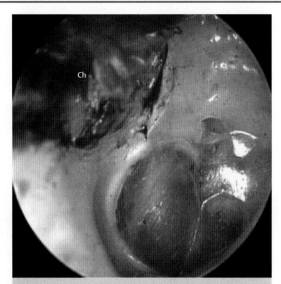

图 10.47　耳镜检查示一广泛型胆脂瘤（Ch）。患者曾于外院接受开放式鼓室成形术，乳突腔充满痂皮。鼓室内未见胆脂瘤。听力检查示中到重度混合性耳聋。因患者面神经功能正常（House-Brackmann 分级 I 级），所以行经耳囊入路手术

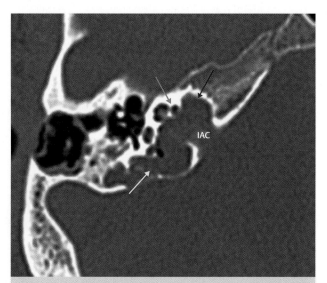

图 10.48　同一病例的轴位 CT。胆脂瘤已包裹迷路（黄箭头）和耳蜗底转（绿箭头），并延伸至岩尖（红箭头）和内听道（IAC）

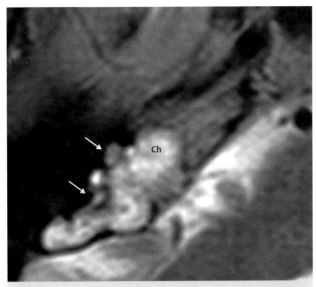

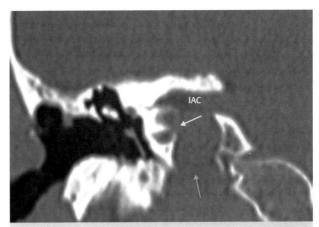

图 10.50 同一病例的冠状位 CT。胆脂瘤侵蚀了迷路（黄箭头）、颈静脉球（绿箭头）和内听道顶（IAC）

图 10.49 轴位 MRI（T2W）。胆脂瘤（Ch）已向内侧侵蚀至后方迷路并达岩尖。耳蜗顶转（白箭头）和后半规管（黄箭头）似未受侵

图 10.51 术中照片。行外耳道盲囊闭合、鼓膜及听骨链切除和扩大乳突切除术。进一步去除骨质，暴露迷路内侧的巨大胆脂瘤。暴露乙状窦以更好显露二腹肌嵴。Ch：胆脂瘤；FN：面神经；SS：乙状窦

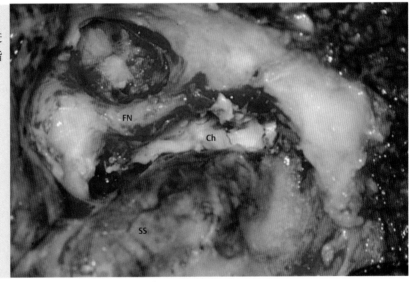

图 10.52 术中照片。切除外半规管和后半规管后继续向上。胆脂瘤长入了迷路内侧并向内听道延伸。面神经已充分轮廓化。DR：二腹肌嵴；FN：面神经；MFD：颅中窝硬脑膜；SS：乙状窦

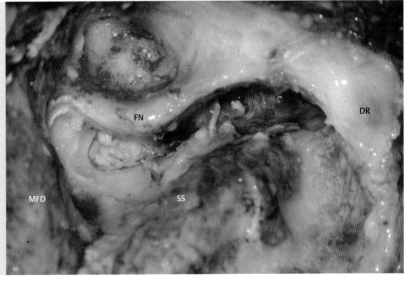

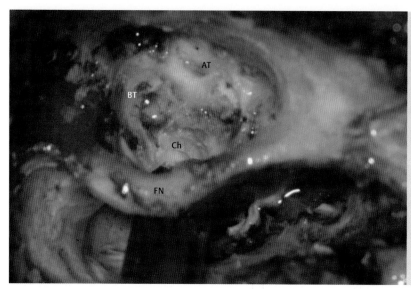

图 10.53　术中照片。胆脂瘤已从迷路和面神经下腔移除。可见胆脂瘤侵蚀了蜗轴。AT：耳蜗顶旋；BT：耳蜗底旋（上极）；Ch：胆脂瘤；FN：面神经

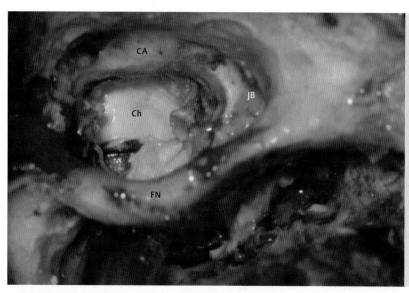

图 10.54　术中照片。耳蜗已完全切除。岩尖处的胆脂瘤碎片已部分清除。颈静脉球的位置相对较低，可从面神经下方接近岩尖。CA：颈内动脉；Ch：胆脂瘤；FN：面神经；JB：颈静脉球

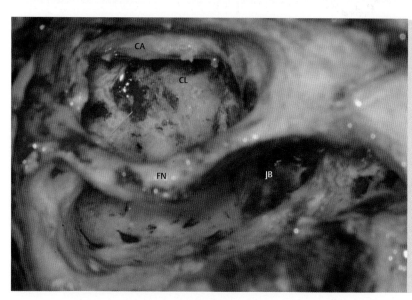

图 10.55　清理内听道（箭头）前方的区域，暴露斜坡。术腔内胆脂瘤已全部清除。CA：颈内动脉；FN：面神经；CL：斜坡；JB：颈静脉球

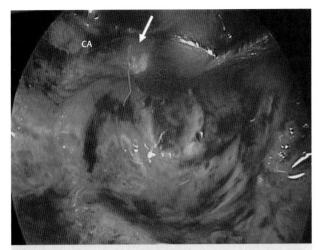

图 10.56 用 30° 内镜可探查颈内动脉（CA）下方区域是否有残余病灶。在该病例中，可见一小块上皮从颈内动脉的骨壁上剥脱

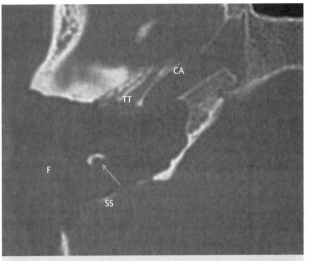

图 10.57 术后 CT 示岩尖部已行扩大骨质切除。面神经乳突段保留于面神经管（箭头）内。颅后窝脑膜部分暴露，颈内动脉后外侧骨质缺损。CA：颈内动脉；F：腹部脂肪；SS：乙状窦；TT：鼓膜张肌

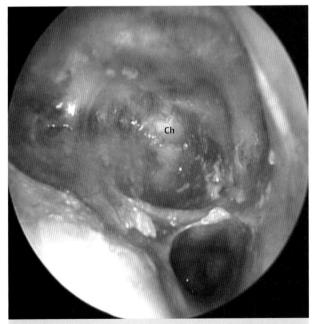

图 10.58 耳镜检查示一广泛型胆脂瘤。该患者曾于外院接受六次鼓室成形术。可见巨大术腔内一白色团块，极有可能是复发的胆脂瘤（Ch）。该患者诉反复发作的耳漏和耳聋（混合性）。面神经功能正常

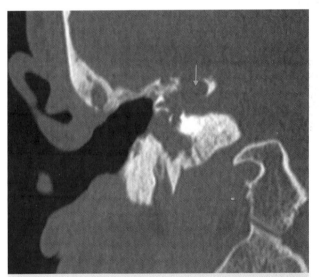

图 10.59 同一病例的冠状位 CT。广泛型胆脂瘤已侵犯迷路和内听道顶（箭头）

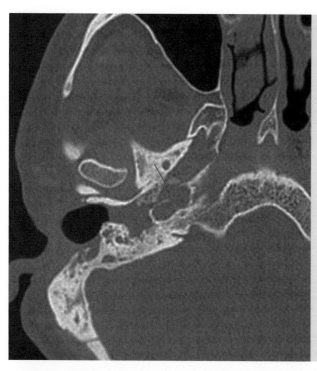

图 10.60 同一病例的轴位 CT。胆脂瘤向前内侧延伸至颈内动脉的垂直段。考虑到该情况，采用颞下窝入路 B 型结合经耳囊入路来切除病灶

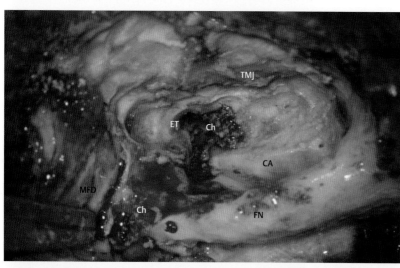

图 10.61 术中照片。胆脂瘤已从鼓室和乳突切除。迷路和耳蜗由于受胆脂瘤侵蚀也被切除。胆脂瘤浸润了咽鼓管和颈内动脉前方区域。CA：颈动脉；Ch：胆脂瘤；ET：咽鼓管；FN：面神经；MFD：颅中窝硬脑膜；TMJ：颞颌关节

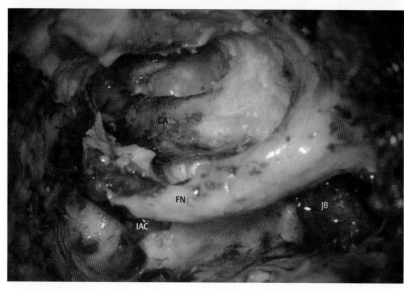

图 10.62 术中照片。图为完全清除胆脂瘤后的术野。颈动脉解剖至其水平段。CA：颈动脉；FN：面神经；IAC：内听道；JB：颈静脉球

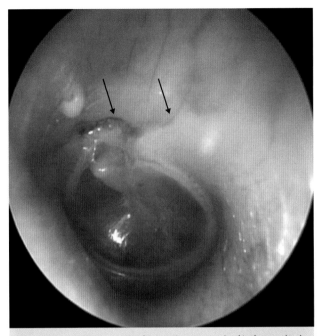

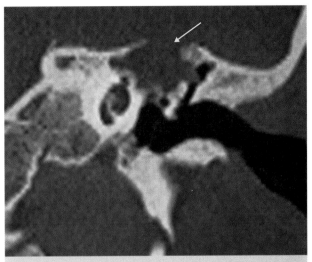

图 10.64 同一病例的冠状位 CT，示迷路上型 PBC
（箭头）

图 10.63 图示一迷路上型 PBC。患者为 26 岁女性，左侧渐进性面瘫 1 年（几乎完全瘫痪，House-Brackmann 分级 V 级）伴中到重度混合性耳聋。10 年前，患者因头部创伤致颞骨骨折（箭头）和暂时性左侧面瘫。患者后接受改良经耳蜗入路 A 型 PBC 切除术及面神经重建

图 10.65 术中照片。行外耳道盲囊闭合及乳突扩大根治术。可见迷路上方区域的胆脂瘤浸润了颅中窝脑膜。Ch：胆脂瘤；I：砧骨；LSC：外半规管；M：锤骨；MFD：颅中窝硬脑膜；SS：乙状窦；TM：鼓膜

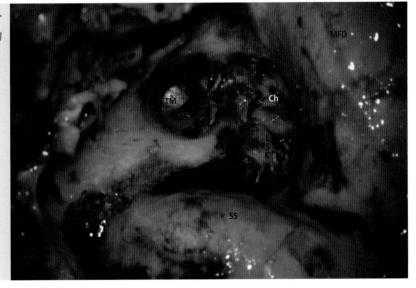

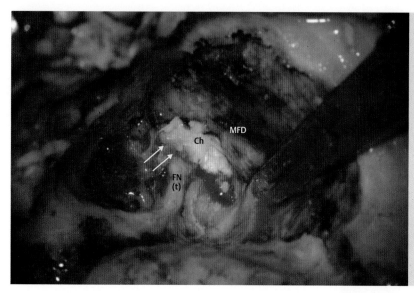

图 10.66 术中照片。胆脂瘤向内听道方向侵犯了迷路上方区域。面神经水平段已被病灶包裹，导致了面神经断裂（箭头）。之前已磨除迷路。Ch：胆脂瘤；FN（t）：面神经鼓室段；MFD：颅中窝硬脑膜

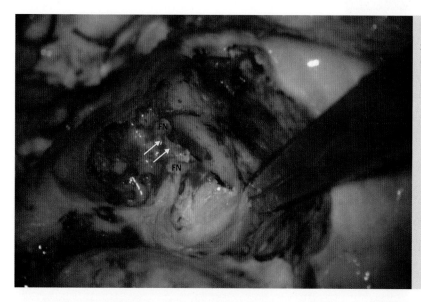

图 10.67 切除胆脂瘤后的手术照片。面神经（FN）水平段（箭头）已断裂。由于面神经近端已纤维化，所以应找到面神经的正常部分与远端吻合

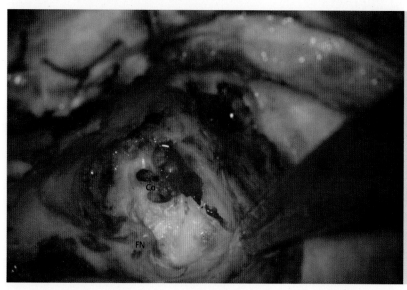

图 10.68 术中照片。将面神经（FN）垂直段和水平段正常的部分从面神经管剥离并向后改道。耳蜗（Co）磨除后，可见内听道底和面神经迷路段

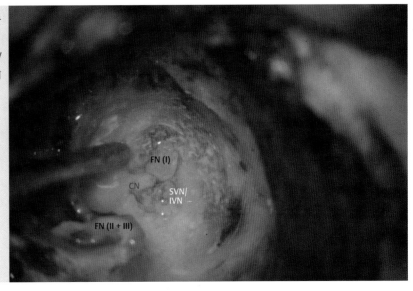

图 10.69 切除耳蜗和开放内听道后的手术照片。该角度可见面神经迷路段（FN I）在蜗神经（CN）正上方和前庭神经（SVN/IVN）正前方。面神经水平段和垂直段（FN Ⅱ + Ⅲ）已向后改道

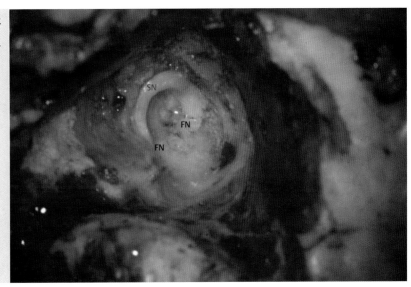

图 10.70 术中照片。行腓肠神经（SN）移植以重建面神经连续性。两端用颞筋膜和生物蛋白胶固定，再用腹部脂肪填充术腔。FN：面神经

手术的重难点

听力保留：对于特殊病例，即双耳 PBC 或唯一有听力耳的 PBC，听力保留非常重要。而在骨导助听器（BAHA）、人工耳蜗和振动声桥的时代，即使是上述病例也可成功实现听力康复。如果在彻底清除病灶的前提下保留了耳蜗，即使已行迷路切除术，也应植入人工耳蜗。如果保留了骨传导，那么另一种选择是在患耳植入 BAHA。

面神经：面神经损伤可从单纯面神经管受侵到神经完全断裂并被纤维组织所替代。治疗方式取决于 3 个要点：术前功能状态、面神经受侵程度和病灶浸润范围。对于术前面神经功能良好的病例，外科医生可根据病灶范围对面神经功能预后保持乐观。

- 减压：如果面神经受压但保留解剖学完整性，则应行面神经减压术。

- 改道：当病灶位于面神经内侧，难以在不损伤神经的前提下完全清除病灶，则应行部分或完全面神经改道。

- 端端吻合术：如果神经已不连续或由纤维组织相连接，可切除病变节段后行无张力端端吻合术。

- 神经移植：当缺失的神经节段过长而又难以进行无张力端端吻合术时，可用神经移植重建面神经的连续性。笔者推荐使用腓肠神经作为移植材料。

●面-舌下神经或面-三叉神经（咬肌神经）吻合：适用于面神经瘫时间较长（>12个月）的患者。

颈内动脉：PBC可侵蚀颈内动脉的垂直段和（或）水平段。在这种情况下，在尝试切除病灶前应完全控制动脉。改良经耳蜗入路A型或经耳囊入路可用于垂直段受侵的情况，而颞下窝B型或改良经耳蜗入路B型则适用于垂直段和水平段同时受侵的情况。如果胆脂瘤已长入岩尖、斜坡、蝶窦和鼻咽，必要时应完全控制颈内动脉。和其他肿瘤（如鼓室颈静脉副神经节瘤）相比，PBC对动脉的浸润程度更低且更容易剥离。颈内动脉的外膜较厚，不易因剥离胆脂瘤基质受损，但仍然要求外科医生技术娴熟且特别小心。

乙状窦和颈静脉球：如何处理受侵蚀的颈静脉球需要深思熟虑。应从下面两点评估术前影像学检查结果：病灶与颈静脉球的关系和磁共振静脉造影所示对侧静脉回流的通畅程度。若对侧静脉系统发育不良，切除颈静脉球意味着大脑主要的静脉回流通道受阻，有导致良性颅内高压或颞叶静脉性梗死的风险。对这类病例而言，无论如何应避免颈静脉球或乙状窦的损伤。乙状窦和颈静脉球受侵后，因为血管壁薄而脆弱，切除基质很困难。对这类病例，切除基质前控制颈内静脉非常重要。当发生颈静脉球破裂这种罕见情况时，可结扎颈内静脉和腔内、腔外填塞乙状窦后，切除颈静脉球顶的外侧壁和乙状窦以清除病灶基质。这种方法也能帮助保护第Ⅸ、Ⅹ和Ⅺ脑神经。术中应用速即纱填塞来控制岩下窦出血。对于怀疑乙状窦和颈静脉球受侵的病例，始终建议术前确认对侧大脑静脉的通畅性。

硬脑膜：病灶基质常附着于颅中窝和颅后窝的硬脑膜。可对所有疑受浸润的硬脑膜行双极电凝以清除所有可能的残留基质。笔者一直对所有病例使用双极电凝来清除上皮，也有其他医生使用这种技术并赞成笔者的做法。只要操作得当，用双极电凝大面积灼烧硬脑膜也不会导致任何坏死。长期随访结果显示该法是安全且可控的。但在切除附着的基质时有硬脑膜破损的风险，从而导致术中脑脊液漏。

脑脊液漏：硬脑膜破损导致的脑脊液漏不需要特殊处理，只需在缺损部位将游离肌肉填塞到蛛网膜下腔，并用脂肪填塞术腔即可迅速控制。内听道的脑脊液漏可通过经迷路入路处理。

检查隐蔽区域：完成病灶清除后，用30°硬式内镜可有效探查显微镜难以到达的隐蔽区域。在某些病例里，内镜检查能查见用传统设备无法看到的上皮组织。笔者的经验是，如果手术操作得当，很少需要用到30°硬式内镜。

病灶残留和复发：彻底清除病灶后，必须用自体腹部脂肪填充术腔。但术腔填充的最大缺点是难以看见和检查到复发病灶。因此，必须对这些患者进行放射影像学的随访。笔者每年对患者进行高分辨率CT扫描和钆增强脑MRI（T1W、T2W脂肪抑制，非回波平面成像Non-EPI及DWI成像技术），持续至少10年。

小 结

当患者表现出耳聋（感音神经性或混合性）和（或）面瘫伴或不伴鼓膜后的团块时，应考虑PBC的可能性。对这些患者，应行颞骨高分辨率CT扫描。PBC最理想的治疗方法是根治性手术，虽然可能要破坏迷路和行面神经改道。一定要考虑到对侧耳的健康情况。经耳囊入路和改良经耳蜗入路是最适于PBC切除的术式。这两种入路使医生能直接从外侧进入岩骨并清除各种类型的PBC，包括浸润了斜坡、蝶窦或硬膜内间隙的胆脂瘤。另外，上述术式能最大限度减少脑脊液漏的发生率并保护其他重要结构，包括颈内动脉。将外耳道盲囊闭合和用腹部脂肪填充术腔可以避免感染的风险和术后频繁清理极深的术腔。听力康复的发展为保留了耳蜗和（或）骨传导的患者提供了更多选择。颅中窝入路可用于少数迷路上型PBC较小且内耳听力未受损的患者。

11

颞骨副神经节瘤

汪照炎 译

11 颞骨副神经节瘤

摘 要

副神经节瘤是由副神经节系统发生的肿瘤。肿瘤起源于神经嵴，并与自主神经系统有关。颞骨副神经节瘤（temporal bone paragangliomas，TBPs）是起源于颈静脉球的外膜，或者起源于沿雅各布神经（Jacobson nerve）或阿诺德神经（Arnold nerve）的沿途分布过程中的副神经节瘤。耳镜检查通常会发现鼓室内红色的搏动性肿物。神经放射学检查（CT、MRI及数字减影血管造影）可以获得诊断。根据肿瘤与颞骨及侧颅底的受累程度进行Fisch分型。病变分型是规划正确手术方案的基础。A型肿瘤局限于中耳腔而不侵入下鼓室；B型肿瘤局限于下鼓室、中鼓室和乳突，不侵蚀颈静脉球；C型肿瘤侵及颈动脉管；在C型肿瘤的基础上，若肿瘤向颅内侵犯，则定义为D型肿瘤。TBPs最常见的症状是听力损失和搏动性耳鸣。后组颅神经功能障碍通常是由于肿瘤逐渐侵犯颈静脉窝内壁的结果。对于大多数患者，治疗的方案是手术切除肿瘤；颞下窝A型入路通常适用于C型和D型肿瘤的切除。

关键词

颞骨副神经节瘤 Fisch分型 颞下窝入路 面神经转位 搏动性耳鸣

副神经节瘤是由副神经节系统发生的肿瘤，肿瘤富含血管及神经外膜细胞，可由分布于全身各处的此种细胞异常生长而成。肿瘤起源于神经嵴，并与自主神经系统有关。

颞骨副神经节瘤（temporal bone paragangliomas，TBPs）起源于颈静脉球的外膜，或者是Jacobson神经（舌咽神经鼓室支）或Arnold神经（迷走神经耳支）。鼓室（tympanicum）体瘤是指起源于鼓岬并仅局限于中耳和乳突内的副神经节瘤，无颈静脉板的侵蚀，无颈静脉球受累。而起源于颈静脉球的副神经节瘤被称为颈静脉副神经节瘤（jugular paragangliomas）。由于副神经节瘤可发生于紧密相邻的颞骨小管、颈静脉窝和中耳腔内，因此常很难确定确切的起源部位。

迷走神经副神经节瘤（vagal paragangliomas）几乎都起源于结状神经节。

颈动脉体瘤（carotid body tumors）起源于颈动脉分叉处的颈动脉体。

头颈部副神经节瘤仅占所有副神经节瘤的3%，约占头颈部肿瘤的0.6%，约占全身所有肿瘤的0.03%。头颈部副神经节瘤的总体发病率1/100 000~1/30 000，其中颈动脉体瘤占所有头颈部副神经节瘤的60%，鼓室颈静脉副神经节瘤（tympanojugular paragangliomas，TJPs）约占40%，迷走神经副神经节瘤占比<5%。颈动脉体瘤比其他头颈部副神经节瘤更常见，这可能是由于该区域富含比其他部位更多的正常副神经节组织。颈动脉体瘤和迷走神经副神经节瘤在临床上可归类为颈-颈动脉瘤。

TJPs位于颞骨常见肿瘤的第二位，也是颈静脉窝最常见的肿瘤。而鼓室球体瘤是影响中耳的最常见的肿瘤。因此，虽然这些肿瘤罕见，但却是颅底和头颈外科医师经常遇到的病变。

副神经节瘤既可以是散发性的，也可以是家族性的。1933年，Chase首次报道了一对姐妹罹患双侧颈动脉体瘤。目前已知，25%~35%的副神经节瘤与基因缺陷有关，其中大多数是通过遗传的方式而导致疾病的产生。这些缺陷通常与四个家族性副神经节瘤综合征之一有关。这意味着大约30%的散发性头颈部副神经节瘤是由这些遗传缺陷之一引起。多发性肿瘤并不少见，见于10%~20%的散发病例中，而在家族性病例中高达80%。

头颈部副神经节瘤的所有亚型发病年龄为40~50岁，儿童发病罕见。颈动脉体瘤发病无性别差异，但 TJPs 在女性中的发病率是男性的 4~6 倍。不过在家族性发病中，男性更为常见，且所有家族性发病患者中，其发病年龄明显年轻化。

副神经节瘤多为良性、生长缓慢、极其富含血管的肿瘤，但它们具有侵袭性局部破坏的倾向。这种临床特性有时会引起严重的症状，特别是当肿瘤与颅底众多复杂的神经血管结构相关时。

TJPs 通常生长缓慢，早期无任何临床症状，所以通常只有肿瘤长到相当明显时才得以检查发现。生长在鼓室内的副神经节瘤由于早期干扰听骨链致听力损失和（或）出现搏动性耳鸣可以在早期检查时发现。随着肿瘤的生长，TJPs 常常沿着阻力最小的路径进入中耳腔和颈静脉内。肿瘤进一步扩展，可沿气房侵犯岩骨内颈动脉管、咽鼓管，向下沿动脉鞘进入颈部，后期可侵入颅内。肿瘤也可沿岩下窦延伸。颅内扩散通常通过颈静脉孔内侧壁进入颅内。后组颅神经受累发生较晚，通常与颈静脉球内壁的侵袭有关。位于颈静脉球附近的面神经垂直段同样有较大的受累风险。

无论肿瘤起源于中耳或骨小管还是颈静脉球，检查中最常见的发现是富含血管的中耳肿物。大约 20% 的病例可出现 Brown 征，即典型的中耳红色肿物在鼓气耳镜给予正压的过程中变白的现象。单纯耳镜不能准确评估病变的范围，特别是在评估下鼓室病变范围时更不准确。来源于颈静脉窝并侵犯鼓骨的肿瘤可显示典型的"旭日"征（rising sun sign）。副神经节瘤也可以向鼓膜延伸并穿透鼓膜，从而与炎性息肉混淆，偶尔导致耳道出血，成为一个显著的临床症状。

尽管副神经节瘤是鼓膜后富含血管肿块的最常见原因，但其他病因也必须考虑。显然，在耳镜下看到的任何血管性肿块，如果边缘未被完全看到，都可能与颈静脉球相关，并需要进一步证明之。

全面的颅神经检查是十分必要的，包括电子喉镜检查和仔细做颈部触诊。大约 10% 的患者存在无症状的后组颅神经麻痹。

11.1 鼓室和鼓室乳突副神经节瘤的临床表现

起源并局限于中耳和乳突系统中的副神经节瘤称为鼓室副神经节瘤和鼓室乳突副神经节瘤。一般而言，它们是 TJPs 的一个亚型，对应于 Fisch 分型的 A 型和 B 型，在 TJPs 中相对少见。这些肿瘤通常在早期出现传导性听力丧失和搏动性耳鸣。相对于起源于颈静脉球的副神经节瘤，他们侵袭性的生物学行为相对较弱。有趣的是，在笔者所见的系列病例中，没有发现鼓室副神经节瘤与多发性肿瘤及遗传易感性相关。

这些肿瘤在耳镜下多表现为鼓膜后红色肿物，通常需要进一步影像学检查来明确病变范围，最重要的是确认颈静脉板是否完整。在一些偶然的情况下，鼓膜后肿块有时难以发现，如存在鼓膜硬化时。表现为外耳道充满息肉样物相当罕见。鼓室副神经节瘤在发现时约 20% 已扩展到乳突气房，向咽鼓管方向扩展也并不少见，大约也占 20%；听骨链受累约占 50%。颈内动脉直接受累较为少见，若肿瘤向下扩展可侵犯颈静脉球。

11.2 鼓室颈静脉副神经节瘤的临床表现

TJPs（曾称为颈静脉球副神经节瘤，即颈静脉球体瘤）是指起源于颈静脉球外膜或下鼓室或乳突小管内的副神经节瘤。虽然"鼓室颈静脉副神经节瘤"的术语可同时用来描述颈静脉球副神经节瘤和鼓室副神经节瘤，并可将之拆分为两个亚组，但是如前所述，那些局限于中耳和乳突的副神经节瘤通常不包含在内。与 TJPs 有关的治疗结果高度取决于肿瘤在诊断时所处的分型。随着放射影像学研究的不断进步和广泛规范的应用，对于高度怀疑的病变要及时检查。目标是早期诊断。在基因检测的时代，可以选择性地进行筛选从而在症状出现前确诊。

TJPs 最常见的临床症状是听力下降，发生率为 60%~80%，另外搏动性耳鸣也是一个影响多数患者的临床症状。因听骨链受侵和中耳积液的联合影响，听力下降通常是因为传导性耳聋。对于搏动性耳鸣的任何患者，尤其同时具有传导性听力损失的患者，都应考虑副神经节瘤的诊断可能。值得注意的是，由于这些症状的非特异性，在症状出现之后，通常需要平均间隔 2~3 年才会得到明确诊断，具有很大的延迟性。感音神经性听力损失和（或）前庭症状取决于内耳、内听道及小脑桥脑角的侵犯，而后组颅神经功能障碍通常是由颈静脉窝的内壁渐进性侵犯受累而致。由肿瘤扩展引起的神经损伤通常发展非常缓慢，并可出现进行性神经功能代偿，因此，患者有时不会意识到神经损伤。无症状的后组颅神经麻痹出现在大约 10% 的患者中。舌咽神经和迷走神经麻痹占 35%~40%，副神经和舌下神经麻痹占 21%~30%。面神经是另外一个常见受累的颅神经，它仅次于后组颅神经损伤，发生在大约 10% 的患者中，也有报道其发生率高达 39%。在分析单一或复合性的后组颅神经损伤时，考虑颈静脉窝病变很重要。声带麻痹是最常见的临床症状，表现为声音的改变。显然，高位迷走神经病变的证据（如软腭不对称）高度提示病变在颅底。

11.3 影像学特征

对于疑似 TJPs 的病例，必须行高分辨率计算机断层扫描（High-resolution computed tomography，HRCT）检测，包括轴位和冠状位重建。如果怀疑颈静脉孔受累，至少加做磁共振 T1 加权（T1W）、T2 加权（T2W）和 T1W 钆增强序列检测，含轴位、冠状位和矢状位重建，以及磁共振血管造影（magnetic resonance angiography，MRA）和磁共振静脉造影（magnetic resonance venography，MRV）。对于仍然疑似的病例可进一步行诊断性的血管造影检测。颅底病变的诊断主要基于放射学检测信息，

而不是活检标本切片的病理组织学。

鼓室副神经节瘤在 CT 上表现为位于鼓岬表面的小肿块。在 B 型病变中，肿瘤侵犯下鼓室而不侵蚀颈静脉板。乳突混浊常与咽鼓管阻塞导致的积液有关。

鼓室颈静脉副神经节瘤

CT：TJPs 在 CT 上表现为特征性不规则侵蚀样骨改变（moth-eaten bone，骨质虫蚀样改变）。早期病变表现为颈静脉窝外缘模糊，随后动静脉嵴或颈静脉棘受侵蚀。然而，骨质的受累程度往往难以评估。最关键的第一步骤是对鼓室乳突副神经瘤和小型 TJPs 的鉴别，CT 冠状位图像通常最有帮助。如果 HRCT 证实颈静脉窝没有病变，则不需要进一步影像学检查；MRI 在鉴别肿瘤与中耳乳突积液方面非常有帮助。然而，对任何放射影像的任何可疑问题都需要进一步评估。骨质侵蚀的程度也很难确定，而且常常被低估，在气化差的颞骨以及岩尖、斜坡、枕髁和舌下神经管受累的情况下尤其如此，因为在这些区域通常存在有骨髓。

MRI：在颈深部间隙以及颅内的软组织关系上，MRI 提供了深入的细节帮助。60%~75% 的病例出现颅内延伸，硬膜内受累率约为 30%。可以用多个序列来检查肿瘤及动静脉解剖的关系。副神经节瘤的典型 MRI 征象是 T1W 呈中低信号，T2W 呈相对高信号。小肿瘤均匀强化，但坏死和出血面积随肿瘤大小的增加而增加。肿瘤在任何维度上大于 2cm 时，可呈现经典的"盐和胡椒征"（salt and pepper），尤其表现在 T2W 序列上。这是因为在 T2 加权像上，肿瘤内血液流动缓慢的区域呈亮的高信号，而在肿瘤内高速流动的大血管区域出现流空现象而呈现暗的低信号。轴位和冠状位图像通常用于评估病变，加上矢状位图像可以评估肿瘤的整体扩展情况。硬脑膜是否受累有时不易被发现，因为它经常被浸润并被推向内侧。在其他情况下，后颅窝确实受到侵犯。MRI 若显

示正常脂肪信号消失则提示肿瘤侵入颅底骨髓内。对于病变的判断，每个科室几乎都是应用不同序列的组合进行判断，不再仅使用 T1 W、T2 W 和增强序列。双 T2 快速自旋回波序列、非对比和对比时间飞越序列以及增强 MRA 和 MRV（通常伴有 3D 重建）通常能提供进一步的病变信息。尽管在影像学上有长足的进展，但对于小于 10mm 的病灶（除来源于鼓室的副神经节瘤外）往往较难发现。

血管造影：血管造影在 TJSs 的治疗策略中起着关键的作用，但在诊断中很少有必要进行。副神经节瘤的特征性表现为肿瘤高度充盈和快速静脉扩散。在 CT 和 MRI 检查后病变仍然模棱两可的情况下，这种特点可为有效的鉴别诊断。同样重要的是，血管造影可详细显示肿瘤血管供应情况，并可施行血管栓塞，评估颈内动脉（ICA）受累、对侧脑部动静脉血流情况。

11.4 鼓室颈静脉副神经瘤的分型：改良 Fisch 分型系统

TJP 最常用的两种分型系统为 Fisch 和 Glasscock-Jackson 分型系统。颈内动脉的累及情况是规划手术方案最为重要的方面，笔者建议使用 Fisch 分型

系统。同时，Fisch C 型与肿瘤是否颅内侵犯密切相关。为了对手术方案进行精细的规划，笔者对 Fisch 分型系统稍做了改良。出于这个原因，同时为了报告的一致性，笔者建议使用改良 Fisch 分型系统，如下所述。

- A 型：局限于中耳腔的肿瘤，未侵犯下鼓室：
  - A1：肿瘤在耳镜检查中完全可见（图 11.1）。
  - A2：耳镜检查未见肿瘤边缘（图 11.2）。
- B 型：局限于下鼓室、中鼓室及乳突内，未侵犯颈静脉球。
  - B1：肿瘤限于中耳腔，并向下鼓室扩展（图 11.3）。
  - B2：肿瘤限于中耳腔，并向下鼓室及乳突扩展（图 11.4）。
  - B3：肿瘤限于鼓室乳突腔，颈动脉管受侵（图 11.5）。
- C 型：根据颈动脉管受侵程度的 TJP 亚型：
  - C1：肿瘤破坏颈静脉孔和颈静脉球，颈内动脉管垂直段局部受累（图 11.6）。
  - C2：肿瘤侵犯颈内动脉管垂直段（图 11.7）。
  - C3：肿瘤侵犯颈内动脉管水平段（图 11.8）。
  - C4：肿瘤到达前破裂孔（图 11.9）
- D 型：此型仅界定肿瘤在颅内的侵犯情况，作为 C 型的补充。De，硬膜外；Di，硬膜内。

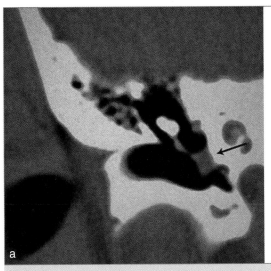
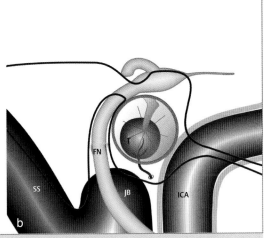

图 11.1 A1 型。鼓岬上清晰可见的小肿瘤（箭头所示）。肿瘤边缘未达鼓环。a.CT。b.示意图。
FN：面神经；ICA：颈内动脉；JB：颈静脉球；SS：乙状窦；T：肿瘤

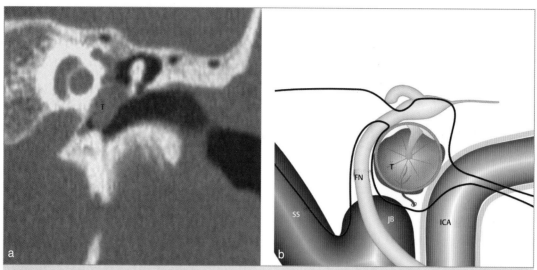

图 11.2　A2 型。耳镜检查未见肿瘤边缘（T）。a.CT。b.示意图。FN：面神经；ICA：颈内动脉；JB：颈静脉球；SS：乙状窦；T：肿瘤

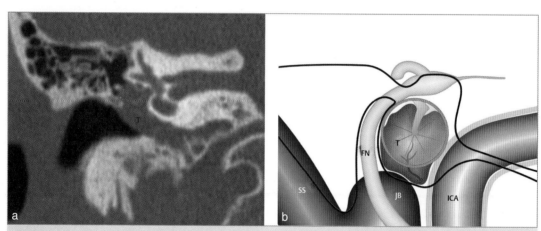

图 11.3　B1 型。肿瘤（T）局限于中耳腔，并向下鼓室扩展，但未侵蚀颈静脉球。a.CT。b.示意图。FN：面神经；ICA：颈内动脉；JB：颈静脉球；SS：乙状窦；T：肿瘤

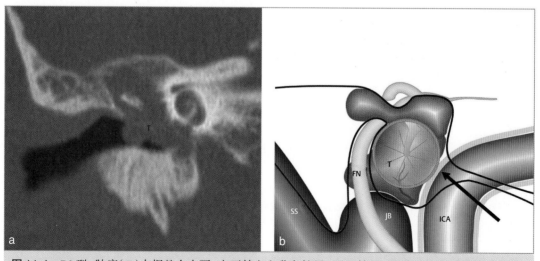

图 11.4　B2 型。肿瘤（T）占据整个中耳，向下鼓室和乳突扩展。可见鼓岬、面神经管和听骨骨质侵蚀。箭头：颈动脉管未受侵蚀。a.CT。b.示意图。FN：面神经；ICA：颈内动脉；JB：颈静脉球；SS：乙状窦；T：肿瘤

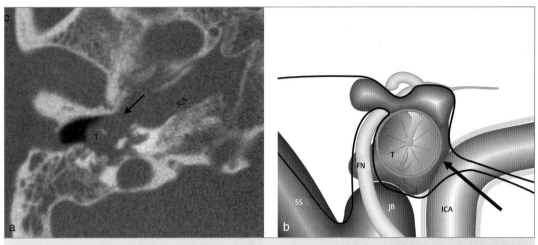

图 11.5　B3 型。颈内动脉管（箭头所示）受侵蚀。a.CT。b.示意图。FN：面神经；ICA：颈内动脉；
JB：颈静脉球；SS：乙状窦；T：肿瘤

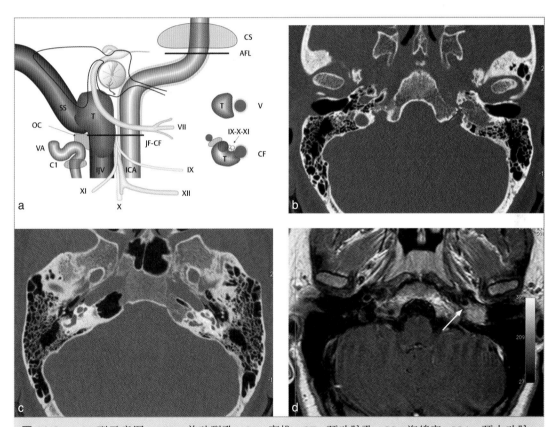

图 11.6　a.C1 型示意图。AFL：前破裂孔；C1：寰椎；CF：颈动脉孔；CS：海绵窦；ICA：颈内动脉；
IJV：颈内静脉；JF-CF：颈内动静脉孔；OC：枕髁；SS：乙状窦；T：肿瘤；V：颈内动脉垂直段；
VA：椎动脉；Ⅶ：面神经；Ⅸ：舌咽神经；Ⅹ：迷走神经；Ⅺ：副神经；Ⅻ：舌下神经。b. C1 型（CT）。
肿瘤侵犯颈静脉窝和颈内动脉的颈动脉孔（箭头所示）。c.C1 型（CT）。颈动脉管的水平段未受累。
d.C1 型（MRI）。肿瘤扩展到但未侵蚀颈内动脉管的垂直段（箭头所示）

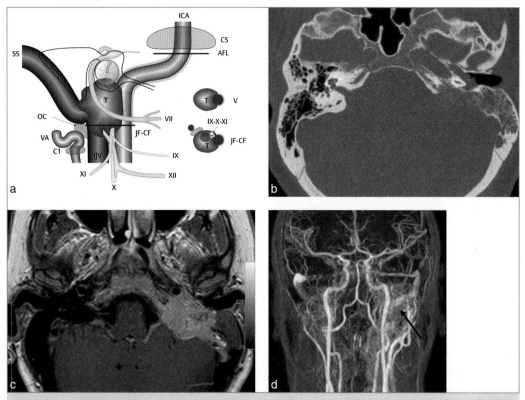

图 11.7　a.C2 型示意图。b.C2 型。CT 显示颈内动脉管水平段完整。c.C2De1 型（MRI）。肿瘤包绕颈内动脉管垂直段。d.C2 型（磁共振血管造影）。颈内动脉垂直段外侧可以看到高血供性区域（箭头所示）

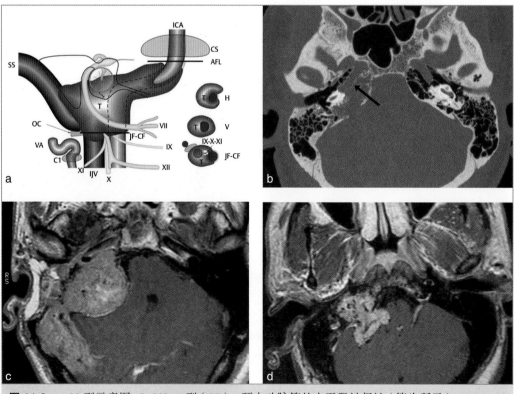

图 11.8　a.C3 型示意图。b.C3De1 型（CT）。颈内动脉管的水平段被侵蚀（箭头所示）。c.C3De2 型（MRI）。MRI 清楚地显示了颈内动脉管水平段（H）和乙状窦受累及。d.C3Di2 型（MRI）。巨大副神经节瘤侵犯颅内

○ De1：肿瘤侵犯硬脑膜但未突破硬脑膜，硬脑膜移位小于 2cm。

○ De2：肿瘤侵犯硬脑膜但未突破硬脑膜，硬脑膜移位大于 2cm。

○ Di1：肿瘤突破硬脑膜达颅内，扩展小于 2cm。

○ Di2：肿瘤突破硬脑膜达颅内，扩展大于 2cm。

○ Di3：肿瘤突破硬脑膜颅内广泛侵犯，无法手术切除。

● V 型：根据椎动脉受累程度的亚型：

○ Ve：肿瘤累及硬膜外椎动脉（图 11.10）。

○ Vi：肿瘤累及硬膜内椎动脉。

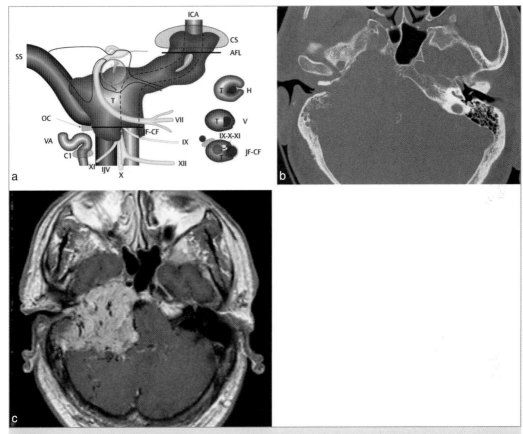

图 11.9　a.C4 型示意图。b.C4 型（CT）。肿瘤侵蚀整个颞骨直到岩尖和斜坡，完全包裹颈内动脉和海绵窦。c.C4Di2 型（MRI）。同一病例的 MRI 检查显示颈内动脉水平段完全受累，并延伸至海绵窦

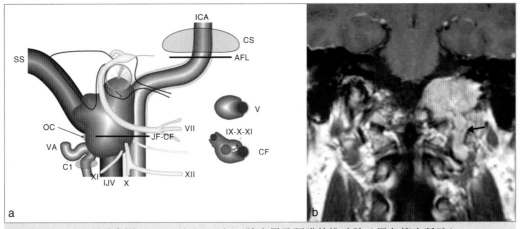

图 11.10　a.V 型示意图。b.Ve 型（MRI）。肿瘤累及硬膜外椎动脉（黑色箭头所示）

11.5 A 型：鼓室副神经节瘤

A 型肿瘤见图 11.11~ 图 11.22。

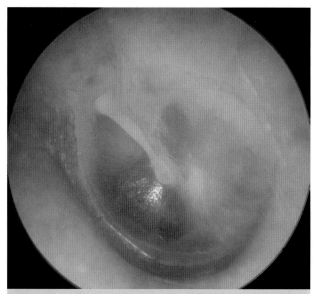

图 11.11 左耳。鼓室球瘤或 A 型肿瘤。前下象限的红色小肿块位于鼓岬，未向下鼓室扩展（图 11.12）

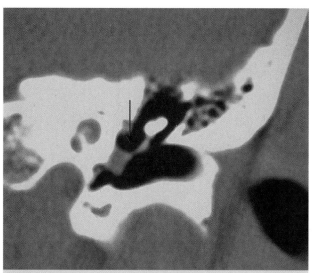

图 11.12 图 11.11 所示病例的 CT 扫描。病变局限于鼓岬区域。没有明显的骨质侵蚀迹象

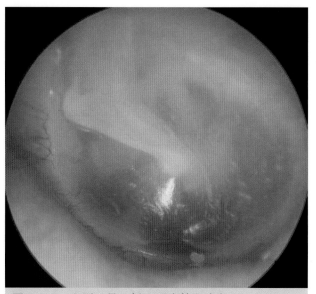

图 11.13 左耳。另一例 A 型小鼓室球瘤

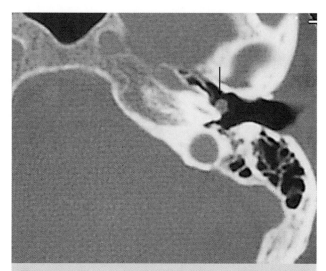

图 11.14 图 11.13 中所描述病例的 CT 影像，肿瘤同样局限于鼓岬

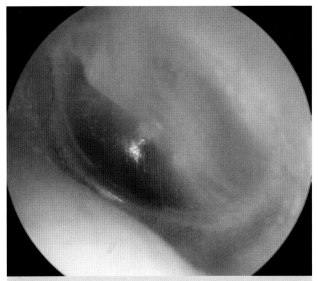

图 11.15 左耳。位于中耳前下象限近咽鼓管咽口的小型鼓室副神经节瘤。肿瘤的进一步生长可阻塞咽鼓管咽口，导致中耳积液

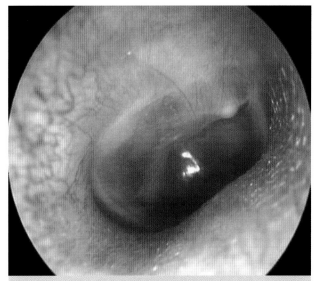

图 11.16 右耳。A1 型肿瘤。患者仅有搏动性耳鸣的症状

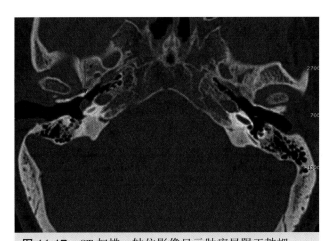

图 11.17 CT 扫描，轴位影像显示肿瘤局限于鼓岬

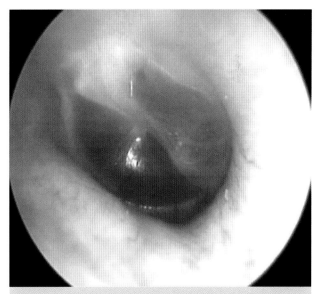

图 11.18 左耳。位于鼓岬上的肿瘤稍向下鼓室扩展（见图 11.19，图 11.20）

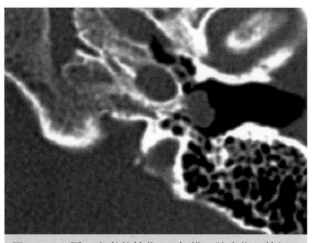

图 11.19　同一患者的轴位 CT 扫描。肿瘤位于鼓岬，但体积较前述病例大

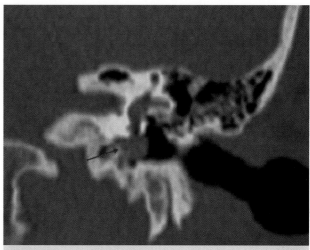

图 11.20　同一病例的冠状位 CT 扫描。清晰可见肿瘤向圆窗和下鼓室延伸（箭头所示）

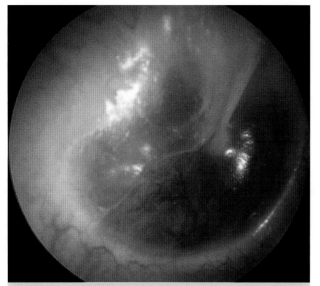

图 11.21　右耳。A2 型鼓室副神经节瘤。在耳镜检查中，肿瘤边缘似乎在视野之外

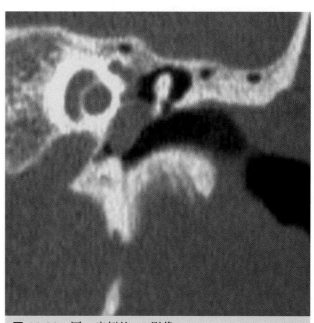

图 11.22　同一病例的 CT 影像

外科治疗策略

●对于 A1 型肿瘤，经耳道入路的方法可以安全地切除肿瘤，因为它可以对整个鼓膜进行很好的显露。当由于解剖变异而受到限制时，这些病例按 A2 型肿瘤方案进行。

●对于 A2 型肿瘤，采用耳后经耳道入路手术方案。采用改良的传统入路，去除整个鼓耳道瓣。肿瘤切除后，利用筋膜替代鼓耳道瓣完成鼓膜成形术（袖套状皮瓣技术）。这种技术允许通过对骨性耳道的磨除来扩大入路，从而更好地显露肿瘤。

A 型肿瘤的手术方法见图 11.23~图 11.35。

图 11.23 鼓膜在最大号耳窥镜下所见。肿瘤在脐部下方与鼓膜相接触。T：肿瘤；TM：鼓膜

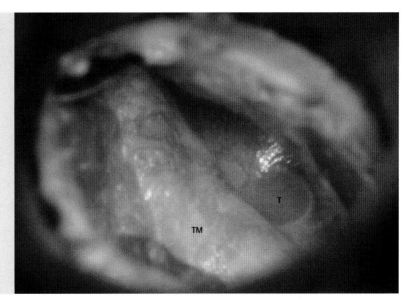

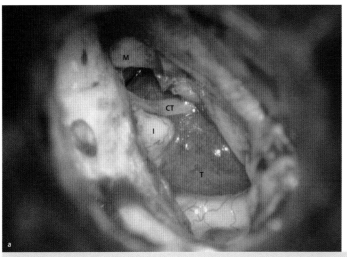

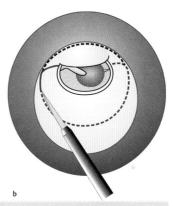

图 11.24 a. 耳道后壁皮肤 U 形切口，翻起鼓耳道瓣，暴露鼓室。肿瘤似起源于鼓岬，并向后向上延伸至前庭窗的水平面，前方通过锤骨柄下方。为了充分显示肿瘤的上极，切断鼓索神经，并用刮匙进行上鼓室切开术。CT：鼓索神经；I：砧骨；M：锤骨；T：肿瘤。b. 手术方法的示意图

图 11.25 为减少机械及热损伤的风险，用尖细的双极电凝从远离重要结构的区域开始烧灼肿瘤，这可使肿瘤皱缩。肿瘤于可视下小块状切除。I：砧骨；S：镫骨；T：肿瘤

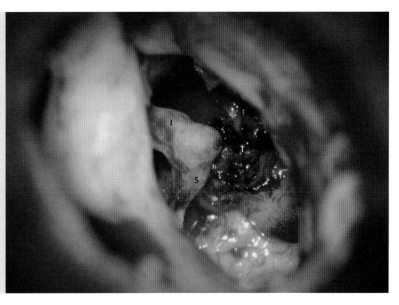

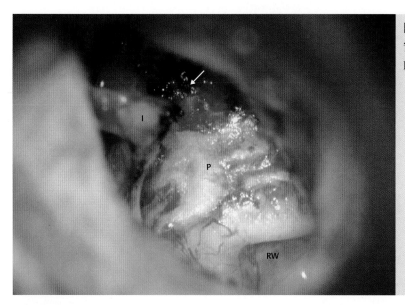

图 11.26 肿瘤已完全切除。肿瘤起源于前庭窗前下方（箭头所示）。I：砧骨；P：鼓岬；RW：圆窗龛

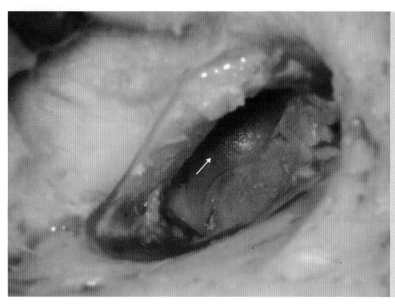

图 11.27 在鼓膜前上象限可见红色肿块（箭头所示）。由于在耳镜检查中肿瘤的前缘不可见，因此建议采用耳后经耳道入路手术方案。耳道前壁皮肤可见用于耳道成形的侧切口

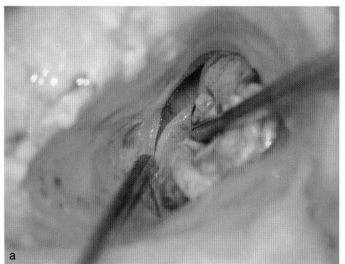

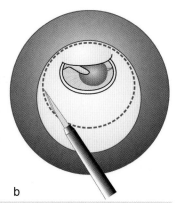

图 11.28 a.完成耳道成形后，小心移除鼓耳道瓣。图中清晰可见鼓环前部从鼓沟中分离出来。b.切口示意图

图 11.29　外耳道皮肤连同鼓膜即将从锤骨游离下来。副神经节瘤位于鼓室的前上部，向前延伸至咽鼓管。M：锤骨；P：鼓岬

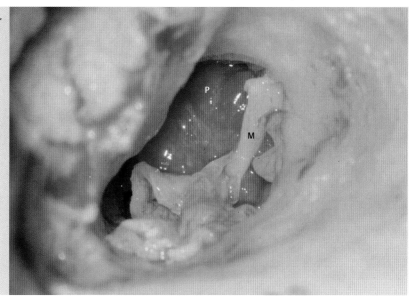

图 11.30　双极电凝逐步烧灼肿瘤。此时操作应尽量轻柔，以免损伤尚难以接近的滋养血管。M：锤骨；P：鼓岬

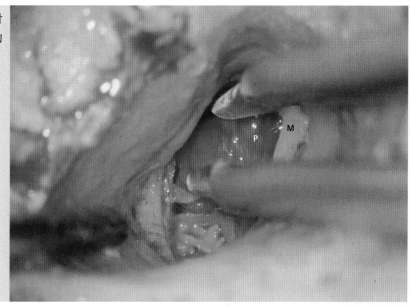

图 11.31　肿瘤的前内侧部侵及前鼓室内侧壁的气房

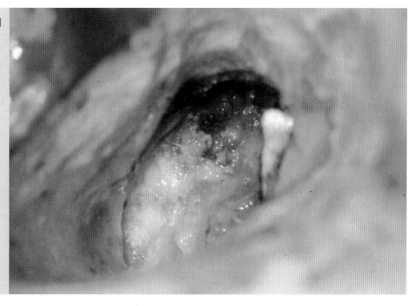

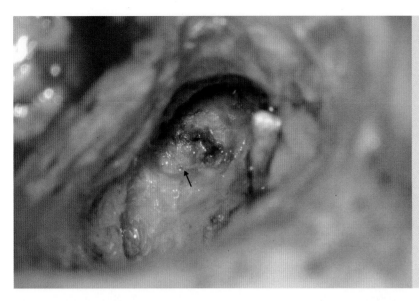

图11.32 金刚钻小心磨除颈内动脉（箭头所示）表面气房，完成肿瘤切除

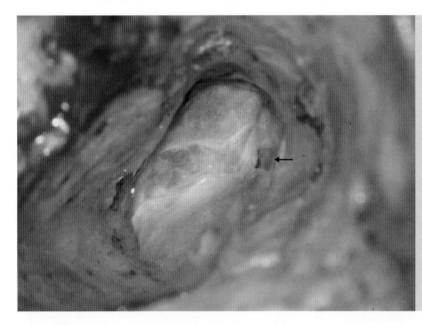

图11.33 内植法移植颞肌筋膜，锤骨柄在筋膜的中央穿出以免外侧愈合（箭头所示）

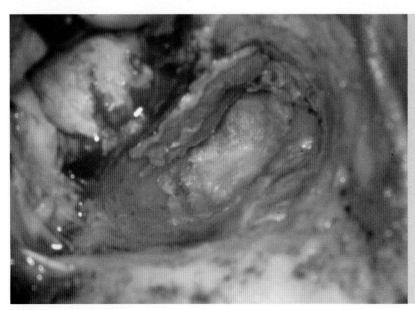

图11.34 鼓耳道瓣复位，覆盖筋膜

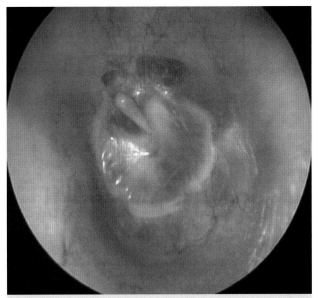

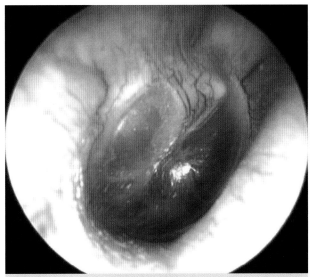

11.6　B 型：鼓室乳突副神经节瘤

B 型肿瘤见图 11.36~ 图 11.52。

图 11.35　同一患者的术后 3 个月耳内镜复查。中耳腔内无病变，鼓膜无外移

图 11.36　鼓室乳突副神经节瘤（B 型）。肿瘤局限于中耳腔，延伸至下鼓室（图 11.37）

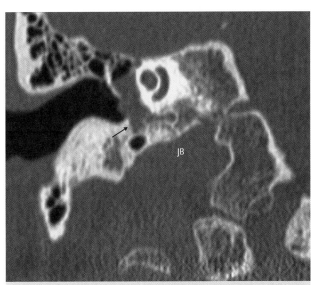

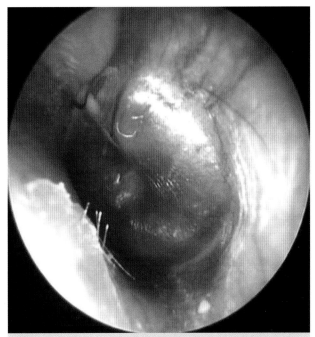

图 11.37　冠状位 CT 显示肿瘤浸润到下鼓室气房（箭头所示），无颈静脉球（JB）侵蚀

图 11.38　左耳。B2 型鼓室球瘤。肿瘤致鼓膜后象限隆起

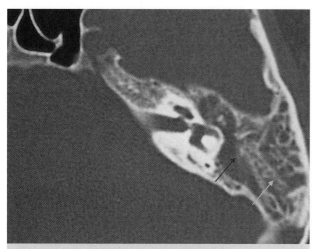

图11.39 同一病例的轴位CT影像，肿瘤扩展到乳突（红色箭头所示），同时阻塞性病变引起乳突积液（绿色箭头）

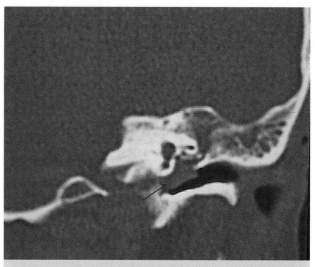

图11.40 同一病例的冠状位CT影像。肿瘤延伸到下鼓室，但未侵蚀覆盖颈静脉球顶部的骨板（箭头所示）

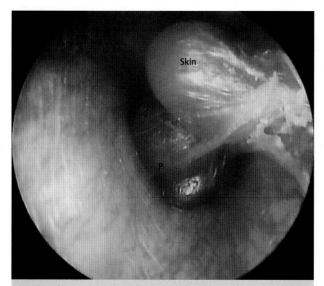

图11.41 在耳镜上可见一个红色的息肉状搏动性肿块，表面覆盖皮肤，鼓室隆起。P：外耳道内的息肉

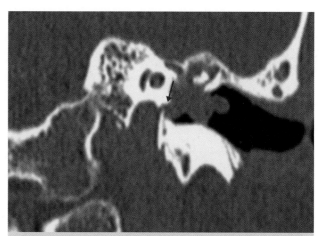

图11.42 同一病例的CT扫描显示中耳充盈软组织影。颈静脉球未见侵蚀。蓝色箭头所示颈内动脉管轻度侵蚀，因而肿瘤归类为B3型

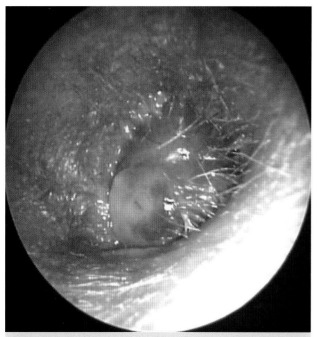

图 11.43 另一例B3型肿瘤。搏动性肿块突出于外耳道。这种情况下绝对禁忌活检

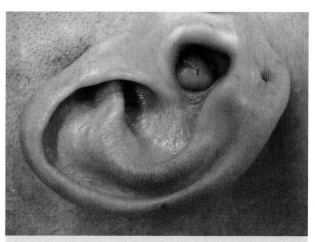

图 11.44 左耳。B3 型肿瘤（T），外耳道内隆起息肉样物

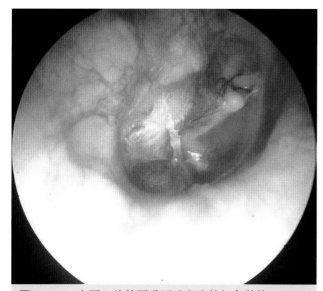

图 11.45 右耳。从外耳道下壁突出的红色肿块

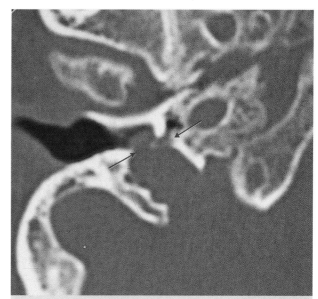

图 11.46 前述病例的 CT 扫描。轴位影像显示肿瘤将覆盖在颈静脉球上的骨板侵蚀。该肿瘤可以认为是介于 B 型和 C 之间的中间型肿瘤。肿瘤位于下鼓室，延伸到颈静脉球部，但未侵犯颈静脉球（箭头所示）

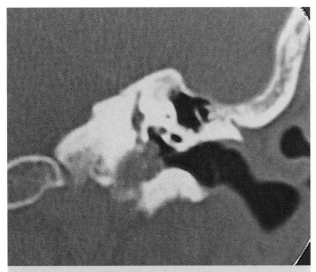

图 11.47　冠状位影像可更好地观察肿瘤向颈静脉球的延伸情况。术中未见肿瘤侵犯颈静脉球，颈静脉球术中完整保留

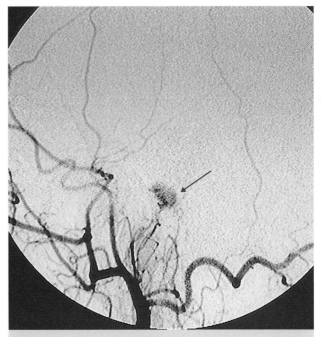

图 11.48　同一病例的血管造影。肿瘤的血供（箭头）来源于颈外动脉分支的咽升动脉

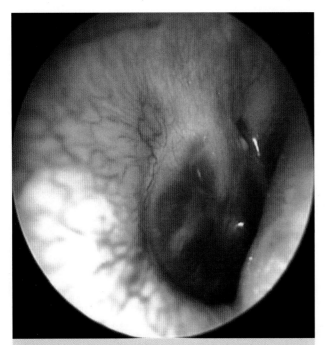

图 11.49　右耳。耳镜显示鼓膜后红色搏动性肿块，提示副神经节瘤

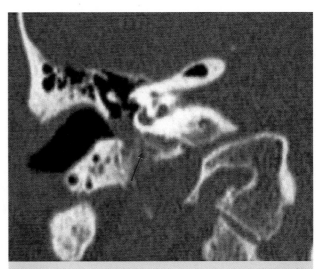

图 11.50　同一病例的冠状位 CT 扫描。肿瘤位于下鼓室区并延伸至颈静脉球（箭头所示）

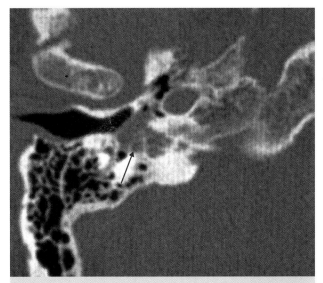

图 11.51 同一病例的轴位 CT 扫描。肿瘤轻微浸润乳突腔（箭头所示）。颈内动脉的垂直段未受累。该肿瘤可以被认为是介于 B 型和 C 型之间的中间型肿瘤

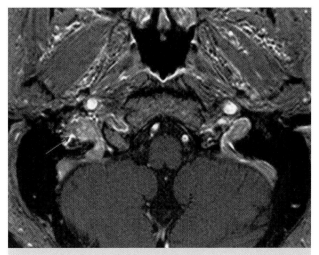

图 11.52 同一病例的轴位 MRI 扫描（T1W+ 钆增强）。肿瘤与颈静脉球十分接近，但颈静脉球并没有明显的被侵犯。考虑到患者的年龄（80 岁），采取每年行 CT 和 MRI 检查的影像学随访观察策略。经过 2 年的随访，肿瘤未见生长

外科治疗策略

●对于 B1 型肿瘤，行完壁式乳突切除联合后鼓室切开，充分暴露鼓室窦和面隐窝，显露向后部扩展的肿瘤。后鼓室切开应向下延伸，可牺牲鼓索神经，以显露向下鼓室扩展的肿瘤。

●对于 B2 型肿瘤，鼓室切开进一步扩大，以

显露侵犯乳突段面神经内侧的肿瘤。

●对于 B3 型肿瘤，行岩部次全切除，磨除外耳道前后壁，以便显露颈内动脉周围结构。在这种情况下，须行术腔腹部脂肪填塞和外耳道盲囊封闭术。

B 型肿瘤的手术处理见图 11.53~ 图 11.61。

图 11.53 图 11.36 中病例的轴位 CT 影像。作为 B1 型肿瘤，手术方案计划为完壁式鼓室成形和后鼓室切开。肿瘤（T）未到达乳突，鼓室窦（蓝色箭头所示）内无病变。如虚线所示，为充分暴露下鼓室，后鼓室切开应在面神经（红色箭头所示）外侧及鼓膜内侧向下延伸。镫骨肌(黑色箭头所示)位于面神经的内侧。PSC：后半规管

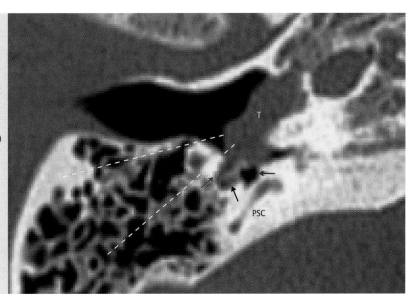

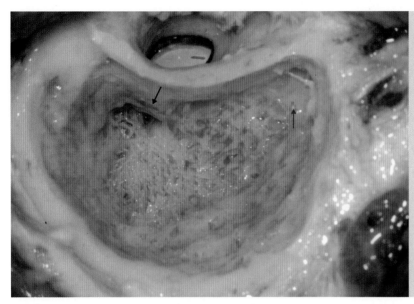

图 11.54 乳突切除术已完成。如术前 CT 扫描所见（图 11.37，图 11.53），乳突内无病变。面神经行走于砧骨短脚（黑色箭头）和二腹肌嵴（蓝色箭头）之间的区域

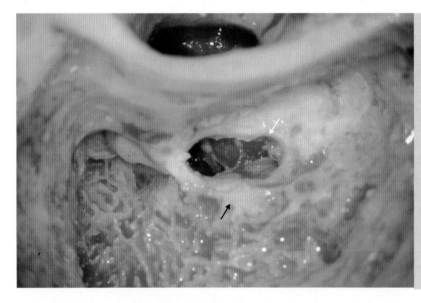

图 11.55 通过后鼓室切开术（白色箭头所示），肿瘤的后缘可见。面神经（黑色箭头所示）行走于面隐窝的内侧边缘，为避免损伤，面神经表面应保留一层薄薄的骨片

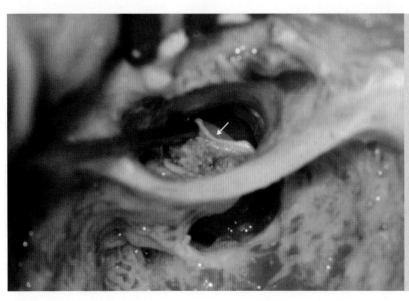

图 11.56 为保留鼓膜，将纤维鼓环（箭头）小心地从鼓沟中分离出来，鼓室可见。通过外耳道及后下鼓室切开处可见占据鼓室的肿瘤

图 11.57 后鼓室切开后，肿瘤表面予双极电凝烧灼以缩小肿瘤，并可防止肿瘤出血。切勿将双极电凝头插入肿瘤内部。肿瘤充分固缩后，分块切除

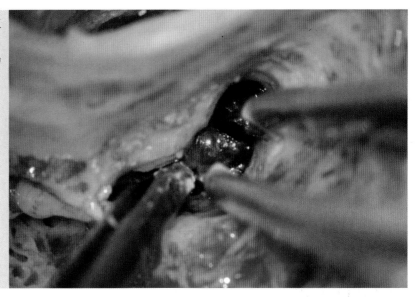

图 11.58 从镫骨下方的区域移除肿瘤可暴露位于中鼓室后份的结构。FN: 面神经; I: 砧骨体; P: 鼓岬; RW: 圆窗龛; S: 镫骨

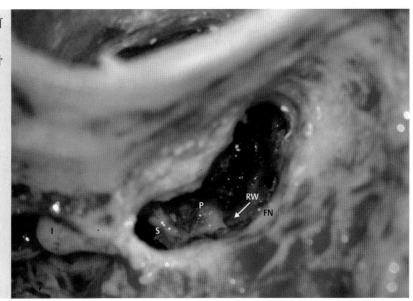

图 11.59 用双极电凝从耳道内烧灼鼓室内的肿瘤。待肿瘤充分固缩后，分块切除

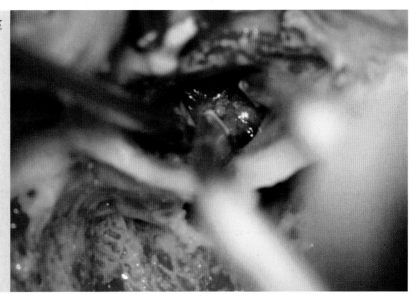

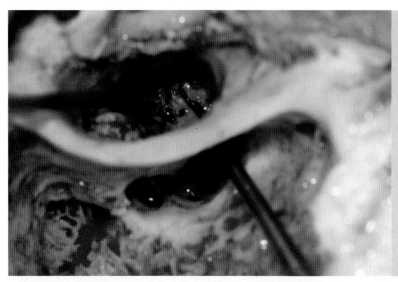

图 11.60 侵入下鼓室气房的肿瘤经耳道和后鼓室切开联合入路切除。剥离子从后鼓室切开处放入，吸引管从外耳道放入

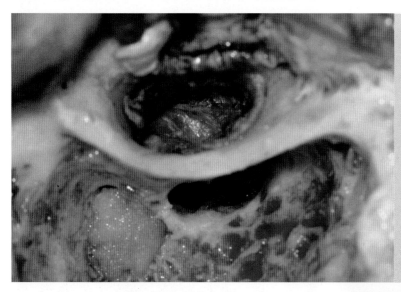

图 11.61 肿瘤完全切除后，中耳腔填塞吸收性明胶海绵，如图 11.32 和图 11.33 所示放置颞肌筋膜及鼓耳道瓣

11.7 C 型：鼓室颈静脉副神经节瘤

C 型肿瘤见图 11.62~ 图 11.119。

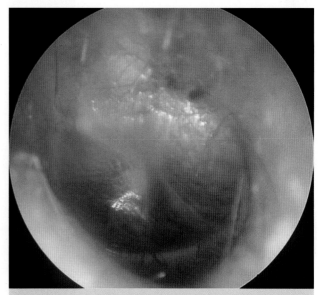

图 11.62 C1 型球体瘤。患者唯一症状为患侧搏动性耳鸣 4 年（见后续影像）

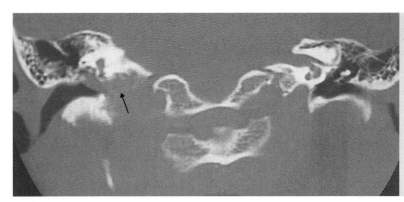

图 11.63 冠状位 CT 扫描显示颈静脉孔扩大，肿瘤突入中耳（箭头所示）

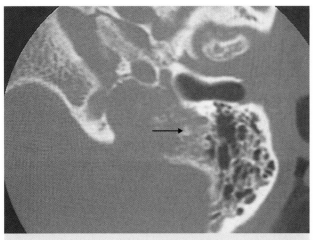

图 11.64 轴位 CT 扫描。颈静脉孔扩大，且可见颈静脉孔边缘不规则侵蚀（箭头，与后组颅神经鞘膜瘤相鉴别）

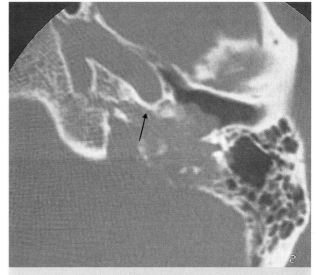

图 11.65 轴位 CT 显示颈内动脉水平段未受累（箭头所示）

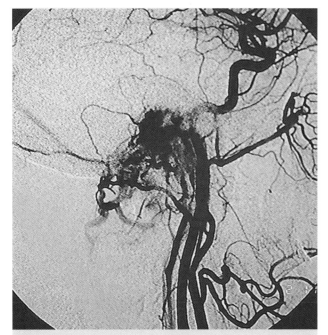

图 11.66 血管造影显示肿瘤的血供来自咽升动脉、枕动脉和耳后动脉

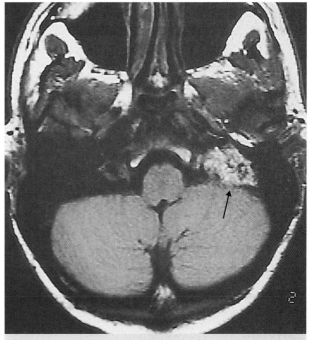

图 11.67 钆增强 MRI。除呈流空现象（低信号）的一些大血管区域外（箭头所示），肿瘤的其他部分明显强化。此图为球体瘤的特征性表现

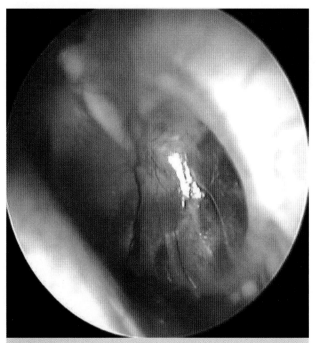

图 11.68　左耳。C1 型肿瘤。鼓膜下象限可见红色搏动性肿物。患者仅有的症状为搏动性耳鸣，后组颅神经功能正常。考虑患者年龄大（67 岁）和后组颅神经的功能，治疗方案采用影像学随访观察（wait-and-scan）的策略

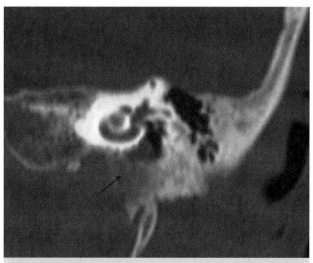

图 11.69　同一病例的冠状位 CT 扫描。颈静脉孔扩大伴有不规则的颞骨侵蚀（箭头所示，"蛀蚀样"骨）

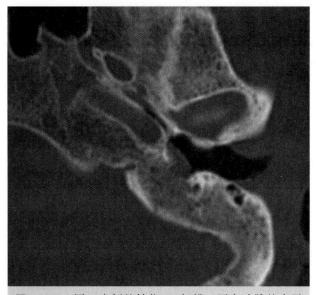

图 11.70　同一病例的轴位 CT 扫描。颈内动脉的水平段未受累

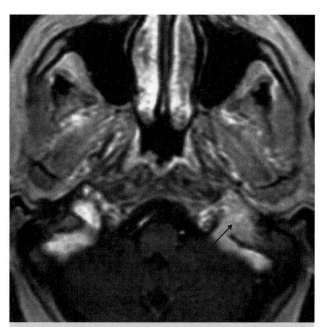

图 11.71　轴位 MRI 扫描（T1W+ 钆增强）。肿瘤浸润颈静脉球（箭头所示）

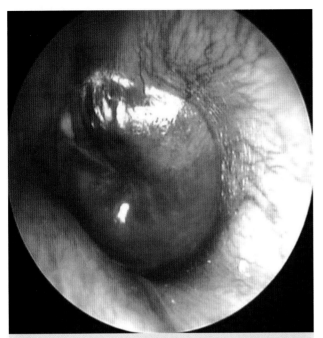

图 11.72　左耳。C1 型肿瘤。患者 70 岁，女性，症状仅有听力下降。CT 扫描显示肿瘤延伸至咽鼓管区域，导致中耳积液。考虑到患者后组颅神经功能无障碍及年龄，采用每年行 CT 和 MRI 检查的随访策略

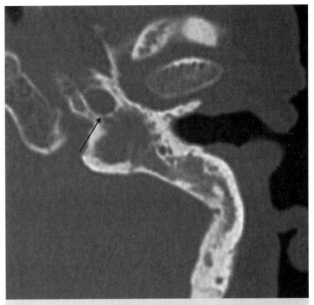

图 11.73　同一患者的轴位 CT 扫描。肿瘤累及颈静脉孔区，但未侵犯颈内动脉的垂直段（箭头所示）

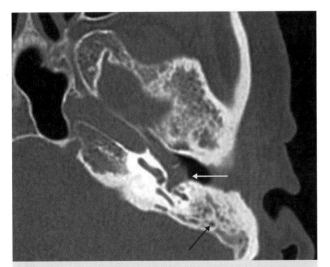

图 11.74　同一患者的轴位 CT 扫描。中耳充满肿瘤（黄色箭头），咽鼓管区域被阻塞，导致中耳积液（红色箭头所示，乳突气房混浊）

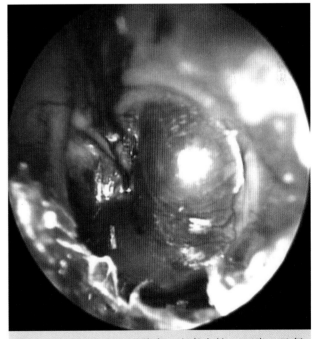

图 11.75　左耳。C1 型肿瘤。患者女性，50 岁，已行颞下窝 A 型入路肿瘤切除手术。术后立即出现舌咽神经和迷走神经功能损伤症状。通过吞咽和言语康复，舌咽神经和迷走神经功能代偿良好，无须进一步咽喉手术。最后一次随访时，面神经功能为 House-Brackmann 分级Ⅱ级（轻度功能障碍）

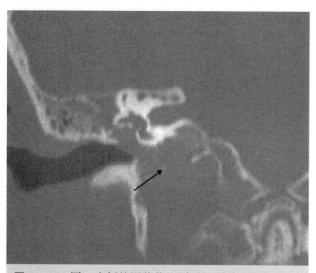

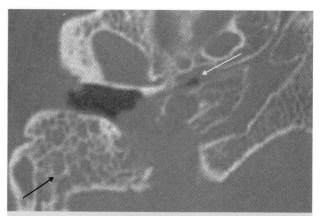

图 11.77　同一病例的轴位 CT 扫描。咽鼓管阻塞（黄色箭头所示）致中耳和乳突积液（红色箭头所示）

图 11.76　同一病例的冠状位 CT 扫描。肿瘤（箭头所示）将颈静脉孔破坏扩大，侵入并充满中耳腔

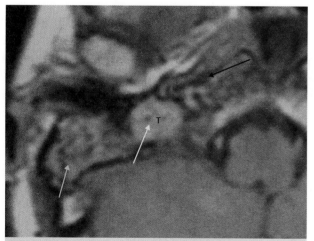

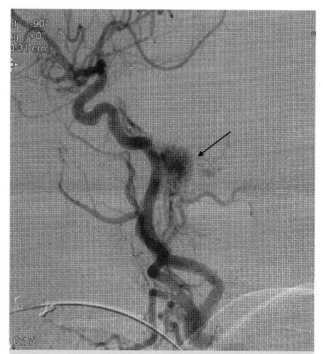

图 11.78　同一病例的轴位 MRI 扫描（T1W+ 钆增强）。肿瘤（T）未累及颈内动脉水平段（红色箭头）。可见肿瘤内流空影（黄色箭头所示）和乳突积液（绿色箭头所示）

图 11.79　同一病例的血管造影。肿瘤的血液供应（箭头所示）源自咽升动脉

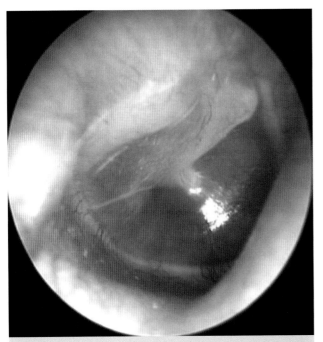

图 11.80 右耳。C1 型肿瘤。下象限可见鼓膜后红色肿物

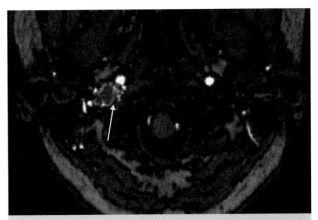

图 11.81 同一病例的 MRI 血管成像。肿瘤（黄色箭头所示）侵犯颈静脉孔，颈动脉垂直段轻微受侵

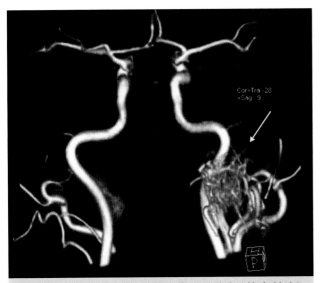

图 11.82 3D 彩色 MRI 血管成像显示肿瘤（箭头所示）

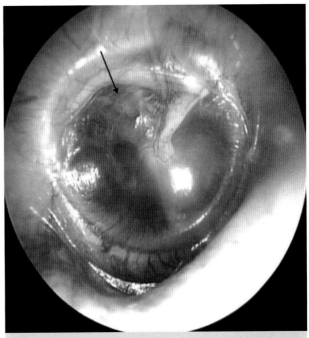

图 11.83 另一例 C1 型肿瘤的耳镜检查。由于中耳通气不良，鼓膜内陷，致鼓膜与镫骨粘连（箭头所示）

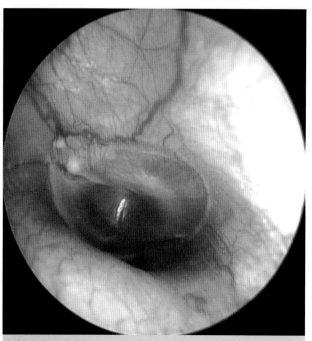

图 11.84　左耳，C2 型肿瘤。注意后下部的鼓膜后红色肿物

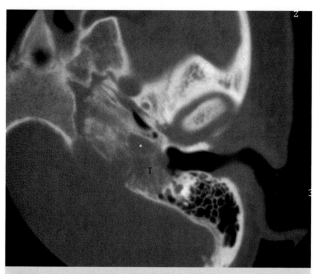

图 11.85　轴位 CT。颈内动脉（星号所示）周围的骨质受侵蚀，向颈内动脉膝部扩展。T：肿瘤

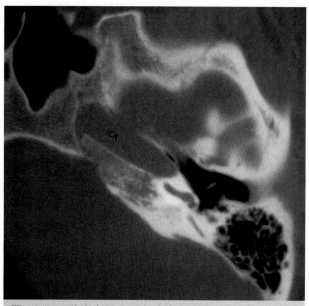

图 11.86　肿瘤未累及颈内动脉水平段

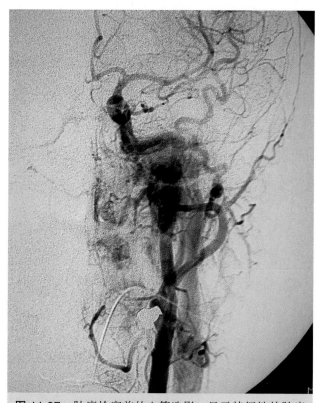

图 11.87　肿瘤栓塞前的血管造影，显示特征性的肿瘤高度充盈和快速静脉扩散，提示颈内静脉通畅

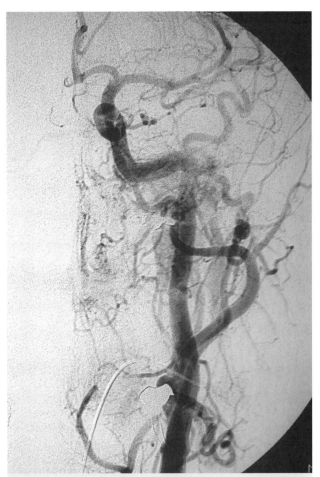

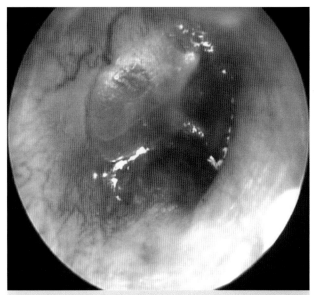

图 11.89 右耳。C2 型肿瘤。患者，65 岁，仅有中度传导性聋和搏动性耳鸣，无其他症状。后组颅神经功能正常。采用随访观察的治疗策略，随访 3 年，肿瘤未见增大

图 11.88 肿瘤栓塞后的血管造影。尽管肿瘤血供显著减少，但靠近颈动脉垂直段远端的肿瘤仍有充盈现象。在 C 型肿瘤中，术前栓塞是减少术中出血的基础。因此，手术前应常规进行肿瘤血管栓塞

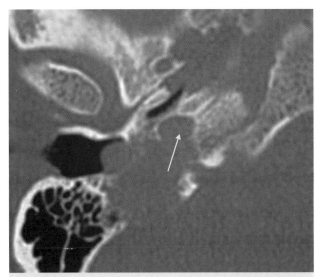

图 11.90 轴位 CT 扫描。肿瘤侵犯颈内动脉管垂直段（箭头所示）

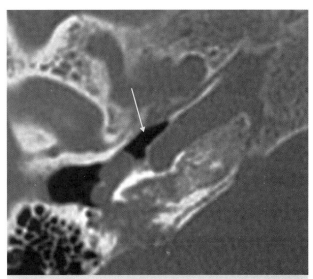

图 11.91 轴位 CT 扫描。肿瘤未累及颈内动脉水平段（箭头所示）

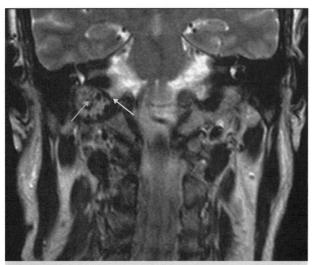

图 11.92　冠状位 MRI（T2W）。肿瘤内部可见血管流空影（绿色箭头所示），肿瘤临近后组颅神经区域（黄色箭头所示）

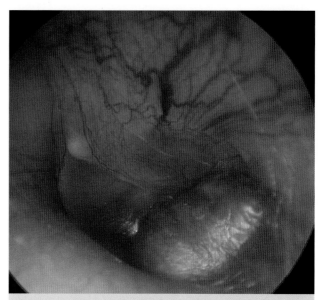

图 11.93　左耳，C2De2 型肿瘤。患者表现为搏动性耳鸣和听力损失，就诊前 2 个月，患者开始出现发声困难、吞咽困难、舌下神经麻痹症状，这是因为肿瘤缓慢长大压迫后组颅神经引起

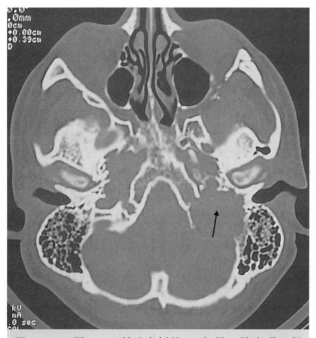

图 11.94　图 11.93 所示病例的 CT 扫描。肿瘤明显侵蚀颈静脉孔和颈内动脉管垂直段（箭头所示）

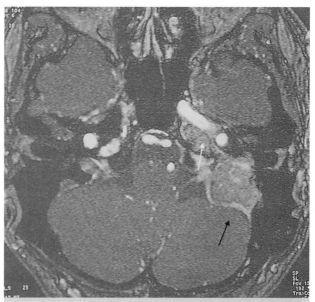

图 11.95　MRI 显示肿瘤与颈内动脉水平段的内侧面（黄色箭头）和后颅窝硬脑膜（红色箭头）相接触，后颅窝硬脑膜未穿透

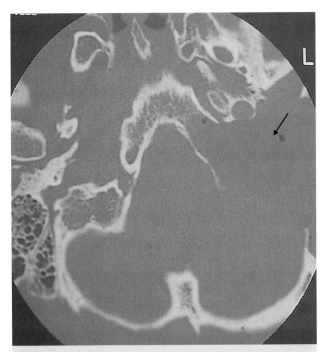

图 11.96 颞下窝 A 型入路肿瘤切除术后 CT 显示肿瘤已被切除（箭头所示）

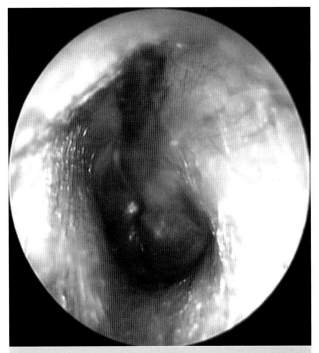

图 11.97 老年患者，C2 型肿瘤。下象限可见鼓室内红色肿块。中耳通气功能障碍致前象限鼓膜内陷。后组颅神经轻度功能障碍（左侧声带麻痹，对侧代偿良好），采用影像学随访观察的治疗策略

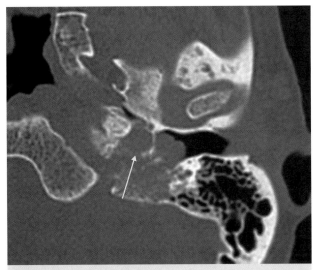

图 11.98 同一病例的轴位 CT 扫描。肿瘤侵蚀颈内动脉管垂直段（箭头所示）

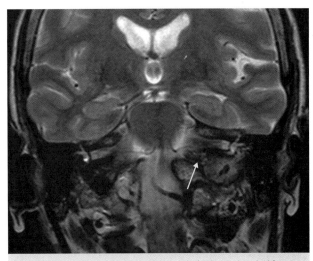

图 11.99 MRI 扫描（T2W）。肿瘤临近后组颅神经区域（箭头所示）

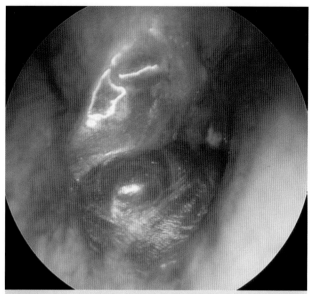

图 11.100　右耳，C3 Di2 型肿瘤。患者主诉：搏动性耳鸣和混合性听力损失 12 个月

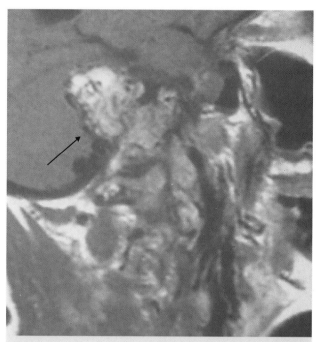

图 11.101　矢状位 MRI 显示肿瘤（箭头所示）向硬脑膜内侵犯

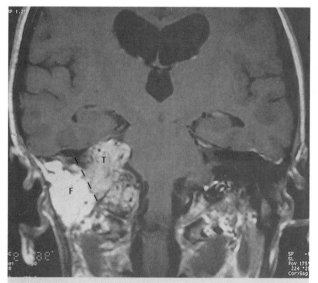

图 11.102　冠状位 MRI。颞下窝 A 型入路 I 期切除硬脑膜外肿瘤后。术腔可见脂肪（F）填塞，同时可见硬膜内残留肿瘤（T）。为避免蛛网膜下腔与颈部巨大的开放性腔隙相通，分期手术是必要的

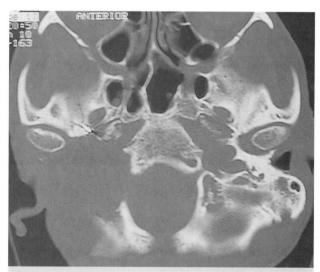

图 11.103　经岩枕跨乙状窦入路肿瘤 II 期切除术后 CT 扫描

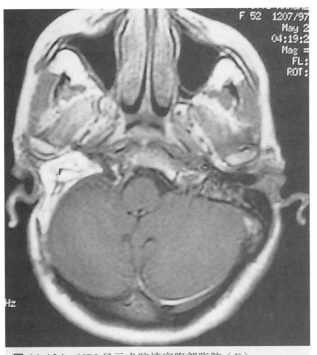

图 11.104 MRI 显示术腔填塞腹部脂肪（F）

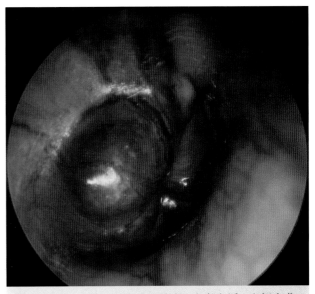

图 11.105 右耳，C3 Di2 型肿瘤。患者主诉：患侧全聋、复视、面神经麻痹（HB-Ⅳ级）及发音困难（见后续影像）

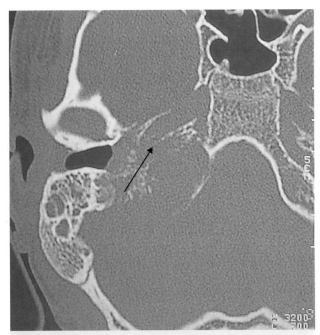

图 11.106 轴位 CT 扫描显示颈静脉孔和颈内动脉水平段（箭头所示）受累。动脉于术前行球囊闭塞

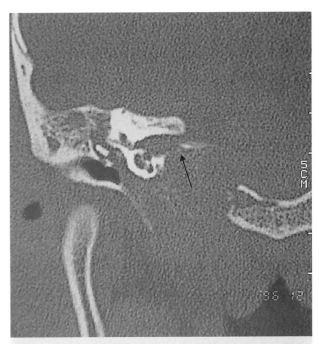

图 11.107 冠状位 CT 扫描。肿瘤侵犯内听道（箭头所示）

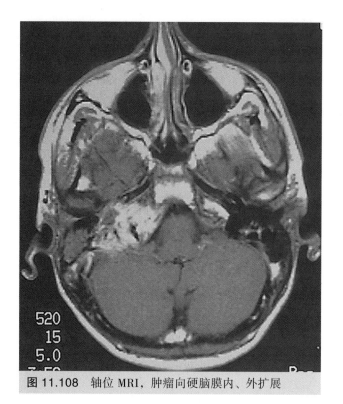

图 11.108 轴位 MRI，肿瘤向硬脑膜内、外扩展

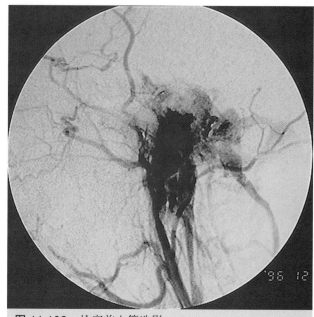

图 11.109 栓塞前血管造影

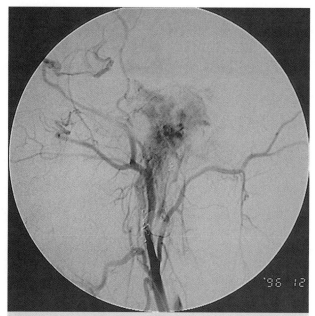

图 11.110 血管造影显示栓塞后肿瘤血供明显减少

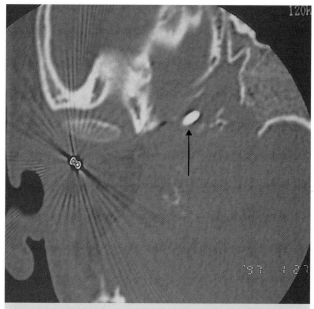

图 11.111 采用颞下窝 A 型入路 I 期切除肿瘤硬膜外部分后的 CT 扫描。为避免蛛网膜下腔与颈部腔隙相通，肿瘤需要分期手术切除。图中可见用于闭塞颈内动脉血供的球囊（箭头所示）

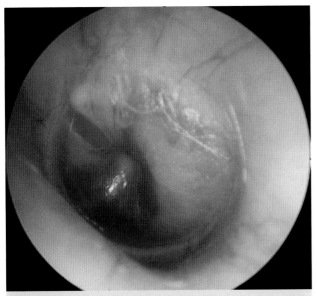

图 11.112　左耳，C2 Di2 型颈静脉球体瘤。患者主诉：听力下降，搏动性耳鸣 2 年。同时有发声困难，吞咽困难，左半舌肌麻痹及面瘫

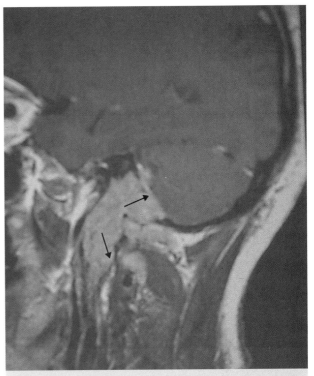

图 11.113　矢状位 MRI 显示肿瘤侵犯至硬膜内（红色箭头所示）及向下侵犯 C1 和 C2（黑色箭头所示）

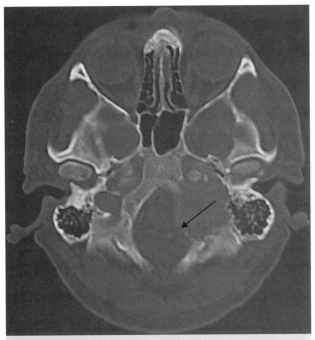

图 11.114　术前 CT 扫描。颈静脉孔扩大，肿瘤侵犯枕骨大孔（箭头所示）

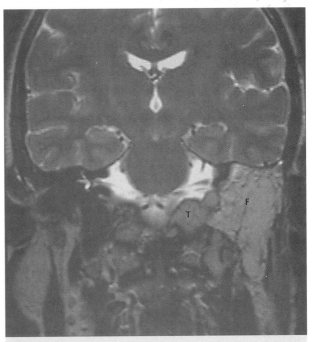

图 11.115　颞下窝 A 型入路切除肿瘤硬膜外部分后 MRI 检查。影像显示术腔填塞的脂肪（F），并显示枕骨大孔水平残留于硬膜内的肿瘤（T）

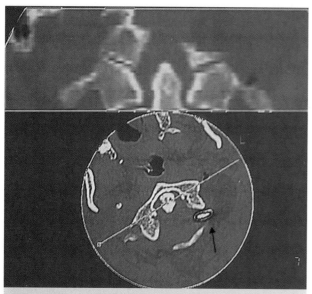

图 11.116 二期经远外侧入路切除肿瘤硬膜内部分后的 CT 扫描。图中可见用于闭塞椎动脉血供的球囊（箭头所示）

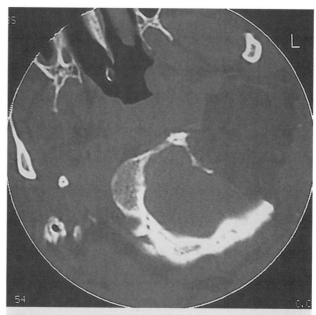

图 11.117 二期切除肿瘤硬膜内部分后的 CT 扫描。图中显示左侧枕骨髁被大部分切除

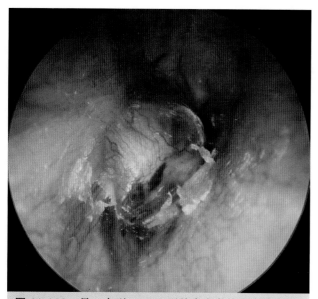

图 11.118 另一大型 C3 Di2 型肿瘤患者的耳内镜表现

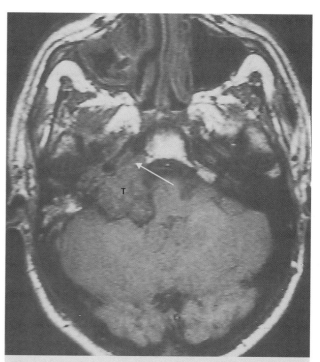

图 11.119 图 11.118 患者的 MRI。T：肿瘤；箭头：颈内动脉水平段

外科治疗策略

由于肿瘤位于复杂而独特的解剖位置，故而具有如下特点：①致后组颅神经损伤可能性大；②面神经紧邻颈静脉球，并位于颈静脉球中央上部，与颈静脉球解剖密切相关。肿瘤可沿不同方向生长蔓延，形成 5 个不同的"分隔"部分：向内侵犯硬脑膜并突破硬脑膜，侵入颅内；沿颈内动脉向前侵犯岩骨；沿后组脑神经向下侵犯颈部；向后侵犯乙状窦；向后下侵犯枕髁和椎动脉。出现迷走神经损伤的年轻患者应手术治疗。当然，术后后组脑神经进一步损伤的可能性大。大多数脑神经功能正常的年轻患者也应手术治疗。影像学显示颈静脉乙状窦系统开放良好和（或）无硬膜内浸润，是后组脑神经功能保留良好的两个重要预后因素，因为两者都表明颈静脉球内侧壁没有受浸润。对肿瘤浸润的评估并不总是直观的，但是硬膜内肿瘤的存在实际上意味着肿瘤已经突破了保护后组脑神经的屏障，如果要行肿瘤全切除，则必须牺牲后组脑神经。

另一种治疗方案的选择是先不行手术治疗，尤其是对于保留神经功能概率极低的患者，待其神经功能逐渐出现功能障碍时再考虑手术，这样可以尽量延长正常神经功能的时间。神经功能出现障碍后再手术，则术前已经出现神经功能代偿，且无须考虑神经保留便可施行肿瘤根治性切除。值得注意是，即使在术前神经功能障碍得到很好代偿的情况下，术中牺牲神经也可能会使术后神经功能障碍进一步恶化，这可能是由于被切除的残余神经纤维仍具有一定的功能。急性复合性后组脑神经麻痹后的代偿对老年患者尤其困难，正常的后组脑神经功能应被视为 60 岁以上患者手术的相对禁忌证。对于存在呼吸道问题的患者也是如此。尽管通常采用根治性肿瘤切除的方案，但对于高龄或身体基础状况较差的患者，也很少采取根治性肿瘤切除。在这些患者中，影像学随访观察通常是最好的方案，而放射治疗适用于肿瘤随访时有显著增长的患者。少数情况下，采用中

耳乳突切除伴外耳道封闭可很好地控制老年患者的难治性耳道出血。

手术切除 TJPs 意味着牺牲颈静脉球。通常，静脉通路术前已经被肿瘤阻塞，切除后不会出现任何相关问题。然而，在特定的患者中，颈静脉球仍然通畅，或者已通过后侧髁静脉等侧支静脉建立代偿，这些静脉系统在术中必须一并牺牲；同时，当对侧静脉系统发育不良时，颈静脉球的牺牲意味着大脑的主要静脉回流系统闭塞，随之而来的危险是良性颅内高压或静脉性颞叶梗死。在这种情况下，最好待肿瘤生长完全堵塞颈静脉球后再施行手术。

很多 TJPs 都侵犯颈内动脉，需要进行血管造影评估颈内动脉的受累程度，并且通常需要考虑术前对动脉的神经放射学处理，以便能够进行更安全的手术切除。术前神经放射学处理的风险必须与术中动脉损伤的风险相权衡。同时须考虑患者的年龄和其他基础性疾病。在一些复杂的病例中，椎动脉也可能受累，肿瘤完全切除需要考虑椎动脉闭塞的后果。肿瘤向硬膜内生长是一个棘手的问题。在肿瘤切除过程中，单期肿瘤全切手术将导致蛛网膜下腔与颈部腔隙相通，术后出现脑脊液漏的风险极高。因此笔者使用以下策略：

● Di1 型肿瘤：仅小肿瘤（<2cm）采用一期手术肿瘤全切除。硬脑膜予以肌肉或腹部脂肪封闭。

● Di2 型肿瘤：分期手术切除。肿瘤硬膜外部分一期切除，一期手术 4 个月或 6 个月后行二期手术，切除肿瘤硬脑膜内部分。

在笔者所在中心，依据改良 Fisch 分型，制定以下处理 TJPs 的治疗策略：

● C1 型肿瘤：后组脑神经功能正常的老年患者，最好的治疗策略是影像学随访观察。如果老年患者出现后组脑神经麻痹，有三种选择，一种是影像学随访观察；另一种是肿瘤次全切除联合术后放疗；最后一种是单纯放疗。对于后组脑神经功能正常的年轻患者，建议通过颞下窝 A 型入

路（ITFA）切除肿瘤，如果肿瘤未侵犯颈静脉球内壁，则保留静脉球内壁。

• C2 型肿瘤：对于老年患者，建议采用影像学随访观察的策略；在随访中，如果肿瘤生长，则可以考虑采用次全切除或放射治疗。对于年轻患者，治疗策略是通过颞下窝 A 型入路（ITFA）切除肿瘤，术中保留或不保留颈静脉球的内侧壁。

• C3 De1/2 型肿瘤（老年患者，＞65 岁）：首先进行影像学随访观察。如果肿瘤生长，则建议肿瘤次全切除，同时可考虑术后放射治疗。

• C3 De1/2 型肿瘤（年轻患者）：应考虑手术治疗，如颞下窝 A 型入路（ITFA）切除肿瘤。为达到肿瘤全切，通常需要血管介入治疗，如颈内动脉球囊闭塞或颈内动脉支架放置。

• C3 Di1/2 型肿瘤（年轻患者）：术前应行血管介入治疗，如颈内动脉球囊闭塞或颈内动脉支架放置。为防止术后脑脊液漏，肿瘤应分期切除。一期手术采用颞下窝 A 型入路，二期手术完成硬脑膜内的肿瘤切除。

• C4 型肿瘤：为防止术后脑脊液漏，肿瘤需分期切除。一期手术采用颞下窝 A/B 型入路，二期手术时，除无法切除的病变外，完成硬脑膜内肿瘤的手术切除。残余肿瘤行放射治疗。

• C4 型肿瘤且累及 ICA：颈内动脉球囊闭塞或颈内动脉支架置入。一期手术切除硬脑膜外病变，二期手术切除硬脑膜内病变。如果颈内动脉损伤的风险极高（无法实施球囊栓塞或放置支架），则行肿瘤次全切除，即残留部分与颈内动脉粘连严重的肿瘤，对这部分肿瘤进行随访观察，若残余肿瘤明显生长，则行放射治疗。

TJPs 的手术治疗将导致最大限度的传导性听力损失，因为施行颞下窝 A 型入路时必须进行外耳道封闭。不过大多数患者都已有一定程度的听力损失，而且这种听力损失可通过 BAHA 植入（骨锚式助听器）得到有效康复。颞下窝 A 型入路手术时因为需要对面神经进行移位，该术式另一个后果是轻度面瘫（面神经功能大多数为 HB-Ⅱ级）。

尤其对于进行随访观察的患者，面瘫的进一步加重可能是肿瘤部分切除的一个手术指征，目的是对面神经减压或面神经移植。表 11.1 显示了本书作者治疗这些肿瘤的经验。

表 11.1　颞骨副神经节瘤治疗策略：Gruppo Otologico 耳科中心经验（$N=382$，1988—2012，已发表数据）

Gruppo Otologico 耳科中心治疗颞骨副神经节瘤的数据	
分型及治疗策略	病例数
A 型	80
手术治疗	80（100%）
B 型	65
手术治疗	65（100%）
C，D 和 V 型	237
手术治疗	182（77%）
影像学随访观察	46（19%）
手术治疗联合术后放疗	7（3%）
影像学随访观察联合放疗	1（0.5%）
放疗	1（0.5%）

11.8　颞下窝 A 型入路

颞下窝 A 型入路的关键点在于面神经前移位，移位之后可以使得迷路下区、颈静脉孔区及颈内动脉垂直段区域得到充分暴露，从而得到最佳的手术控制。

适应证

这种手术入路的主要指征是颈静脉孔 C 型和 D 型鼓室颈静脉副神经节瘤的病变。对于颈静脉孔的神经鞘膜瘤或脑膜瘤，一般不使用此手术入路，多采用岩枕跨乙状窦入路进行肿瘤切除，此入路可以保存中耳功能，同时不需要面神经前移位。

手术技术

耳后皮肤切口。蒂在前的肌骨膜瓣向前翻起，横断并外翻外耳道皮肤，盲袋状缝合，从而关闭外耳道。

在面神经出颞骨处即茎乳孔处将其识别。面神经主干在乳突尖和外耳道软骨连线中点的垂直深面。识别面神经主干后，沿主干向腮腺内追踪，直至面神经颞支和颧支的近端被识别。

将二腹肌后腹和胸锁乳突肌于起点处切断，于颈深部识别颈内静脉和颈内、颈外动脉，并穿胶带加以标记。

去除外耳道皮肤、鼓膜、锤骨和砧骨。行开放式乳突切除术，去除乙状窦前后的骨质。

膝状神经节至茎乳孔的面神经充分轮廓化，显微剥离子剔除神经表面薄层骨壳。

显微剪剪断镫骨前后足弓后去除镫骨上结构。广泛磨除下份鼓骨，咬骨钳咬除乳突尖骨质。于咽鼓管上方颧弓根处磨出一可容纳面神经的隧道。

剪刀剪除茎乳孔处面神经周围的软组织，使其在该处游离。镰状刀切断乳突段面神经与骨管之间的纤维附着物，使面神经从骨管内游离出来。

用剥离子小心抬起鼓室段面神经直至膝状神经节，使其游离于骨管外。无齿镊夹住茎乳孔处面神经周围的软组织，使游离的面神经向前移位至颧弓根处的隧道内。同时在腮腺内构建一个隧道以容纳颞骨外段移位的面神经。隧道周围缝合软组织两针，并予纤维蛋白胶将位于咽鼓管上方骨管内的面神经固定，以防前移位的面神经脱出隧道外。

磨除迷路下气房，识别颈内动脉垂直段。使用大骨膜剥离子将下颌骨髁突与外耳道的前壁分开。为避免对面神经造成伤害，不再使用 Fisch 颞下窝牵开器。进一步磨除外耳道前壁，完全暴露颈内动脉垂直段。

在窦腔内外使用速即纱关闭乙状窦。乙状窦近端用速即纱行窦腔外压迫后，切开乙状窦，用大块速即纱分别向乙状窦远端和近端腔内填塞，直至无血液流出。通过这种技术，可以避免行硬脑膜切开，减少术后脑脊液漏的风险。

切断附着于茎突的结构。咬骨钳将茎突折断，用剪刀剪除茎突。用剪刀小心剪除进入颅底处颈内动脉周围的剩余纤维组织。

颈内静脉在颈部行双重结扎后切断。向上翻起颈内静脉，注意不要损伤后方的后组脑神经。如果副神经向颈内静脉外侧走行，为防止其受损伤，颈内静脉必须小心地通过神经下方向上翻起。必要时（如 TJPs 患者）可切除乙状窦外侧壁，切除范围可下至颈静脉球水平。切开颈静脉球侧壁后，出血主要来源于岩下窦及髁突导静脉开口处，可通过速即纱填塞控制出血。如果肿瘤局限侵犯硬脑膜内，切开硬脑膜，勿损伤内淋巴囊。

手术结束时，小块肌肉填塞咽鼓管咽口从而封闭咽鼓管。硬脑膜开口用肌肉填塞封闭。将固定缝合线由一侧硬脑膜边缘穿入，穿过填塞的肌肉，从另一侧硬脑膜边缘穿出，然后打结，即水密性缝合硬脑膜。术腔用腹部脂肪填塞，无须转颞肌瓣，而是将颞肌瓣复位缝合于脂肪外层。

少数情况下，颈内动脉可能存在明显的狭窄，或者由于前期放疗或手术，动脉壁变得脆弱。在试图切除颈动脉之前，必须进行球囊栓塞试验。最近引入的颈动脉支架植入为治疗那些可能需要术中处理颈内动脉的患者提供了新的选择。颈内动脉支架植入术的作用是使动脉和包绕动脉的肿瘤更容易移动，而不会有动脉壁撕裂造成无法控制的出血的危险。笔者一开始的经验是更多地进行颈动脉切除术。现在，因为担心中风、偏瘫和对侧颈内动脉瘤等术后不良后果，笔者的手术观点没有以前那么激进了。

对于大型 TJPs（侵犯颈内动脉水平段的 C3 型肿瘤或到达前破裂孔、扩展到海绵窦的 C4 型肿瘤），该入路与颞下窝 B 或 C 型入路联合用于切除肿瘤。

颞下窝 A 型入路见图 11.120。

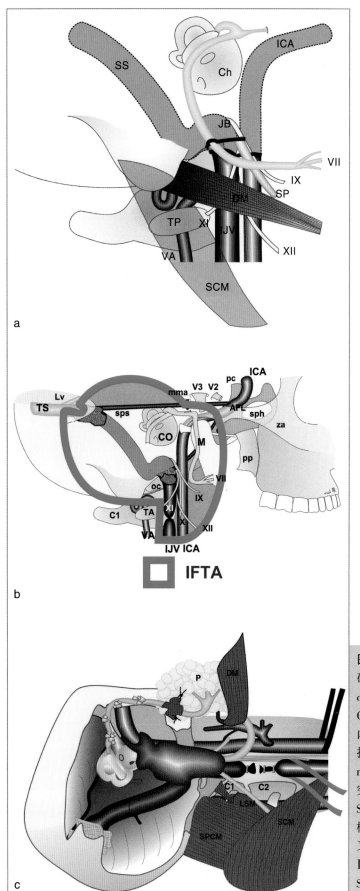

图 11.120　颞下窝 A 型入路（ITFA）示意图。a. 阻碍颈静脉球显露的示意图。b.ITFA 手术范围的示意图。c.ITFA 手术术野示意图。AFL: 前破裂孔；C1: 寰椎；C2: 枢椎；Ch: 耳蜗；DM: 二腹肌后腹；ICA: 颈内动脉；IJV: 颈内静脉；JB: 颈静脉球；LSM: 肩胛提肌；Lv: Labbé 静脉，即下吻合静脉；M: 下颌骨；mma: 脑膜中动脉；OC: 枕髁 e；P: 腮腺；pc: 床突；pp: 翼状板；SCM: 胸锁乳突肌；SP: 茎突；SPCM: 头夹肌；sph: 蝶窦；sps: 岩上窦；TP: 寰椎横突；TS: 横窦；V2: 三叉神经上颌支；V3: 三叉神经下颌支；Za: 颧弓；VA: 椎动脉；Ⅶ: 面神经；Ⅸ: 舌咽神经；Ⅺ: 副神经；Ⅻ: 舌下神经；CO: 耳蜗；SS: 乙状窦

小 结

由于颞骨和颅底结构的解剖复杂性，以及TJPs富含血管性和侵袭性生物学行为，因而对于TJPs的手术具有很大的挑战性。这些肿瘤通常表现为听力下降和搏动性耳鸣。当后组脑神经受累时，便可出现颈静脉孔综合征。耳镜检查通常表现为鼓膜后红色肿物。进行神经放射学检查后可明确诊断。检查包括含有骨窗的高分辨率颞骨CT扫描，钆增强或不增强的MRI扫描，数字减影血管造影（DSA）。放射学检查不仅对肿瘤的确诊和肿瘤的分型具有重要作用，而且对正确评估这些肿瘤也是必不可少的。神经放射医师应能告知外科医生：

- 骨质病变的详细信息。
- 颈静脉球和颈静脉孔区的累及情况。
- 颞骨的详细累及情况。
- 内耳是否累及。
- 面神经骨管与肿瘤的关系。
- 颈动脉管侵蚀及颈内动脉受累情况。
- 岩尖和斜坡的累及情况。
- 肿瘤与周边软组织的详细关系，例如：
  ○ 肿瘤向颈部延伸程度。
  ○ 颞下窝的累及情况。
  ○ 硬脑膜内外的侵蚀情况。

放射学检查还有助于确定肿瘤的上下延伸情况，伴发其他相关病变（如对侧颈静脉球瘤或颈动脉体瘤）的可能性，以及明确对侧乙状窦和颈内静脉的通畅性。在C型和D型肿瘤中，必须选择性地进行数字减影血管造影，且应包含同侧及对侧颈内外动脉和椎基底动脉系统的动脉造影检查。

血管造影的静脉相检查也非常重要。对颈外动脉的造影可确定肿瘤准确的供血血管，以便进一步对供血血管进行栓塞。在所有C型和D型肿瘤中，供血血管栓塞是基本原则。

颈内动脉造影可显示颈动脉在鼓室和海绵窦内的分支血管情况，以及肿瘤侵蚀动脉的确切状态。椎-基底动脉系统的血管造影可显示向颅内扩展的肿瘤的血供，这些血供来自肌肉、脑膜及脑实质（PICA，AICA）分支。若椎-基底动脉系统的分支血管参与肿瘤供血，则提示肿瘤硬脑膜内侵犯。同时该检查也提供了可能栓塞肌支或脑膜支的指征。当动脉造影显示颈内动脉水平段明显受侵犯时（C3和C4型肿瘤），需行球囊闭塞试验以评估侧支循环的情况以及牺牲颈内动脉的可行性。在一些特定的情况下，当暂时性的球囊闭塞试验为阴性时，可能需要在手术前30~40d对动脉进行永久性闭塞。最近引入的术前颈动脉支架植入为治疗那些可能需要术中处理颈内动脉的患者提供了新的选择。

1978年，Fisch教授将这些病变分为四型：A、B、C和D型肿瘤。他介绍了颞下窝A型入路的手术方案，用于治疗位于颈静脉孔区的肿瘤，而由于面神经存在于术野中央，以及颈内动脉和岩尖部位的不可暴露性，当时认为颈静脉孔区肿瘤是无法手术的。为了克服这些障碍，Fisch教授提出了面神经前移位方案，从而可直接控制颞骨内全程颈内动脉，同时为大静脉窦的处理提供了良好术中控制。这种手术入路唯一的缺点是因封闭中耳而致术后永久性的传导性听力下降。

颞下窝A型入路通常用于C型和D型肿瘤的切除。

对于侵犯硬脑膜内直径超过2cm的病例，应采用分期手术方案，一期手术后6~8个月行二期手术，以切除肿瘤的硬脑膜内部分。一次性手术尝试切除整个肿瘤发生术后脑脊液漏的风险高，而分期手术策略避免了术后脑脊液漏的高风险性。造成这种风险的原因在于一次性切除整个肿瘤时需要将被肿瘤浸润的硬脑膜大面积切除，因而蛛网膜下腔与颈部巨大开放腔隙相通。采用分期手术的策略后，笔者从未出现过脑脊液漏的病例。

综上所述，颞下窝入路为进入侧颅底提供了广阔的途径。对重要动脉和静脉窦的充分暴露和规范化处理大大减少了术中出血。神经放射科医师术前对肿瘤累及范围的评估、术前肿瘤栓塞和对被肿瘤侵蚀的颈内动脉永久性闭塞（在可行的情况下）是手术成功的先决条件。因此，神经放射学专家与颅底外科医师之间的密切合作是至关重要的。颅底病变罕见，且诊治尤为棘手。为避免一切严重不良后果，这类疾病应该限定在专门的外科中心进行诊治。

12

少见的鼓室内肿物

汤文龙 译

12 少见的鼓室内肿物

摘 要

许多疾病都可以表现为完整鼓膜内的鼓室内肿物：如肿瘤或肿瘤样疾病（面神经瘤、颞骨脑膜瘤、后组颅神经鞘瘤、颞骨软骨肉瘤等），解剖变异（高位颈静脉球、异常颈内动脉）等。尽管耳镜检查在诊断这些疾病中扮演了重要的角色，但由于影像学检查的诊断价值，所以仍应在手术或活检之前进行 CT 和 MRI 等检查。面神经瘤和颞骨脑膜瘤的治疗会在本章节中深入讨论。

关键词

鼓室内肿物 面神经瘤 脑膜瘤 软骨肉瘤 后组颅神经鞘瘤 异常颈内动脉 高位颈静脉球

12.1 鼓室内肿物的鉴别诊断

许多疾病都可以表现为完整鼓膜内的鼓室内肿物。一份详细的病史、听力学和影像学评估对于做出正确的诊断是必不可少的。表 12.1 总结了可表现为鼓室内肿物的常见疾病。关于每种疾病的详细资料可参考相关章节。

表 12.1 可表现为鼓室内肿物的疾病

解剖变异
高位颈静脉球
异常颈内动脉
肿瘤和肿瘤样疾病
先天性胆脂瘤
医源性胆脂瘤
鼓室颈静脉副神经节瘤
面神经瘤（鞘膜瘤，血管瘤）
类癌瘤
腺瘤，腺癌
脑膜瘤（原发或继发于颞骨受侵）
颈静脉孔区脊索瘤，软骨肉瘤（伴侵袭颞骨）
横纹肌肉瘤
其他类型
脑膜脑膨出

12.2 脑膜瘤

该类疾病将在如下图片中加以描述（图 12.1~图 12.19）

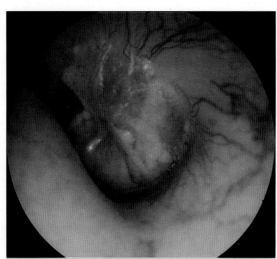

图 12.1 左耳。该患者的唯一症状是吞咽困难。在鼓室内内可见非搏动性肿物。肿物色白而不是副神经节瘤特征性的红色。CT 和 MRI 扫描显示脑膜瘤侵及颞骨后表面

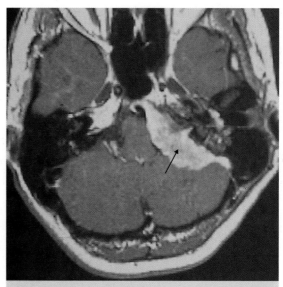

图 12.2 图 12.1 患者的 MRI。可见巨大后颅窝脑膜瘤位于岩骨后表面

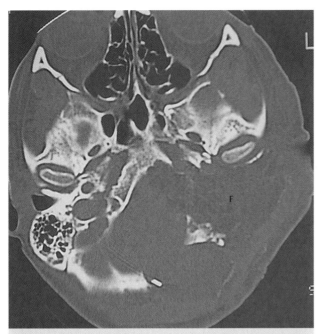

图 12.3 图 12.1 患者术后 CT 扫描。通过改良经耳蜗径路切除了肿瘤，用腹部脂肪（F）填塞术腔

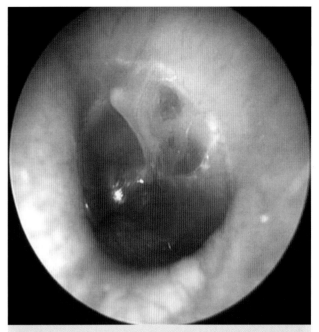

图 12.4 左耳。可见粉红色非搏动性鼓室内肿物。该患者 40 岁，因持续性颞枕区头痛、左耳听力下降及眩晕至本中心就诊。神经放射学检查显示为一例源于颈静脉孔的巨大肿瘤（图 12.5~图 12.7），结果证实为脑膜瘤。肿瘤通过分期手术予以切除（一期切除硬脑膜外和颈部瘤体，二期切除硬脑膜内瘤体）

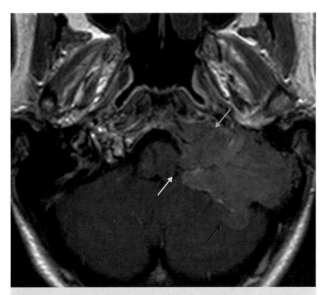

图 12.5 同一病例的 MRI，轴位片（T1 加权 + 钆增强）。病变扩展至后颅窝。小脑：红色箭头；延髓：黄色箭头；颞下窝：绿色箭头

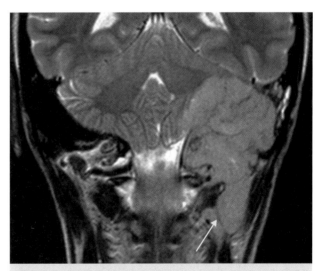

图 12.6 同一病例 MRI，冠状位（T2 加权像）。注意病变的颈部扩展（箭头）

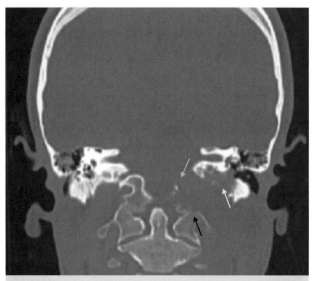

图 12.7 同一病例的冠状位 CT 扫描。注意病变对颞骨和颈静脉孔区骨质的广泛侵袭（黄色箭头）。左侧颈静脉结节已完全被病变侵犯（绿色箭头），开始浸润枕髁（红色箭头）。同时可见瘤内钙化

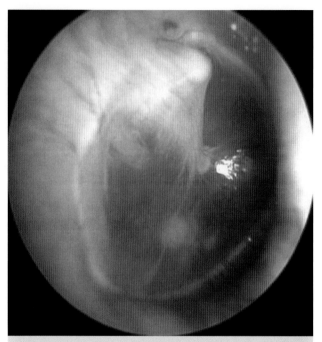

图 12.8 右耳。67 岁脑膜瘤患者。耳镜显示一红色无搏动的鼓室内肿物。主诉右耳胀满感，间断搏动性耳鸣，头晕。考虑到患者的年龄、症状、手术治疗的高并发症发生率和病变自然生长缓慢等因素，故而采取等待和随访的治疗策略。确诊后随访两年，病变并没有进一步发展

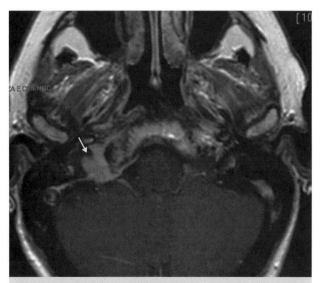

图 12.9 同一病例的 MRI 轴位图像（T1 加权＋钆增强）。显示颈内动脉被瘤体包裹（黄色箭头），以及肿瘤与硬脑膜的广泛粘连（即脑膜尾征）

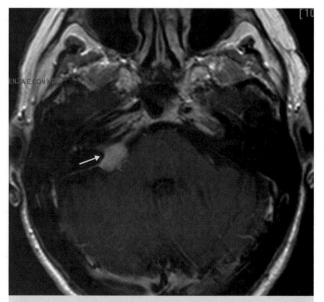

图 12.10 同一病例的 MRI 轴位图像（T1 加权＋钆增强）。肿瘤扩展至内听道和桥小脑角（黄色箭头）

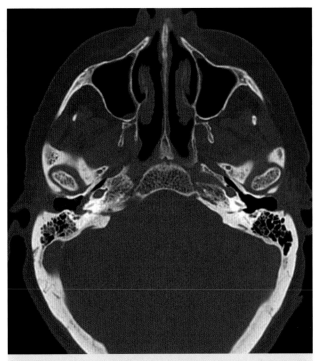

图 12.11 同一病例的轴位 CT 图像，可见肿瘤扩展进入中耳腔（箭头）

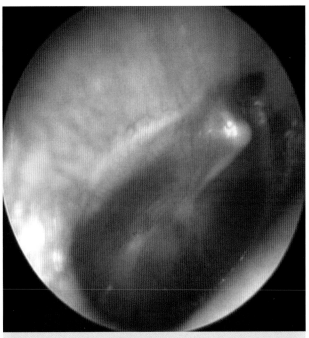

图 12.12 右耳。岩斜区脑膜瘤。耳镜显示在鼓室前下象限有一粉红色非搏动性肿物。由于咽鼓管被肿瘤堵塞导致中耳积液（注意观察鼓膜浑浊）

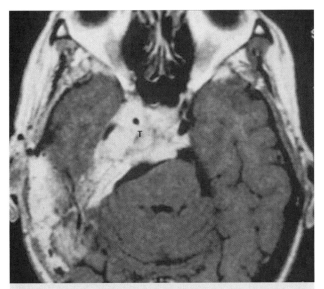

图 12.13 同一病例的轴位 MRI（T1 加权 + 钆增强），显示肿瘤的扩展范围

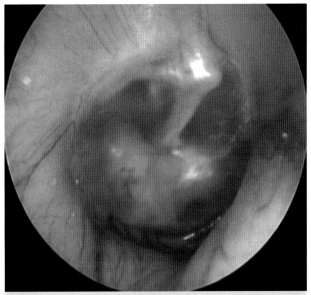

图 12.14 右侧巨大脑膜瘤扩展至后颅窝、颞下窝、颈部和对侧。这一 41 岁患者拒绝手术治疗并于放射治疗 2 年后死亡

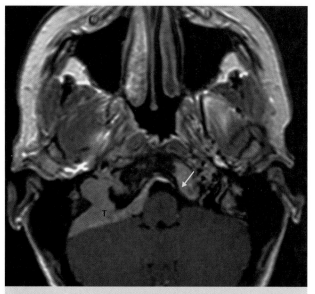

图 12.15　同一病例 MRI 显示病变向对侧扩展（箭头）。由于肿瘤包裹了重要结构并且极易复发，因此完全切除肿瘤（T）是不可能的

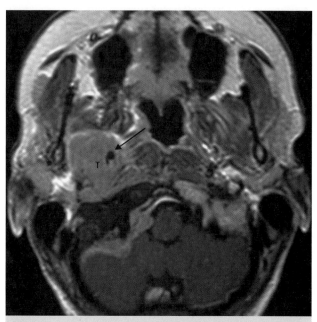

图 12.16　同一病例 MRI 显示肿瘤扩展至颞下窝。颈内动脉被病变所包裹并移位（箭头）

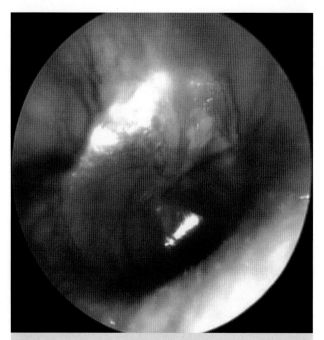

图 12.17　另一 42 岁女性颅底脑膜瘤患者，表现为鼓室内非搏动性肿物。肿瘤起源于颈静脉孔，因存在较大的硬膜内部分所以进行了分期手术切除。分期手术避免了一期手术后脑脊液漏至颈部的风险（本例手术入路采用颞下窝径路 A 型）

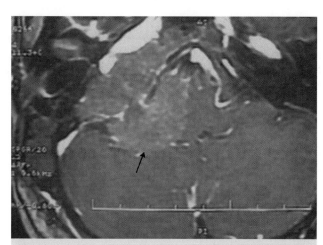

图 12.18　同一病例轴位 MRI。注意肿瘤与硬膜的广泛接触和硬膜内部分（红色箭头）

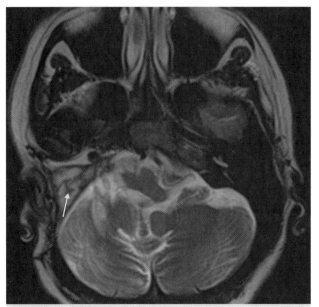

图 12.19 术后 MRI（二期手术后 2 年）。肿瘤已被完全切除并且术腔填塞腹部脂肪（箭头）

12.3 后组颅神经鞘瘤

该类疾病将在如下图片中加以描述（图 12.20~图 12.25）。

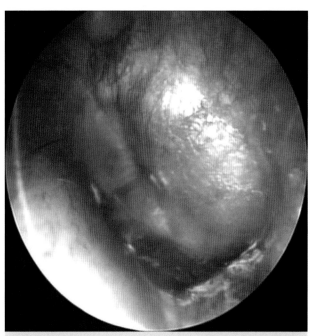

图 12.20 左耳。后组颅神经鞘瘤。耳镜显示一鼓室内隆起。在下鼓室亦可见一粉红色肿物。该患者接受了为期两年的跟踪随访。由于肿瘤继续生长并开始出现左侧舌咽和迷走神经麻痹，因此决定通过经耳蜗—经乙状窦径路切除肿瘤

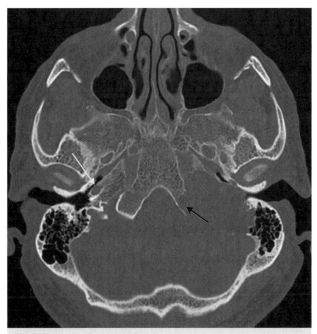

图 12.21 同一病例的轴位 CT 扫描。肿瘤侵犯颈静脉孔区，包裹颈内动脉垂直部（黄色箭头指示病变对侧无肿瘤侵犯的颈内动脉）并侵犯斜坡（红色箭头）

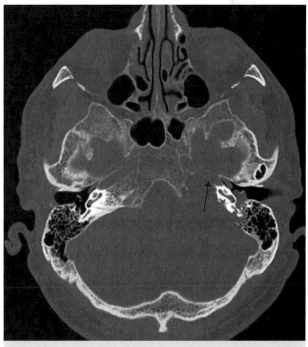

图 12.22 同一病例的轴位 CT 扫描。可见肿瘤已累及颈内动脉水平部的内侧壁（箭头所示）

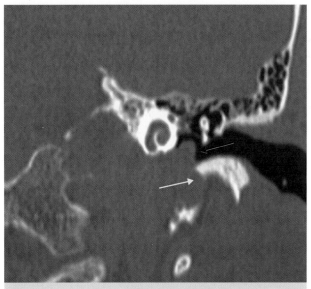

图 12.23　冠状位 CT 扫描，显示肿瘤向外扩展至中耳腔（红色箭头）。肿瘤自颈静脉孔区域扩展侵犯下部的鼓骨（黄色箭头）

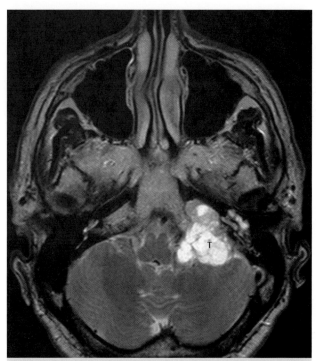

图 12.24　同一病例的轴位 T2 加权 MRI 扫描。可见肿瘤（T）形态呈哑铃形

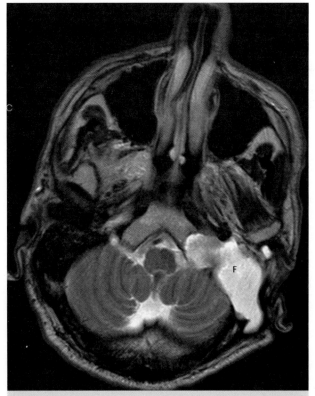

图 12.25　同一病例的术后 MRI。可见肿瘤已被完全切除，术腔用腹部脂肪封闭

12.4　颈静脉孔软骨肉瘤

该类疾病将在如下图片中加以描述（图 12.26~图 12.30）。

12.5　面神经瘤

该类疾病将在如下图片中加以描述（图 12.31~图 12.63）。

12.6　异常颈内动脉

该类疾病将在如下图片中加以描述（图 12.64，图 12.65）。

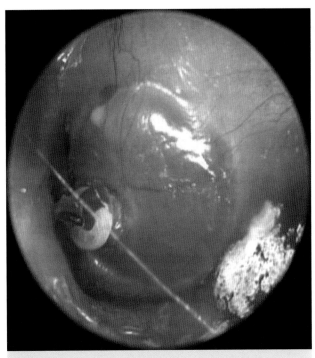

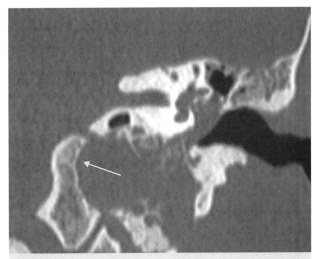

图 12.27　同一病例冠状位 CT 扫描。肿瘤自颈静脉孔扩展至中耳，可见颈静脉孔和枕髁区域不规则的骨质侵蚀（箭头）

图 12.26　左耳。整个鼓膜都被一非搏动性鼓室内肿物所胀起。这一 45 岁女性患者先前因怀疑存在胶耳而在其他医院行经鼓膜置管术。置管一个月后，病情进一步进展，出现左侧舌咽和迷走神经麻痹的症状。行 MRI 检查后发现存在颈静脉孔区病变，后被证实为软骨肉瘤。颅骨软骨肉瘤为一生长缓慢、具有局部侵袭性的恶性肿瘤。软骨肉瘤很少发生转移，因此局部控制为该类肿瘤的治疗目标，理想的治疗方案是将肿瘤彻底切除。在一些对手术有禁忌证以及肿瘤已进行部分切除或伴有很高的复发风险的病例，放射治疗也是一种替代的治疗方法。质子束放射治疗、伽马刀或射波刀、分段放疗经常被用于该类疾病的辅助治疗

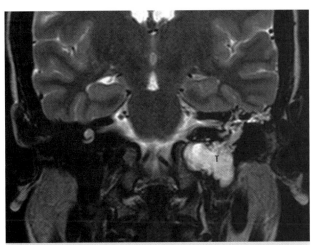

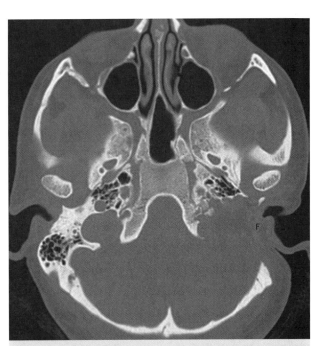

图 12.28　同一病例的冠状位 MRI 扫描（T2 加权）。肿瘤（T）呈分叶状破坏性生长

图 12.29　术后轴位 CT 扫描。经颞下窝径路 A 型全切肿瘤。术腔由腹部脂肪组织封闭。患者经辅助质子束放射治疗

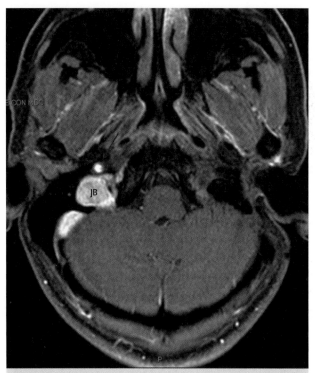

图 12.30 术后轴位 MRI 扫描（手术后 3 年，T1 加权 + 钆增强）。未见复发迹象。同侧颈静脉球和颈内动脉垂直部术前因肿瘤侵犯而闭塞（JB 为对侧颈静脉球，箭头所示为对侧颈内动脉垂直部）

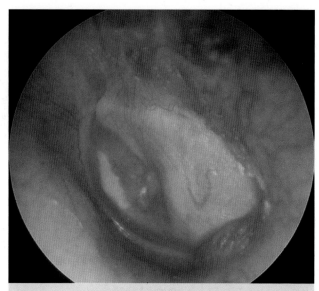

图 12.31 左耳。可见白色的鼓室内肿物使鼓膜后象限隆起。外耳道后下部可见一红色小肿物（位于鼓环外侧）。患者主诉左耳听力下降伴非搏动性耳鸣 2 年。近 3 个月出现左侧面神经麻痹（见后续图）

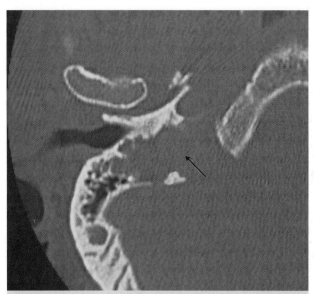

图 12.32 图 12.31 病例的轴位 CT 扫描。肿瘤以左侧颈静脉孔为中心（箭头）

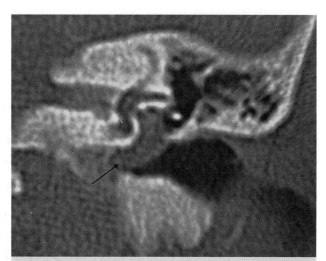

图 12.33 冠状位 CT 扫描。肿瘤通过侵入颈静脉球上方的骨板，扩展至下鼓室

图 12.34　轴位 MRI，显示以颈静脉孔为中心的肿瘤（T，肿瘤）

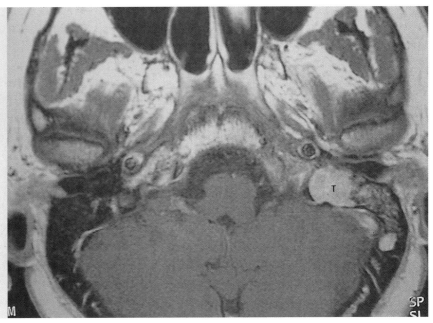

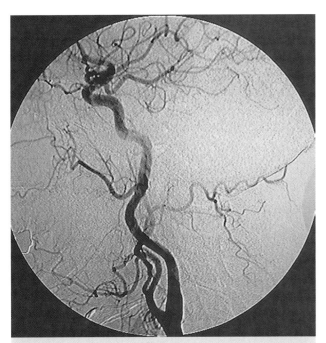

图 12.35　血管造影检查并未显示出副神经节瘤特征性的瘤体充盈影。术中证实该肿瘤为面神经瘤，随后得到组织病理学确认。肿瘤起源于面神经乳突段并扩展至颈静脉球

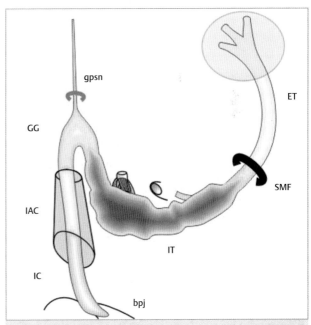

图 12.36　图 12.30 中病例的示意图。肿瘤起源于面神经乳突段。bpj：绒球脑桥连接处；ET：面神经颞外段；GG：膝状神经节；gpsn：岩浅大神经；IAC：内听道；IC：脑池内；IT：颞骨内；SMF：茎乳孔

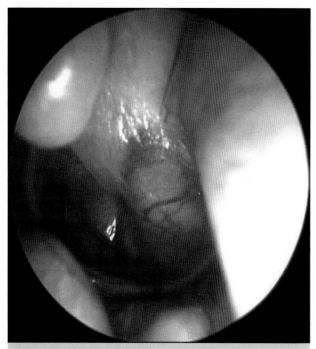

图 12.37 左耳。粉红色鼓室内非搏动性肿物。患者表现出轻微的面神经功能障碍（House-Brackmann Ⅱ级）。神经放射学检查提示为乳突段面神经瘤。对本例患者进行定期随访。同时可见外耳道外生骨疣

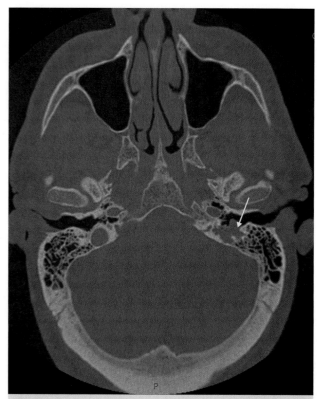

图 12.38 同一病例轴位 CT 扫描。可见一软组织团块位于面神经第三段的区域（箭头）

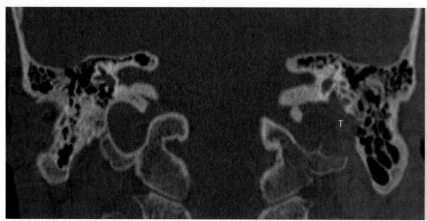

图 12.39 同一病例 CT 扫描。肿瘤（T）导致乳突段面神经管受到明显的侵蚀

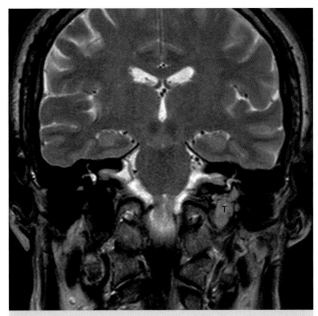

图 12.40 同一病例冠状位 MRI 扫描（T2 加权）。可见肿瘤（T）在紧邻颈静脉球区域呈高信号

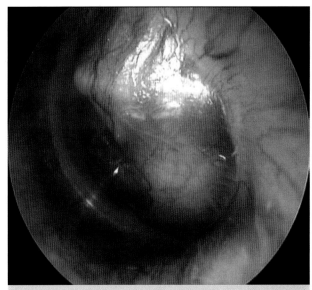

图 12.41 与图 12.31 和图 12.37 相似的病例。该患儿表现为近 18 个月以来面神经功能减退

图 12.42 冠状位 CT 显示一软组织团块位于面神经鼓室段（T）

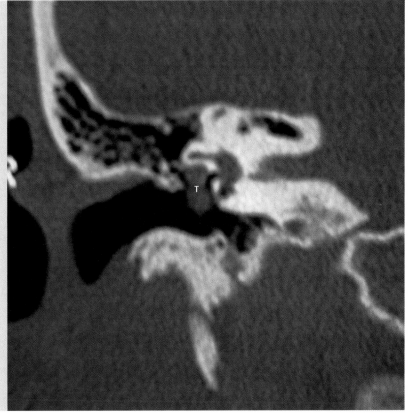

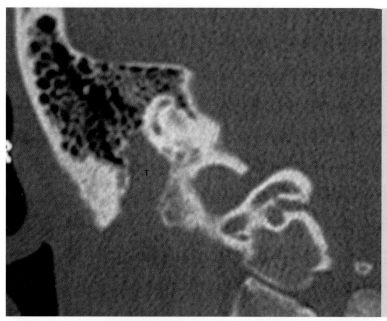

图 12.43 在更靠后的扫描层面，可见肿物侵犯乳突段面神经并扩大面神经管（T）。计划对该患者经乳突径路手术切除肿物

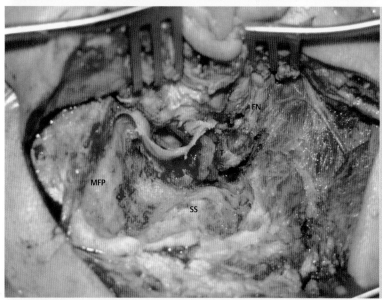

图 12.44 术中照片。面神经（FN）已从鼓室段至腮腺内段起始处作全程减压。可见肿瘤（T）从砧骨短脚（I）内侧的第二膝一直延续到腮腺段的起始处。MFP：颅中窝脑板；SS：乙状窦

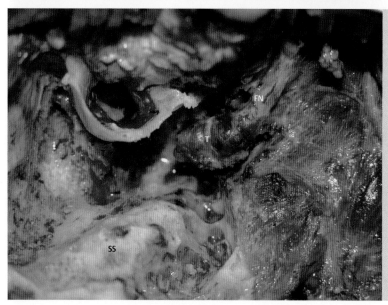

图 12.45 术中照片。开始进行肿瘤（T）切除。注意残留在第二膝处的肿瘤同样应该切除。FN：面神经；SS：乙状窦

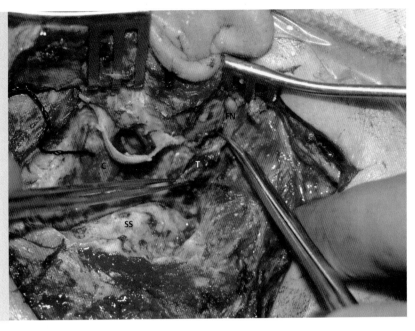

图 12.46　术中照片。正在切除肿瘤（T）最后残余的部分，暴露出正常面神经组织。C：覆盖面神经近端的棉片；FN：正常面神经组织；SS：乙状窦

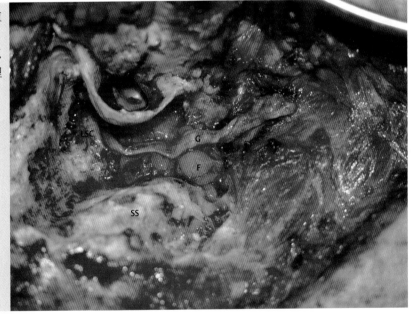

图 12.47　术中照片。用脂肪（F）为移植物提供移植床。用足够长的耳大神经（G）桥接面神经的近端和远端。腓肠神经可以作为移植物的替代选择。肿瘤经组织病理学检测证实为面神经瘤。LSC：外半规管；SS：乙状窦

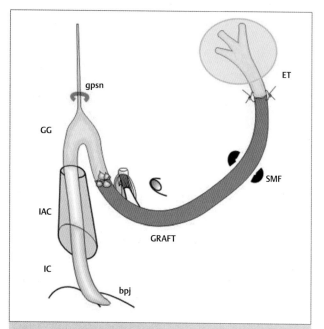

图 12.48 示意图显示了图 12.46 中乳突段和颅外段面神经损伤的修复方法。吻合面神经颅外段残端需用细的尼龙丝线，而颅内段和颞骨内段面神经的吻合则仅需使用筋膜和生物蛋白胶。bpj：绒球脑桥连接处；ET：面神经颅外段；GG：膝状神经节；gpsn：岩浅大神经；IAC：内听道；IC：脑池内；IT：颞骨内；SMF：茎乳孔；GRAFT：移植的神经

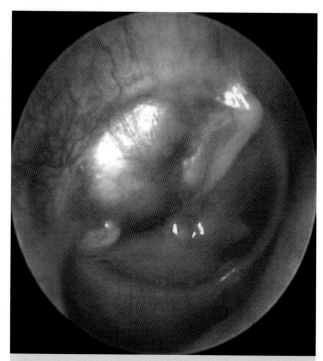

图 12.49 右耳。面神经肿瘤侵犯膝状神经节和面神经第二段。此 25 岁患者仅表现为传导性耳聋，因此采取随访的治疗方案

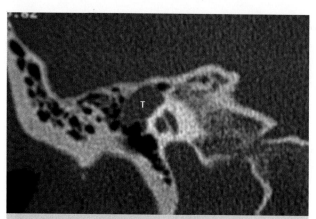

图 12.50 同一病例的冠状位 CT 扫描。肿瘤（T）导致膝状神经节区域的扩大。肿瘤并未侵犯耳蜗

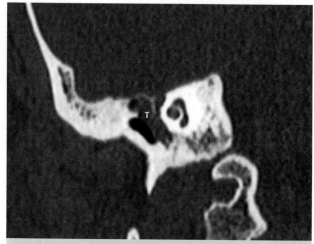

图 12.51 同一病例的冠状位扫描。肿瘤侵犯面神经第二段。肿瘤并未侵犯耳蜗

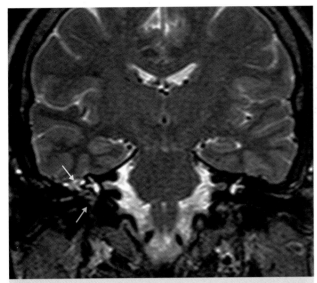

图 12.52 同一病例的冠状位 MRI 扫描（T2 加权）。可见肿瘤位于膝状神经节区域，与颅中窝脑板相邻（黄色箭头）。可见明显的中耳积液（绿色箭头）

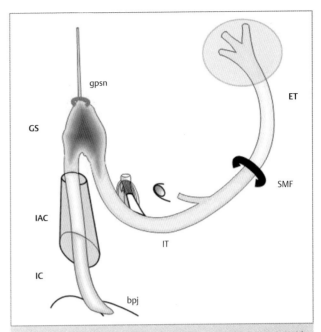

图 12.53 图 12.49 病例的示意图。肿瘤侵犯面膝状神经节和鼓室段面神经。bpj：绒球脑桥连接处；ET：面神经颞外段；GG：膝状神经节；gpsn：岩浅大神经；IAC：内听道；IC，脑池内；IT：颞骨内；SMF：茎乳孔

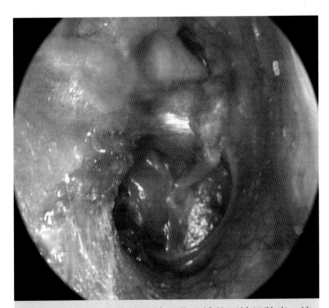

图 12.54 另一侵犯膝状神经节区域的面神经肿瘤。该患者之前因怀疑有上鼓室胆脂瘤而在其他医院行上鼓室开放术。耳镜检查可见明显的鼓膜内陷。患者骨导正常。考虑到患者开始面瘫，故行颅中窝—经乳突联合入路以切除肿瘤。术后一年患者面神经功能 Ⅲ 级

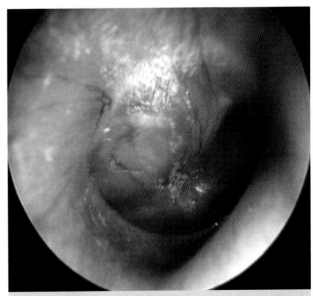

图 12.55 与图 12.49 相类似的病例。患者面瘫（Ⅳ级）同时因耳蜗受侵犯而出现听力下降

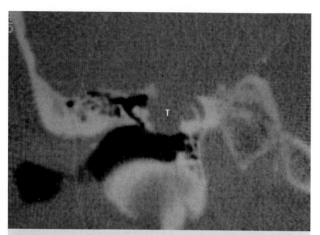

图 12.56　同一患者冠状位 CT 扫描。肿瘤（T）侵犯耳蜗和颅中窝脑板。患者行经耳蜗径路以切除肿瘤，同时行腓肠神经移植吻合。术后 1 年患者面神经功能恢复至Ⅲ级

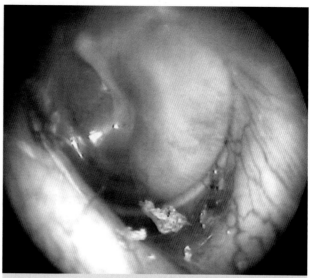

图 12.57　左耳。另一面神经瘤侵犯面神经第三段的病例。耳镜下可见一鼓室内肿物

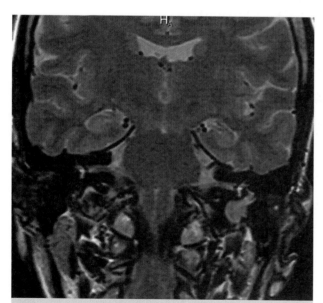

图 12.58　同一病例磁共振扫描。肿瘤（T）与颈静脉球区域关系紧密

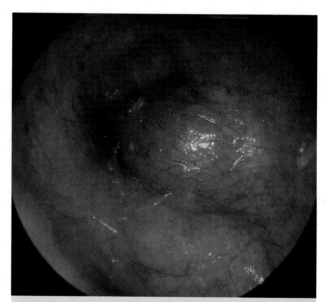

图 12.59　左耳。肿物凸入外耳道后部。患者主诉左侧轻微听力下降伴左侧面瘫（Ⅲ级）6 个月

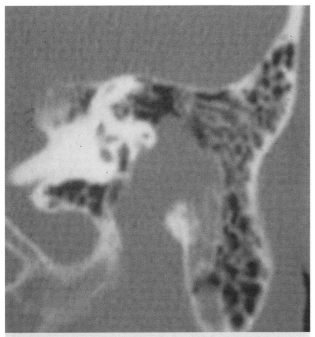

图 12.60 CT 扫描显示肿瘤侵犯面神经垂直部

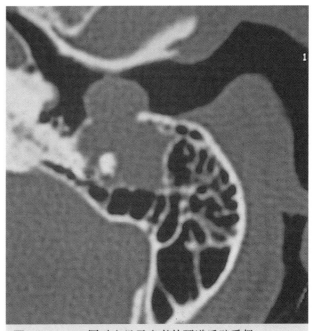

图 12.61 CT 同时也显示患者外耳道后壁受侵

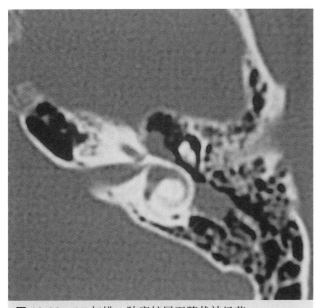

图 12.62 CT 扫描。肿瘤扩展至膝状神经节

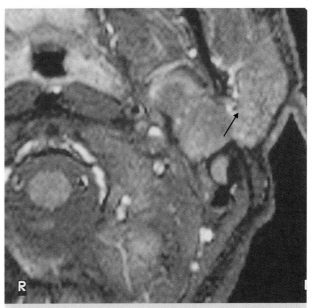

图 12.63 MRI 显示肿瘤扩展至腮腺区域（箭头）。行颅中窝—经乳突伴腮腺扩展联合径路切除肿瘤。术中证实肿瘤为自腮腺扩展至迷路段的面神经瘤。肿瘤切除后用腓肠神经进行重建

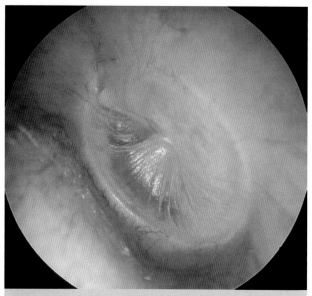

图 12.64　左耳。可见鼓膜的前下象限有一小的红色搏动隆起物。凭耳镜表现易误诊为鼓室副神经节瘤

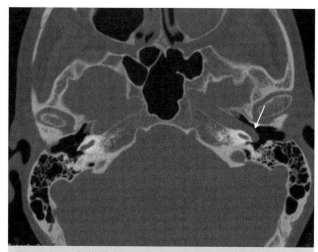

图 12.65　高分辨率 CT 扫描诊断为颈内动脉异位

12.7　颈内动脉动脉瘤

　　该类疾病将在如下图片中加以描述（图 12.66~图 12.70）。

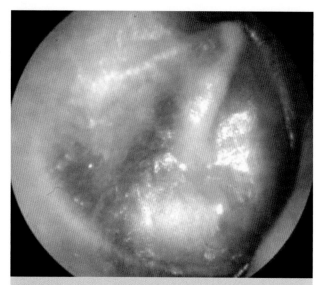

图 12.66　右耳。45 岁男性患者耳镜检查发现鼓室内搏动性肿物。耳镜检查推测为鼓室—颈动脉副神经节瘤。CT 和 MRI 扫描显示为岩段颈内动脉动脉瘤。下一步行介入弹簧圈栓塞治疗。这一病例强调了在手术治疗鼓室内肿物前行神经放射学检查的重要价值

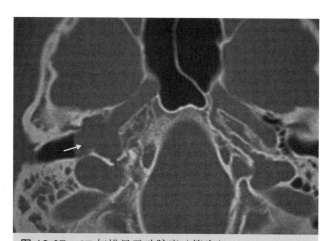

图 12.67　CT 扫描显示动脉瘤（箭头）

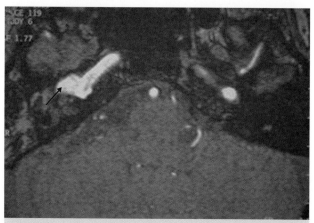

图 12.68　MRI 扫描显示动脉瘤（箭头）

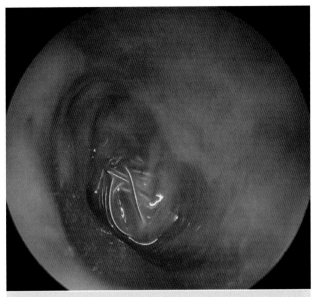

图 12.69　耳镜下可见用于塞闭岩段颈内动脉动脉瘤的弹簧圈

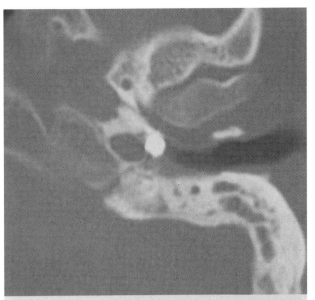

图 12.70　图 12.69 病例的 CT 扫描显示已被弹簧圈栓塞的动脉瘤

12.8　高位颈静脉球

该类疾病将在如下图片中加以描述（图 12.71~图 12.82）。

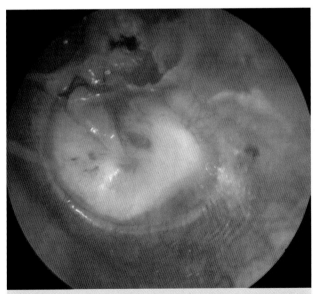

图 12.71　左耳。鼓室硬化侵及整个鼓膜。上鼓室内可见胆脂瘤侵及，在鼓膜后下象限可见蓝色肿物。CT 扫描（图 12.72）证实该肿物为高位颈静脉球

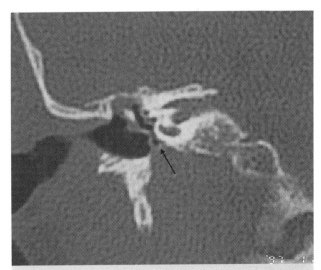

图 12.72　同一病例的 CT 扫描图像。可见高位颈静脉球凸入中耳腔无骨质覆盖（箭头）

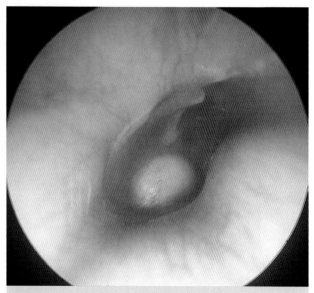

图 12.73 右耳。另一高位颈静脉球的病例，为一年轻男性患者，其表面可见有一薄层骨质覆盖同时合并颅底畸形（见后续图片）

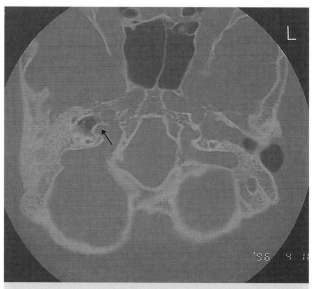

图 12.74 CT 轴位扫描。可见颈静脉球凸入中耳腔（箭头）

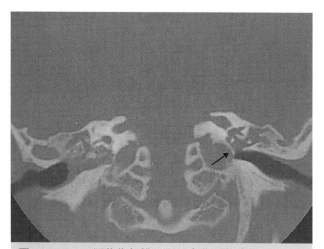

图 12.75 CT 冠状位扫描。可见高位颈静脉球

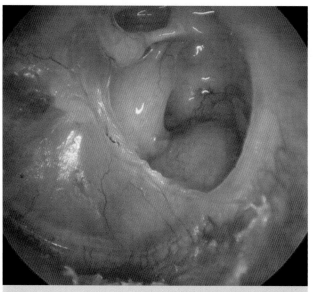

图 12.76 左耳。通过鼓膜后方的穿孔可见裸露的高位颈静脉球到达圆窗水平

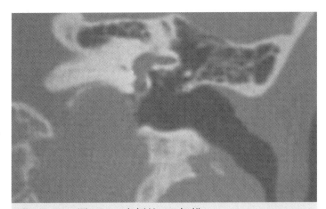

图 12.77 图 12.76 病例的 CT 扫描

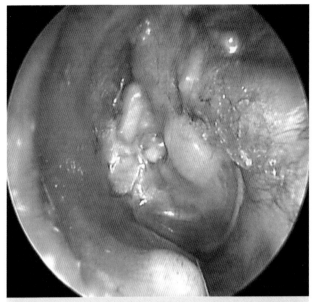

图 12.78 高位颈静脉球（箭头），曾行开放式鼓室成形术

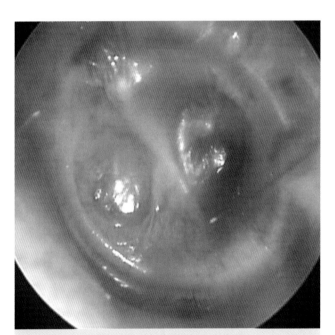

图 12.79 左耳。另一高位颈静脉球病例。CT 扫描可见裸露的颈静脉球接近前庭窗水平（图 12.80）。同时可见中耳通气功能障碍伴鼓膜内陷

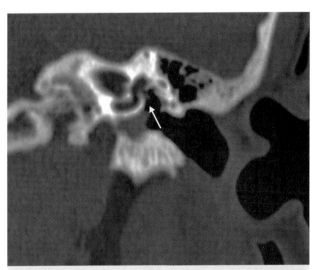

图 12.80 同一病例冠状位 CT 扫描。提示裸露的颈静脉球接近前庭窗水平（箭头）

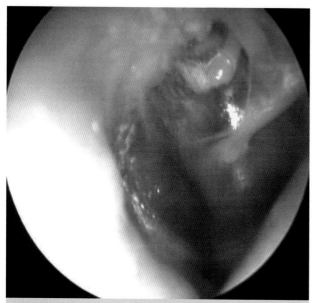

图 12.81　另一高位颈静脉球病例。同时可见后方鼓膜内陷伴鼓膜与砧骨粘连

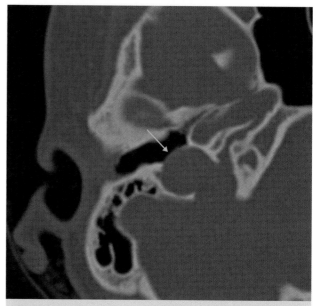

图 12.82　同一病例 CT 轴位扫描，显示中耳腔内裸露的高位颈静脉球（箭头）

小结：脑膜瘤

后颅窝脑膜瘤是桥小脑角区第二常见的肿瘤。这类肿瘤与听神经瘤相比有更多的并发症和更高的死亡率。

由于这类肿瘤位置深在、常常涉及重要的神经血管结构，得到诊断之前肿瘤已经很大，而且经常会侵及脑膜和骨质，因此切除肿瘤时可能导致很多并发症。最理想的结果是首次手术全切肿瘤避免术后复发。根据每一位患者的个体情况采用一系列有针对性的手术入路可以在彻底切除肿瘤的同时减少并发症的发生。

一般来说，理想的手术入路应该是在尽量减少或避免脑组织牵拉的同时全切肿瘤。肿瘤所在的部位是选择手术入路最关键的因素。其他需要考虑的因素包括肿瘤的大小、患者的年龄及一般状况、术前颅神经功能状态。

对于肿瘤位于内听道后方、术前听力良好的年轻患者可采用乙状窦后入路。而老年患者则采取经迷路径路避免脑组织牵拉更为稳妥。当肿瘤侵及颈静脉孔时，应采用 POTS 入路（岩－枕－跨乙状窦入路）。

位于内听道前方的小肿瘤可采用颅中窝经岩骨入路。对于大的岩斜区病变，由于位置深在、与脑干关系密切、同时涉及重要神经血管结构，因此不论术前听力情况如何均应采用改良经耳蜗径路。该入路术野大、暴露直接，无须牵拉脑组织及脑干就可以在直视下处理病变，而且可以切除受侵的脑膜和骨质。

虽然大部分岩斜区脑膜瘤可以全切，但有些病例出于安全考虑可以进行次全切，例如肿瘤与脑干间的蛛网膜界面消失或者全切肿瘤可能导致穿支动脉破裂等情况。

神经放射学评估是做出手术决策的基础。增强 CT 扫描对骨质的评估，钆增强 MRI、数字减影血管造影等影像学检查对于每一个病例都具有重要意义。

神经放射科医生应在术前为术者提供以下信息：

- 肿瘤与邻近结构的解剖关系。
- 肿瘤的密度。
- 血供情况。
- 肿瘤周围水肿。
- 肿瘤－脑干界面。
- 对硬膜和骨质的侵犯情况。
- 肿瘤与椎－基底动脉系统和颈动脉系统的

关系。

● 术前对肿瘤进行介入栓塞的必要性。

这类肿瘤的主要血供来源于大的硬脑膜动脉。然而，肿瘤的主要血供也可能来自软脑膜动脉或者是发自颈内动脉或椎动脉的脑膜支。根据血管造影的资料来决定是否进行栓塞。如果需要，可在手术前几天进行。术前栓塞不但可以减少术中出血，同时也可以使一定数量的肿瘤组织坏死，使得一些肿瘤更容易切除。

神经放射科医生和颅底外科医生的紧密合作可以使这些具有挑战性的脑膜瘤取得更理想的治疗效果。

小结：面神经瘤

虽然面神经肿瘤在导致面神经麻痹的病因中只占5%，但在面神经麻痹的鉴别诊断中应该考虑到面神经瘤的可能性。不幸的是，由于面神经瘤较少见、临床表现呈多样性以及其临床表现与其他疾病相似，使面神经瘤的诊断变得十分困难。

面神经功能障碍是面神经瘤最常见的临床症状，可以是典型的进行性麻痹，也可能是突发性或复发性麻痹或半面痉挛。在有些病例中，面神经功能甚至是正常的。因此所有表现为进行性麻痹的患者都应考虑到面神经瘤的可能，直到证实为其他疾病为止。而且所有麻痹持续超过4周的Bell面瘫（贝尔面瘫）及复发性面瘫都应进行进一步的检查以排除面神经瘤的可能。

另一个常见的临床表现是听力下降。传导性耳聋多为肿瘤侵及中耳、造成听骨链运动受阻所致。感音神经性耳聋则是内耳受累或是肿瘤扩展至内听道所致。

多数面神经瘤在得到诊断时瘤体已较大。一个原因是面神经可以随着肿瘤的增大而自我调节，直到压力较大才发生面神经麻痹。另一个原因是从出现症状开始多数需要经过相当长的时间才能得到诊断。由于在某些病例中缺乏典型的临床症状，一些可疑症状和体征应引起高度怀疑，

这样有助于本病的早期诊断。常用的诊断方法包括听力检查、前庭功能检查、ABR。面神经功能的电生理检查对此类疾病的诊断帮助很小或毫无诊断价值。一些作者对上述检查在面神经瘤诊断中的价值提出质疑（Dort，Fish，1991；Neely，Alford，1974）。

影像学的发展对于面神经瘤的诊断具有较大的价值。在CT上的特征性表现是：增强的软组织肿块；通常位于膝状神经节附近；界限清晰的骨质破坏和面神经骨管的扩大。高分辨率CT是目前判断中耳、内耳是否受累的最好方法。但钆强化MRI是术前评估肿瘤扩展范围，特别是侵及内听道、桥小脑角和／或腮腺时的最好方法。在手术前所有患者都应完善CT、MRI检查，二者互补，帮助医生选择合适的手术入路以切除肿瘤。应注意：面神经瘤可以出现神经内蔓延，这时即便是强化MRI也可能无法明确其范围，因此手术时应有暴露面神经全程的准备。

这类疾病的鉴别诊断包括听神经瘤、先天性胆脂瘤、鼓室颈静脉副神经节瘤、面神经血管瘤和腮腺肿瘤。诊断的主要困难在于硬膜内面神经瘤，常常会和听神经瘤相混淆。除了少数扩展至膝状神经节的病例是在术前得到诊断的，大部分硬膜内面神经瘤都是在术中明确诊断的。

岩骨先天性胆脂瘤在临床上少见，通常表现为听力下降和面肌无力或麻痹，所以易误诊为面神经瘤。而且先天性胆脂瘤在CT上的表现也是边界光滑的膨胀性生长，在MRI上呈T1低／等强信号，T2高信号。区别二者的方法是进行强化扫描，面神经瘤强化而胆脂瘤不强化。

面神经瘤的治疗原则是全切肿瘤，修复或保留面神经功能，并保存听力。手术入路的选择取决于病变的范围和术前的听力水平，总体的治疗原则是手术切除肿瘤。目前在术前无面神经麻痹或轻度麻痹患者的治疗上存在一些争论。对这些患者，有的医生选择延期手术，因为手术会造成术后不可避免的面瘫，恢复程度不超过House-

Brackmann Ⅲ级。对这类患者，术前良好的沟通非常重要。

患者的年龄也是应该考虑的一个重要因素，如果患者年轻，应尽早手术切除以避免以后肿瘤进一步生长侵入颅内或向颞骨外扩散，使手术困难、术后并发症增加；而且肿瘤的生长会导致面神经纤维的退行性变与再生，神经远端胶原化，使接下来重建后面神经功能恢复效果不佳。另一个原因是肿瘤具有潜在的侵蚀性，大约20%的患者出现耳囊受侵。而对于伴有轻度或不伴有面瘫的老年患者，如果需要手术，单独进行面神经减压也是可行的。

当全切肿瘤需要切除较长一段面神经时，应用移植物进行面神经重建。移植物的长度和采用腓肠神经还是耳大神经对最终面神经功能恢复并无影响。

总之，面神经瘤临床少见，对有面瘫等可疑症状的患者应行进一步检查。影像学技术的进步为该类疾病的诊断和术前评估提供了坚实的基础，早期手术切除可取得良好的预后。

13

脑膜脑膨出

钟时勋　译

手术治疗

13 脑膜脑膨出

摘 要

脑膜脑膨出是指脑膜和（或）脑组织膨出到中耳或乳突中。该病的发生与感染、既往手术、头部创伤或先天性天盖缺损有关。脑膜脑膨出的患者发生脑膜炎的风险很高，而因为在膨出的脑组织中有致痫灶，也极易诱发癫痫。

患者可表现为鼓室内搏动性肿物、脑脊液漏、失语等，但最常见的表现为传导性或混合性耳聋，伴耳内溢液或分泌性中耳炎。必须做神经影像学检查（CT 和 MRI）以获得准确的术前诊断。治疗需根据膨出组织的大小进行手术。

关键词

脑膜脑膨出　脑脊液漏　鼓室内肿物　经乳突径路　颅中窝径路　小骨窗开颅术　岩骨次全切除术

脑膜脑膨出是指脑膜和（或）脑组织膨出到中耳或乳突中。该病的发生与感染、既往手术、头部创伤或先天性天盖缺损有关。脑膜脑膨出的患者发生脑膜炎的风险很高，而因为在膨出的脑组织中有致痫灶，也极易诱发癫痫。

患者可表现为鼓室内搏动性肿物、脑脊液漏、失语等，但最常见的表现为传导性或混合性耳聋，伴耳内溢液或分泌性中耳炎。

脑膜或脑组织膨出到中耳可能并发颅内感染，因而可能危及患者生命，而即使是耳科医师有时也未能正确诊断。按病因学可将其分为四类：感染性、术后性、外伤性、自发性。从致病机制来看，所有类型都以天盖处的骨质或脑膜缺损为特征，脑膜或脑组织可从缺损处膨出。因此，一旦怀疑脑膜脑膨出，就需要手术治疗。由于症状常常为非特异性，因此部分患者在术中才得以确诊。

如果高度怀疑脑膜脑膨出，必须做神经影像学检查以做出正确的术前诊断。颞骨高分辨率 CT 尤其能显示骨质缺损的大小和位置，而 MRI 能明确中耳内组织的性质。手术方法的选择取决于病因、骨质缺损的位置和大小、术前听力、中耳慢性感染和（或）术中活动性脑脊液漏等。

根据笔者的经验，在开放式乳突根治修正手术中，约 5% 会遇到脑膜脑膨出或脑膜膨出。小的膨出（$<1cm^2$）可以将其推回颅内，然后在颅底骨下方置入小片软骨以确保脑膜复位，软骨表面再覆盖骨粉和筋膜。

中等大小的膨出（$1\sim2cm^2$）可采用联合入路修复。脑组织用双极电凝处理，然后把膨出组织推回颅内，将足够大的自体或异体软骨片从颅骨小开窗处置于硬膜外以确保复位成功，再从乳突腔用骨粉并覆盖颞肌筋膜进一步修复骨质缺损。

对于大的膨出（$>2cm^2$），可采用颅中窝径路修复。小心掀起颞叶硬脑膜，找到膨出组织的颈部，用双极电凝处理。将被电凝的组织留在中耳或乳突内，可起到防止感染的屏障作用。在脑组织和硬脑膜之间放置颞筋膜片以修复缺损，在硬脑膜外再另外放置一片筋膜。最后在骨质缺损和硬脑膜间放置软骨片以加固。

该方法的优点是可在不触动听骨链的情况下修复位置靠前的骨质缺损。

在笔者看来，岩骨次全切除术伴中耳填塞是治疗脑膜脑膨出最安全、有效的方法。通过盲囊封闭外耳道、填塞咽鼓管、脂肪填塞术腔，可将中耳和乳突腔与外界环境完全隔离开，最大限度地减少复发和诸如脑脊液漏之类的并发症。但由于会导致传导性耳聋（通常在 60dB 左右），因此适用于听力较差或中耳广泛破坏而难以重建的患者。由于封闭了外耳道，岩骨次全切除术后应做影像学随访（CT 扫描，抑脂和弥散加权的 MRI 扫描），以了解有无残余胆脂瘤存在。

以下图片显示脑膜脑膨出（图 13.1~ 图 13.29）。

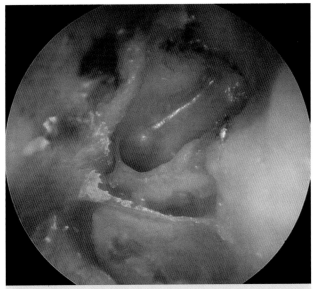

图 13.1 左侧脑膜脑膨出，患者既往行开放式鼓室成形术。膨出组织从天盖小缺损处突入上鼓室，耳镜下呈鼓室内搏动性肿物

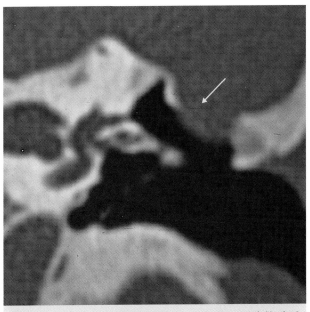

图 13.2 图 13.1 中患者的冠状位 CT 扫描。可清楚看到骨质缺损和膨出组织（箭头）

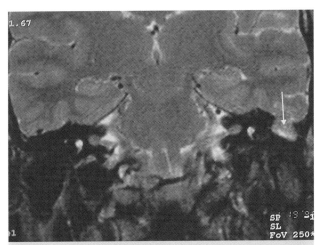

图 13.3 同一患者的 MRI。可看到脑组织突入中耳（箭头）

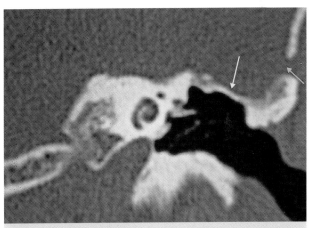

图 13.4 术后 CT 扫描。经颅中窝径路治疗后。采用软骨修复骨质缺损。可清楚看到颞骨开窗（绿色箭头）和修复用的软骨（黄色箭头）

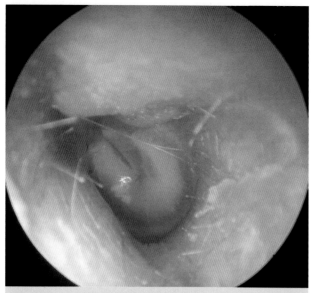

图 13.5　左侧脑膜脑膨出。外耳道上壁裂隙。可看到一软性、可回缩的非搏动性肿物。患者 3 年前因头部外伤致颞骨横形骨折，诉左耳听力下降、耳胀满感

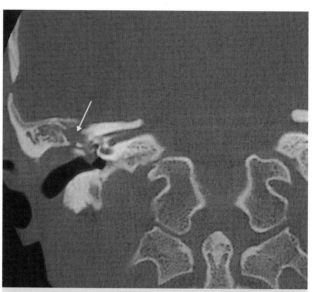

图 13.6　图 13.5 中患者的术前 CT 扫描显示脑组织突入中耳（箭头）

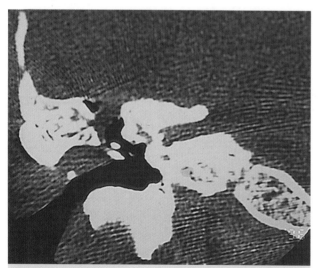

图 13.7　同一患者术后 1 年的 CT 扫描。经颅中窝径路治疗，在切断膨出组织颈部后，用软骨片修复骨质缺损。CT 显示术中留在耳内的脑组织已被吸收

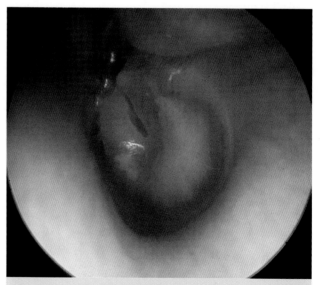

图 13.8　左耳，同一患者术后 6 月耳镜检查。从上方突入外耳道的软性肿物已缩小，表明上鼓室的膨出组织呈进行性萎缩

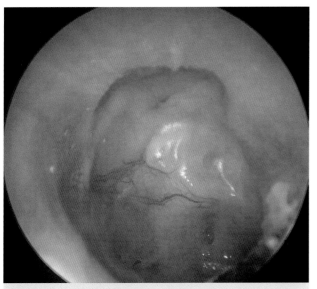

图 13.9　左耳脑膜脑膨出，患者既往多次手术。其唯一的症状为传导性耳聋

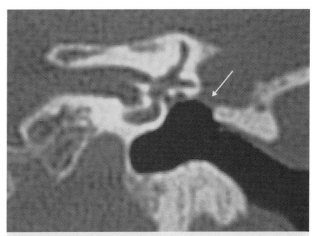

图 13.10　图 13.9 中患者的 CT 扫描

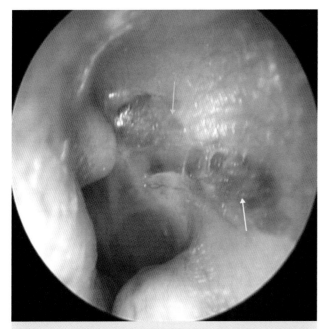

图 13.11　颞骨骨折患者的外伤后脑膜脑膨出。外耳道后壁中断，骨折线明显（黄色箭头）。在整个上鼓室可见粉红色搏动性鼓室内肿物（绿色箭头）。外耳道下壁和前壁可见外生骨疣。患者行岩骨次全切除术及中耳填塞

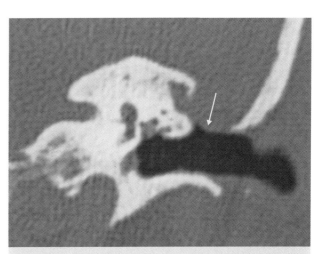

图 13.12　同一患者的 CT 扫描。鼓室天盖平面可见明显的脑膜脑膨出（箭头）

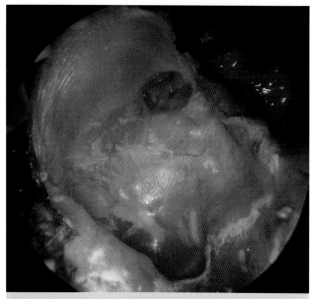

图 13.13　患者左耳传导性耳聋，曾行开放式鼓室成形术。耳镜检查显示术腔非常糟糕，面神经嵴过高，有分泌物，后壁有肉芽组织，有软组织肿物从上鼓室缺损处突入中耳。CT 扫描证实有脑膜脑膨出（见下图）

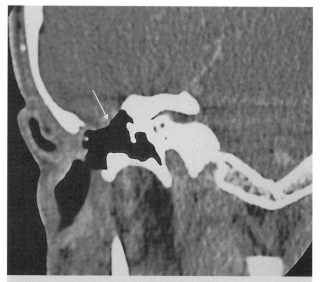

图 13.14　冠状位 CT 扫描，软组织窗，显示图 13.13 中患者的脑组织膨出至中耳腔（箭头）

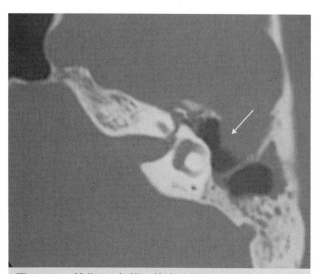

图 13.15　轴位 CT 扫描。箭头示膨出的脑组织

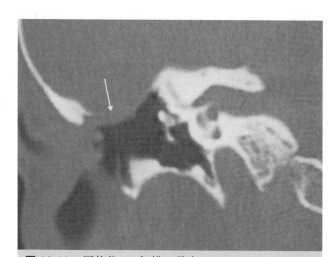

图 13.16　冠状位 CT 扫描，骨窗

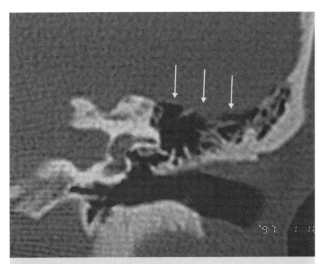

图 13.17 先天性天盖缺损患者的 CT 扫描。该患者患中耳炎后发生脑膜炎的风险极高

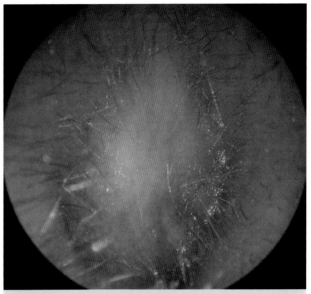

图 13.18 右耳，一位多次手术患者的脑膜脑膨出。耳镜显示鼓室内白色肿物致鼓膜向外移位。患者诉右耳聋伴 House-Brackmann Ⅲ 级面瘫 1 年

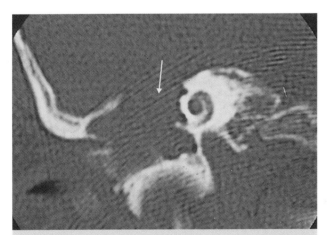

图 13.19 CT 扫描显示术腔充满肿物，耳蜗受累，天盖缺失（箭头）

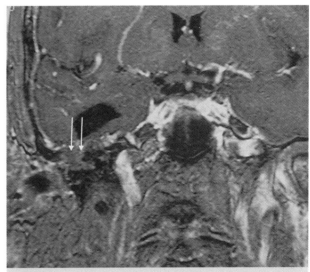

图 13.20 MRI 也显示存在脑膜脑膨出（箭头）。术中发现大块脑组织膨出，并伴有胆脂瘤

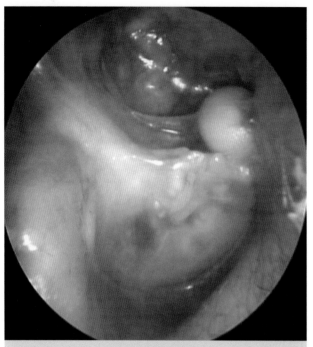

图 13.21　右耳，开放式鼓室成形术后。鼓膜正常，可见上鼓室前份残余胆脂瘤（珠）。可清楚看到胆脂瘤后上方膨隆，诊断为医源性脑膜脑膨出

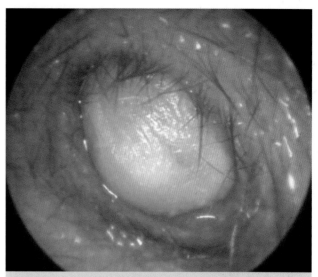

图 13.22　右耳。搏动性息肉样肿物从外耳道内突出。患者于数年前行开放式鼓室成形术，此次就诊时有脑脊液漏，CT 和 MRI 扫描显示有脑膜脑膨出，采用颅中窝径路治疗

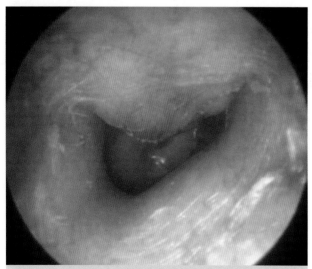

图 13.23　右耳外伤后脑膜脑膨出。外耳道上壁缺损，CT 扫描证实颞骨横形骨折。患者也有感音神经性聋

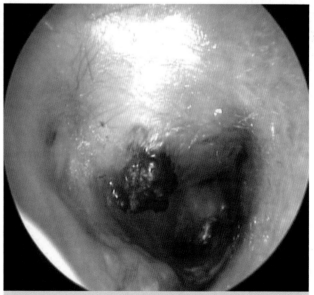

图 13.24　右耳。患者开放式鼓室成形术后的脑膜脑膨出。行岩骨次全切除术，并切除残余胆脂瘤

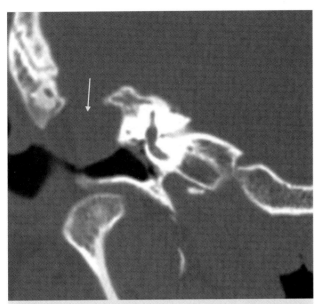

图 13.25 同一患者的冠状位 CT 扫描。可见鼓室天盖较大缺损，外耳道及乳突腔明显的脑膜脑膨出（箭头）

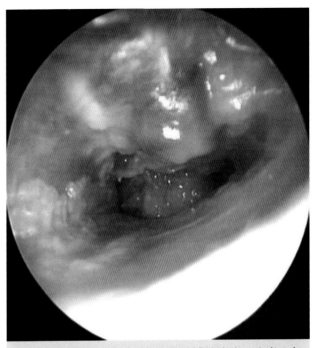

图 13.26 右耳，残余胆脂瘤和脑膜脑膨出。患者 2 年前在其他医院行闭合式鼓室成形术。可见中耳腔充满胆脂瘤，外耳道上壁膨隆，表面覆盖肉芽组织。该患者予行岩骨次全切除术

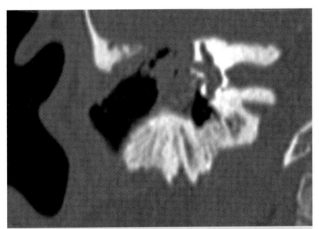

图 13.27 同一患者的冠状位 CT 扫描。鼓室天盖大片缺损，中耳和乳突内脑膜脑膨出及胆脂瘤组织

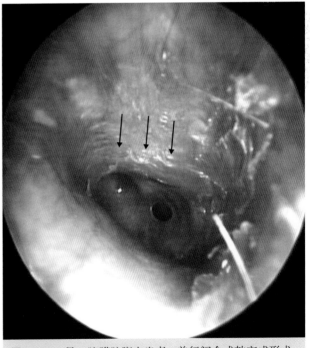

图 13.28 另一脑膜脑膨出患者，曾行闭合式鼓室成形术。上鼓室膨隆，提示组织膨出（箭头）。鼓膜中央型穿孔。患者就诊前 6 个月发生脑膜炎。行岩骨次全切除术

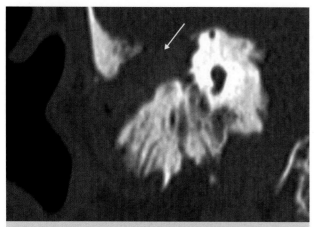

图 13.29 同一患者的 CT 扫描，显示天盖骨质缺损（箭头），脑膜脑膨出和残余胆脂瘤

手术治疗

经乳突径路

图 13.30~ 图 13.32 显示经乳突径路手术治疗脑膜脑膨出。

经乳突径路伴小骨窗开颅术

图 13.33~ 图 13.35 显示该手术方法。

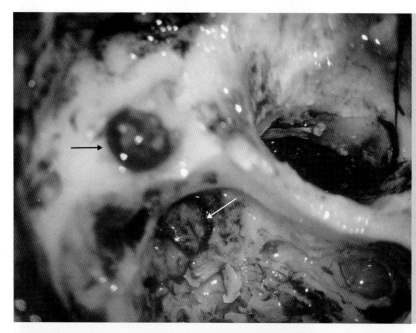

图 13.30 一例较小的脑膜脑膨出的修复。行乳突切开术，开放鼓窦。仔细清理脑膜脑膨出组织（白色箭头）周围的瘢痕和肉芽组织（黑色箭头）

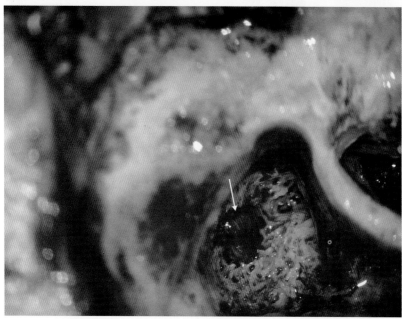

图 13.31 经双极电凝后，膨出组织凝固、回缩，可被推回颅内。天盖处可见组织膨出所致的骨质缺损（箭头）

图 13.32 在天盖与颅中窝脑膜间置入厚软骨片修复骨质缺损。软骨表面覆盖颞筋膜

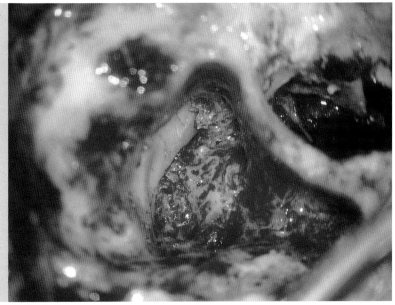

图 13.33 一例中等大小脑膜脑膨出的修复。在鼓窦中可见从天盖膨出的组织（箭头）。确认颅底上方的颅中窝脑膜后，磨薄脑膜表面的骨质，注意勿损伤脑膜

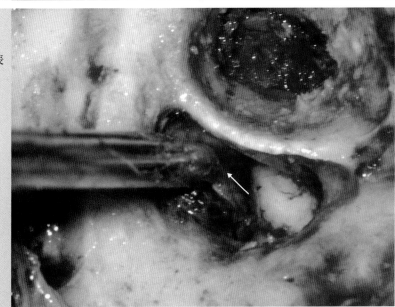

图 13.34 用双极电凝凝固膨出的脑组织使之回缩。电钻磨除颅中窝骨皮质形成小骨窗开颅术，显露颅中窝脑膜（箭头）

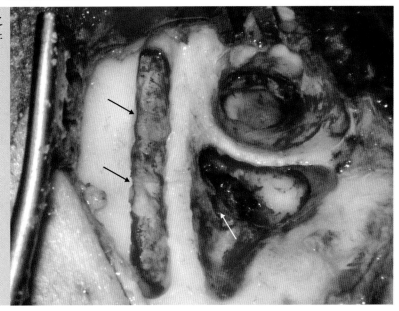

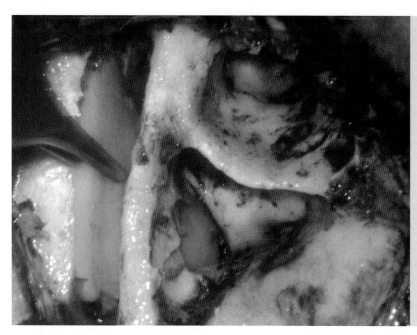

图 13.35　从颅骨小开窗处，在颅中窝骨板与脑膜间置入大小足以覆盖骨质缺损的厚软骨片，在软骨片与颅中窝骨板间置入大块颞筋膜以覆盖骨质缺损

岩骨次全切除术

手术方法见图 13.36~ 图 13.45。

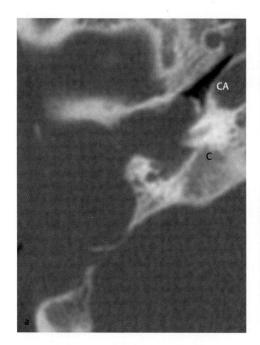

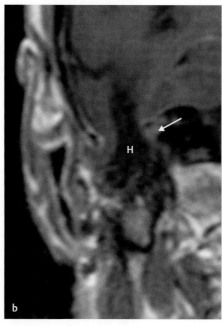

图 13.36　患者中耳手术后进行性听力下降，伴顽固性耳溢液。耳镜检查示外耳道内淡红色搏动性肿物。影像学检查发现中耳内脑膜脑膨出。在轴位 CT（a），可见边缘光滑的大块软组织。在冠状位 MRI（b），可见脑组织从颅中窝骨板缺损处（箭头）膨出至中耳腔。C：耳蜗；CA：颈动脉；H：膨出的组织

图 13.37　耳后切口，显露乳突表面的肌骨膜层，在该平面环形切开外耳道，显露其内的脑膜脑膨出。EAC：外耳道；H：脑膜脑膨出

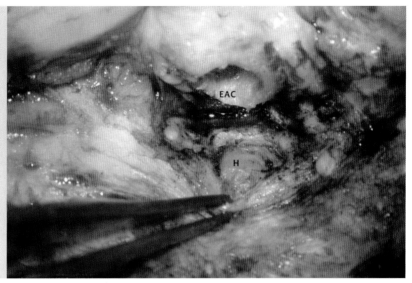

图 13.38　盲囊封闭外耳道，翻起肌骨膜层，可见大块膨出组织充满乳突腔。H1：外耳道内的膨出组织；H2：乳突内的膨出组织

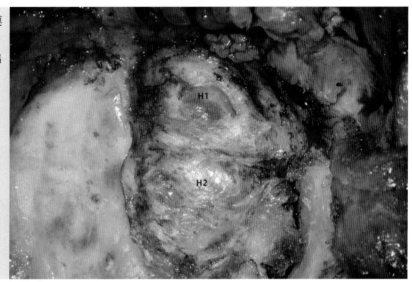

图 13.39　用双极电凝烧凝膨出组织。该方法可使膨出组织回缩，便于从周围结构中将其分离

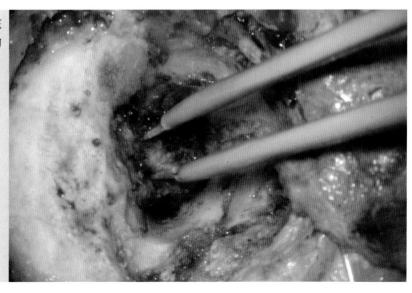

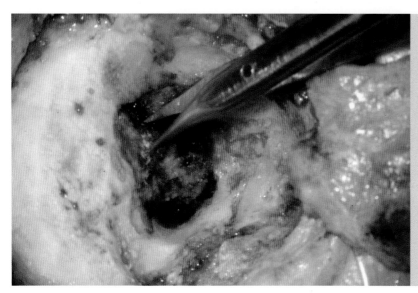

图 13.40　用剪刀分次切除电凝后的组织

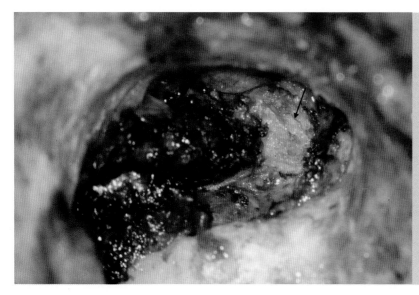

图 13.41　鼓室内膨出组织内侧被包埋的皮肤已形成胆脂瘤（箭头）

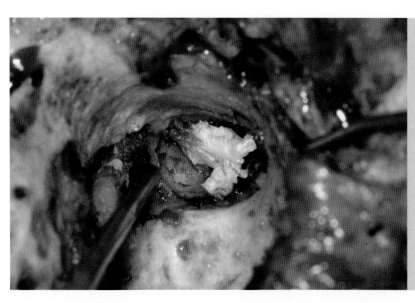

图 13.42　将胆脂瘤从鼓室剥离

图 13.43 从中耳清除所有的皮肤和膨出组织，可见匙突上方走行的裸露的面神经（箭头）。ET：咽鼓管；FN：面神经

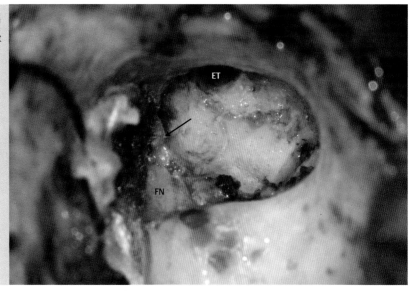

图 13.44 用小块的骨膜填塞咽鼓管，加用纤维蛋白胶以确保封闭咽鼓管（译者注：原著中此图与 13.43 相同，疑原书有误）

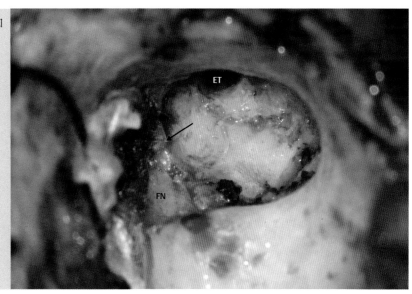

图 13.45 用腹部脂肪填塞术腔

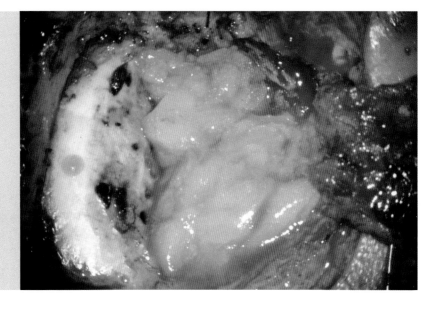

表 13.1 Gruppo Otologico 已发表的处理颞骨脑膜脑膨出的数据（133 例，1984—2006）

脑膜脑膨出的病因及手术方法				
病因 / 手术方法	经乳突径路	经乳突径路伴小骨窗开颅术	颅中窝径路	岩骨次全切除术
自发性	3	1	21	8
慢性中耳炎伴或不伴胆脂瘤	15	1	1	12
医源性	17	1	9	34
外伤性	2	1	6	1
合计	37	4	37	55

小 结

脑膜和（或）脑组织膨出至中耳腔是一少见疾病，最常发生于术后、先天缺损所致的自发性、感染后或外伤后。发生组织膨出，必定有骨质缺损，脑膜、脑或二者同时从该缺损处膨出。最恰当的术语似应为脑膜脑膨出。

该病可导致严重的后果，如脑脊液漏、脑膜炎、癫痫、失语症等。因此一旦确诊后即应行手术治疗。通常将膨出组织切除，并修复缺损。根据缺损的大小选择手术径路。小的缺损可采用经乳突径路。对于中等和较大的缺损及无实用听力者，采用岩骨次全切除术。膨出的组织留在中耳或乳突内，可作为预防颅内感染的屏障。封闭外耳道形成"死胡同"，咽鼓管用骨膜和骨蜡封闭，术腔用腹部脂肪填塞，可避免来自外界环境或鼻腔的感染。

经乳突径路联合颅骨开窗或颅中窝径路可用于听力正常和中 - 大的缺损。

14

术后情况

钟时勋　译

14 术后情况

摘 要

本章介绍最常见的术后情况，将正常的术后恢复与复发性疾患和（或）速发性及迟发性的术后并发症相鉴别。

关键词

鼓膜切开术　通气管　镫骨手术　鼓膜成形术　鼓室成形术　耳甲腔成形术　外耳道盲囊封闭术　听觉植入

正如前面章节所述，有些耳镜检查结果难以解释，尤其在有既往手术史的患者，因为其正常解剖结构已发生了改变。检查者应该有丰富的经验，能区分正常的术后恢复与复发性疾患和（或）速发性及迟发性的术后并发症。本章将介绍伴和不伴并发症和（或）复发的术后耳镜检查结果。

14.1 鼓膜切开术及置管

前面已经讨论过鼓膜切开术和置管的适应证。通常在光锥区域的鼓膜前下象限行鼓膜切开，用鼓膜切开刀径向切开鼓膜。在外耳道前壁隆起的患者，可在紧邻脐部下方的后下象限切开。切勿在后上象限切开，以免损伤听骨链。儿童患者需要在全麻下手术，但在成人，采用局麻即可。

在径向切开鼓膜后，吸出中耳内的积液，置入通气管，大多数患者的听力会立刻得到改善。

要叮嘱患者避免耳内进水，在淋浴时可用涂了凡士林的棉球塞住耳道，游泳时使用橡皮耳塞。如果水经过通气管进入中耳可能会引起感染。若一旦发生感染，可用含 2% 硼酸的 70% 酒精消毒液洗耳。

如果耵聍或痂块堵塞通气管，一般用双氧水清洗即可恢复其通畅。市面上有多种型号的通气管，一般将其分为短效和长效两类。通常来说，通气管的内翼越大，越不容易脱落。而通气管一旦脱落，98% 的患者其鼓膜切开口会自行愈合。

参见图 14.1~ 图 14.16。

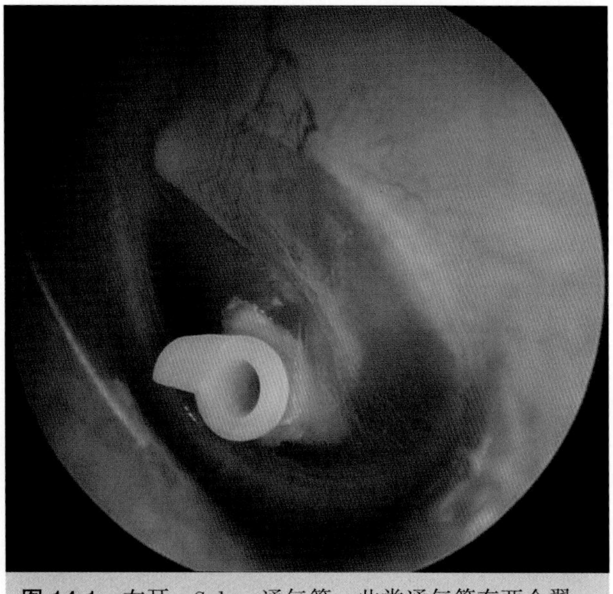

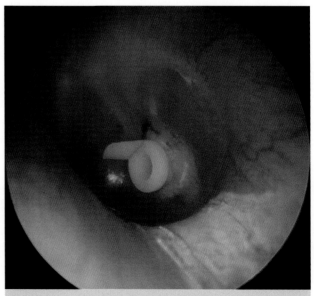

图 14.1　左耳，Sultan 通气管，此类通气管有两个翼，外翼可用耳钳夹持，从鼓膜外可看到内翼，它有助于置入通气管，并避免很快脱落。如果置入恰当，Sultan 通气管能保留 6~18 个月才会脱落

图 14.2　左耳，由于外耳道前壁隆起，通气管置于脐部下方

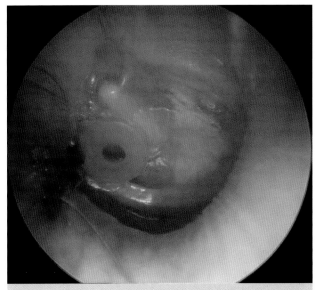

图 14.3 左耳，鼓室成形术后 6 个月，移植物有内陷的倾向，因而置入长效通气管。可见移植物现况良好，没有内陷，表明通气管通畅。通气管已放置 10 年以上

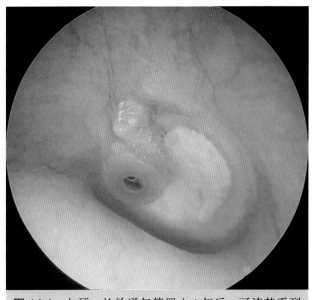

图 14.4 左耳，长效通气管置入 1 年后，可清楚看到大块的鼓室硬化斑，乃因鼓膜切开后表皮层和纤维层间的出血性浸润而致，但未引起临床症状

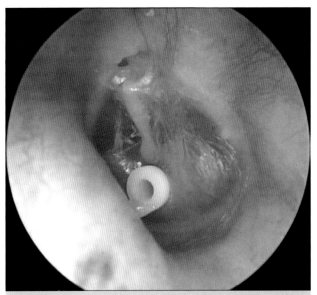

图 14.5 左耳，Sultan 通气管置于鼓膜前下象限。可看到外耳道前壁突起

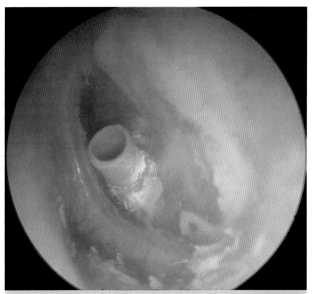

图 14.6 左耳，长效"T"形管置于鼓膜前下象限。置入后其双翼因保留的"记忆"而张开，因而可避免脱落

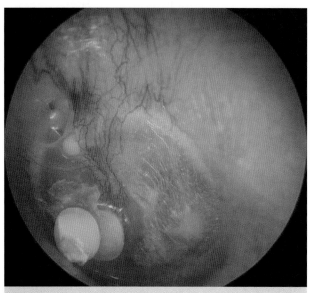

图 14.7 右耳，另一例长效"T"管。遗憾的是，此类通气管常引起鼓膜穿孔

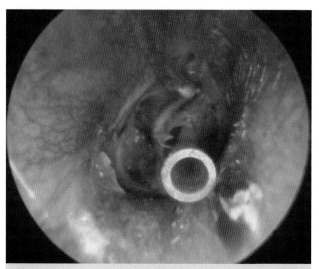

图 14.8 右耳，长效"T"管置于鼓膜后下象限

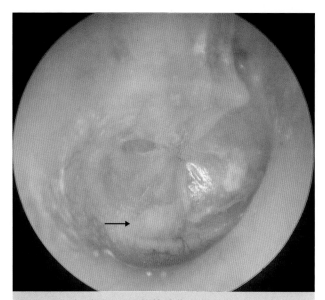

图 14.9 右耳，可见通气管移位后的征象。后下象限（9点钟位置）可见鼓膜切开处已愈合。通气管在 2 个月后脱落。但在置管过程中，砧骨发生脱位并掉落在下鼓室，可清楚看到砧骨体和短突（箭头）。在前下象限紧邻脐部下方，可看到另一已愈合的鼓膜切开处（此次位置正确），其通气管在置入 1 年后脱落

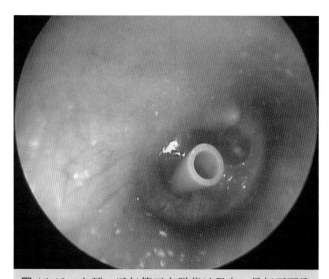

图 14.10 左耳，通气管正在脱落过程中。最好不要取出通气管，而是待其自行脱落，脱落后大约 98% 的患者鼓膜切开处会愈合

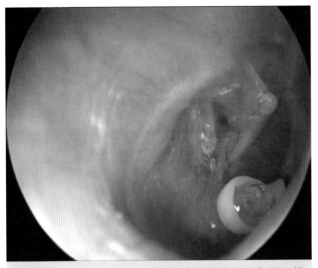

图 14.11　右耳，Sultan 通气管置于鼓膜前下象限，管腔被胆脂瘤鳞状上皮堵塞。在切开鼓膜时，切勿将皮肤带入中耳，以免形成医源性胆脂瘤

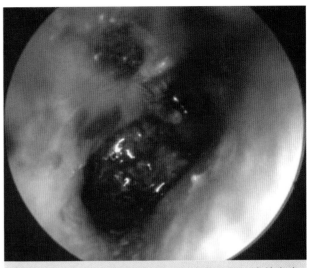

图 14.12　右耳，置入通气管后的肉芽组织。该并发症通常在取出通气管后得以解决

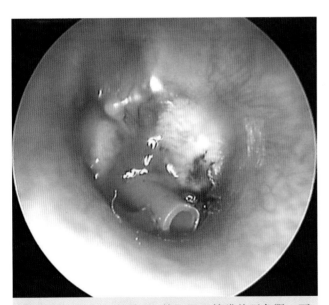

图 14.13　右耳，长效"T管"置于鼓膜前下象限。可见伴溢液和肉芽组织的感染，局部应用抗生素和激素即可治愈

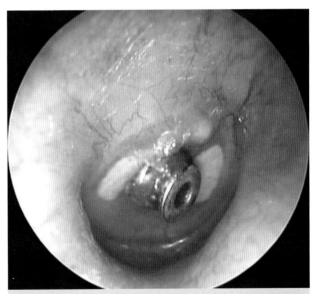

图 14.14　右耳，部分脱落的钛质通气管。通气管置于锤骨柄区域。通气管应始终远离听骨链，以免听骨链受损，导致听力下降

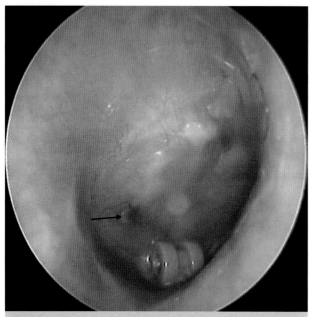

图 14.15　右耳，通气管脱落。可看到后下象限既往鼓膜切开处形成瘢痕（箭头）

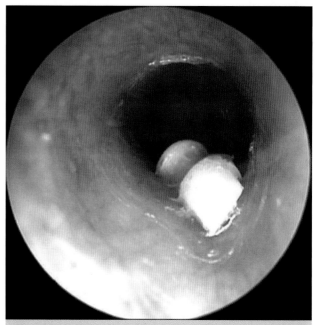

图 14.16　左耳，通气管脱落于外耳道内

14.2　镫骨手术

当镫骨底板固定于前庭窗时（如耳硬化症）则需要行镫骨手术。镫骨手术可能是最精细的耳科手术，需要在周围有重要结构的狭小空间里灵巧地使用手术器械。

该手术只能由经常做此类手术、经验丰富的医师来完成，应避免偶尔为之，因为手术失败可导致术耳听力下降，而患者对侧耳的听力也常常有下降。

只要有可能，在初次手术时都施行足板造孔术，在足板上精准打孔，以稳定植入体的两端。与镫骨切除术相比，它对前庭窗的损伤更小，损伤内耳的可能性也更小。此外，得益于解剖结构被保留，如果需要再次手术，也会更容易。

参见图 14.17~ 图 14.27。

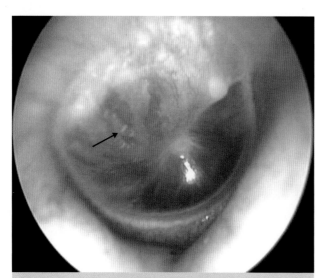

图 14.17　右耳，耳硬化症典型的 Schwartze 征（箭头），仅有不到 10% 的病例会出现此征。从鼓膜看到的红色区域源自耳硬化过程中发育不全的异常骨质充血

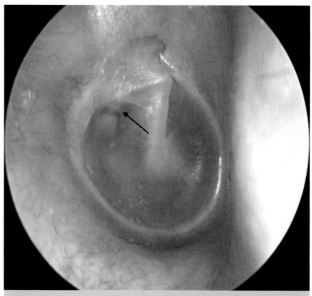

图 14.18　右耳，镫骨足板造孔术后耳镜图，可看到较小的上鼓室切开。植入体的套环已准确无误地紧固在砧骨长突上（箭头）

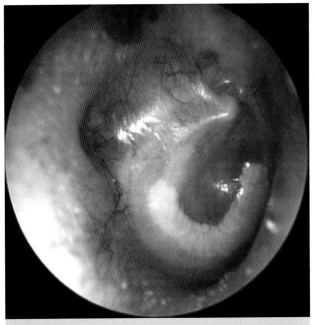

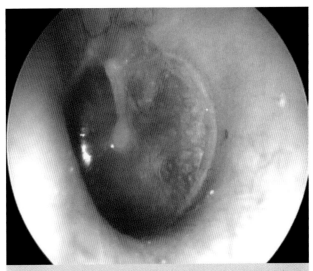

图 14.20 左耳，另一例完成得很好地为行镫骨手术而做的上鼓室切开

图 14.19 右耳，镫骨足板造孔术后耳镜图。该例的上鼓室切开较图 14.18 更大，但鼓膜无内陷。植入体的套环已紧固在砧骨长突上

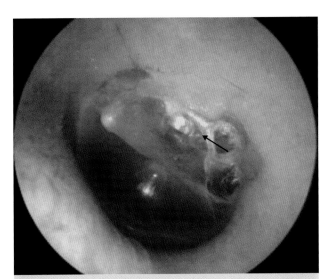

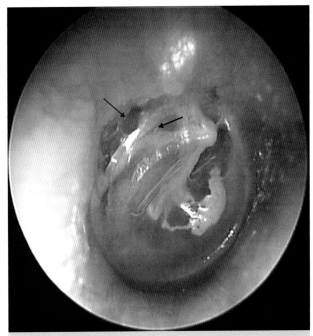

图 14.21 左耳，镫骨足板造孔术后耳镜图。可见上鼓室切开。从砧骨上脱位的植入体已与鼓膜相贴（箭头）

图 14.22 右耳，镫骨足板造孔术后耳镜图。可见上鼓室切开处鼓膜稍有内陷（红色箭头）。从砧骨上脱位的植入体已与鼓膜相贴（黑色箭头）

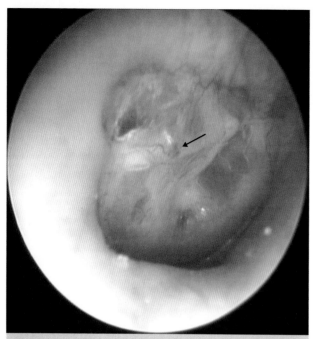

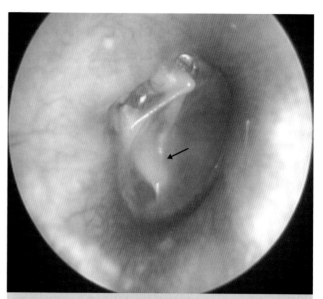

图 14.24　右耳，镫骨足板造孔术后 Teflon 植入体移位（箭头）

图 14.23　右耳，镫骨足板造孔术后耳镜图。植入体即将从砧骨长突脱落（箭头）。由于套环变松，导致持续的传导性耳聋

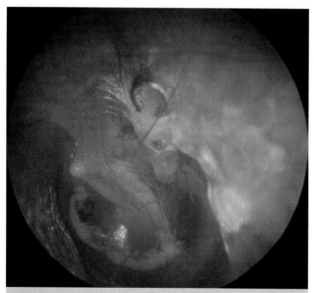

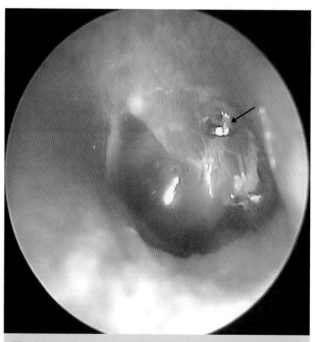

图 14.25　左耳，一例罕见的镫骨植入体脱落。可见金属环从被覆有鳞状上皮的小穿孔中冒出。从鼓膜外可看到植入体的 Teflon 杆

图 14.26　左耳，41 岁的女患者在其他医院做了双侧镫骨足板造孔术治疗耳硬化症。最后一次手术 2 年后，出现双侧传导性耳聋。可清楚看到左耳的植入体已从中耳中排出（箭头）

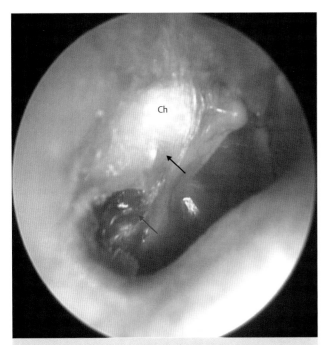

图 14.27 右耳，同一患者。可在后上象限清楚看到医源性胆脂瘤（Ch）。植入体（黑色箭头）部分移位。后下象限有内陷袋（红色箭头）。经耳道内径路清除患者的胆脂瘤，计划于 8 个月后行二期手术

14.3 鼓膜成形术

修复鼓膜穿孔的目的有两个，一是方便患者不受限制地过上正常的社会生活，不用担心耳内进水；二是改善由于鼓膜穿孔所致的听力下降。

从本质上来说，鼓膜成形术有两种技术。如果鼓膜前缘存在残边（至少有鼓环），可采用内植法，移植物植于残边下。如果鼓膜前缘完全没有残边，可采用外植法，移植物植于外耳道前壁上。

鼓膜通常与外耳道前壁成锐角。在行鼓膜成形术时，如果前缘有鼓环，一般都应该做出这种锐角。

当修复的鼓膜愈合无穿孔，完全上皮化，与外耳道正常成角时，就可以说鼓膜成形术成功了，它将让患者过上正常的社会生活（听力提高，不怕耳内进水）。再穿孔是鼓膜成形术常见的并发症，其发生率至少为 5%～10%。采用内植法时更易发生再穿孔，特别是在鼓膜前份，移植物易从鼓膜前缘残边脱落至中耳内。在采用外植法时，

可出现与外耳道前壁成角变钝，导致传导性听力下降。移植物从锤骨柄脱落引起鼓膜外移，是另一可能导致传导性耳聋的并发症，最常发生于移植物植于锤骨柄外侧而不是内侧时。由于炎性反应或皮瓣复位不佳导致的外耳道狭窄也时有发生。

参见图 14.28～图 14.41。

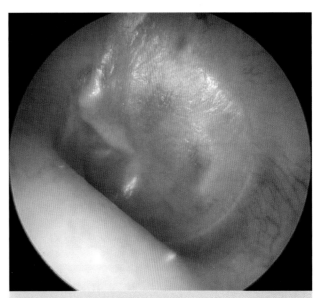

图 14.28 左耳，鼓膜修复后的正常外观。鼓膜后份略有抬高。在该病例中，用颞筋膜采用内植法修复后份穿孔

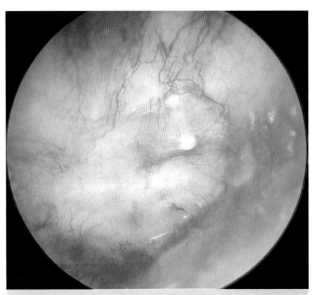

图 14.29 右耳，采用内植法行鼓膜成形术。修复的鼓膜较正常鼓膜厚，保持了前方成角。锤骨柄清晰可见，脐部因与鼓膜有分离而不明显。可见鼓膜硬化斑

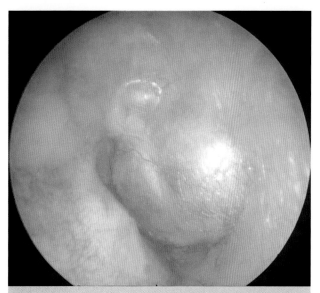

图 14.30 左耳，另一例采用内植法修复的鼓膜穿孔，保留前缘残边。后份略有外移，因此锤骨柄显露不明显

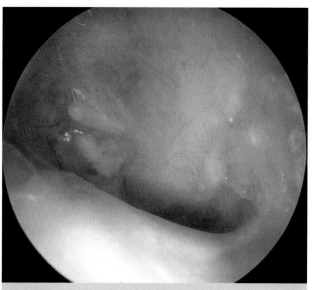

图 14.31 左耳，与上一例相似的病例。修复后的鼓膜与锤骨紧密相贴，只有脐部例外，乃因后下象限外移所致

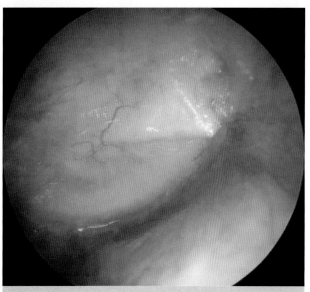

图 14.32 右耳，采用内植法的鼓膜成形术。锤骨轻微内移。修复的鼓膜前份呈白色，后份血管丰富。前方成角正常

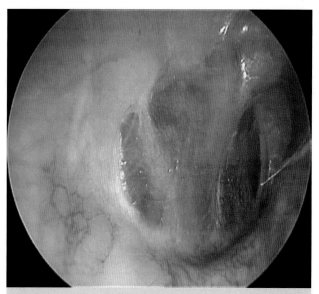

图 14.33 右耳，采用内植法的鼓膜成形术修复后份穿孔。前方成角和鼓膜厚度均佳

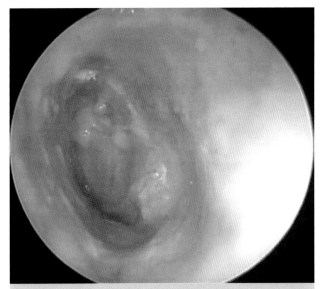

图 14.34 左耳，另一例采用内植法的鼓膜成形术修复后份穿孔。图片采集于术后 30d 刚取出耳道填塞物（吸收性明胶海绵）后。修复的鼓膜保持正常的位置，前方成角极佳

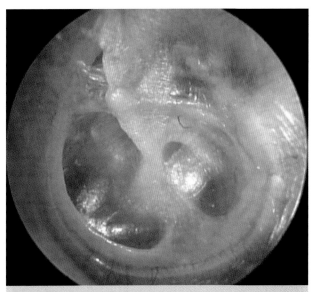

图 14.35 左耳，采用内植法的鼓膜成形术。鼓膜后份较厚，前份有内陷，但听力正常

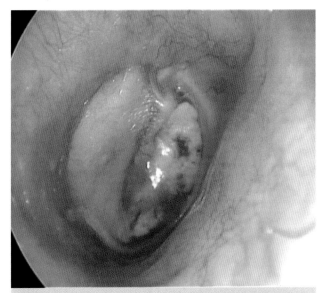

图 14.36 右耳，采用软骨行鼓膜成形术修复的鼓膜后份中鼓室内陷伴穿孔（Sade 分级为 V 级）。中耳腔内未见上皮化，砧骨无破坏。在此类病例中，软骨有助于加固鼓膜，避免进一步的内陷。鼓膜前份可见硬化斑

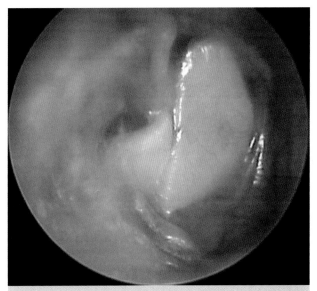

图 14.37 右耳，用软骨行鼓膜成形修正手术修复次全穿孔。软骨可避免修正手术后的鼓膜再穿孔。有时患者会有耳闷胀感，即使气骨导差完全消失的患者也可能有这种感觉

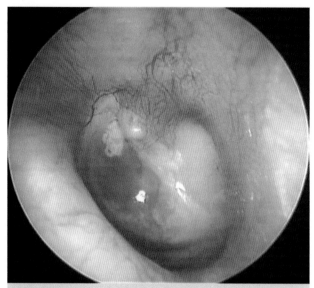

图 14.38　左耳，与图 14.35 中类似的病例

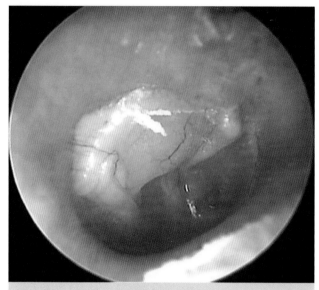

图 14.39　右耳，后上象限内陷袋不伴胆脂瘤的鼓膜成形术。砧骨长突缺失致传导性耳聋。将一厚软骨片直接置于镫骨上，术后气骨导差完全消失

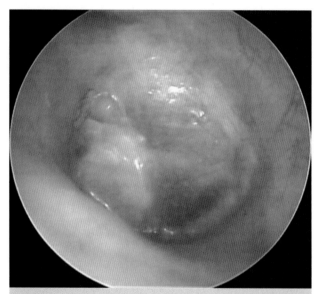

图 14.40　采用内植法的鼓膜成形术修复前份穿孔。使用软骨片以免前份再穿孔

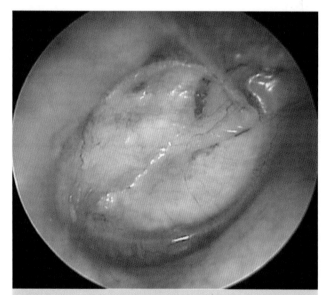

图 14.41　右耳，采用内植法的鼓膜成形术。修复的鼓膜较正常厚，呈鼓室硬化表现。前方成角得以保持

手术失败与并发症

参见图 14.42~ 图 14.57

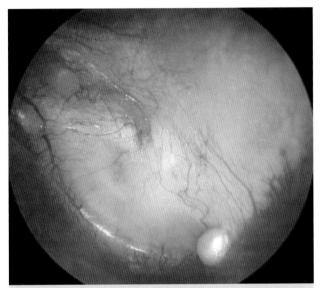

图 14.42 左耳，修复的鼓膜虽较正常厚，但保持了正常的前方成角，血供良好。可见一小的胆脂瘤珠，在门诊显微镜下很容易清除

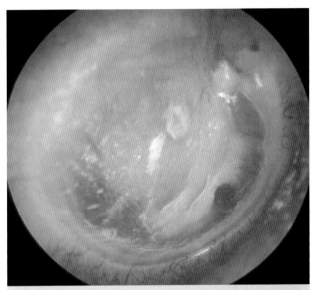

图 14.43 右耳，修复的鼓膜厚度正常，虽然由于鼓膜外移不能看到锤骨柄，但仍能看到锤骨短突

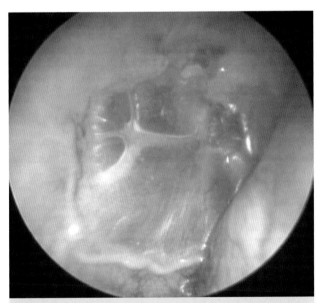

图 14.44 右耳，在该例中虽然修复的鼓膜厚度正常，但移植物已与锤骨柄分离

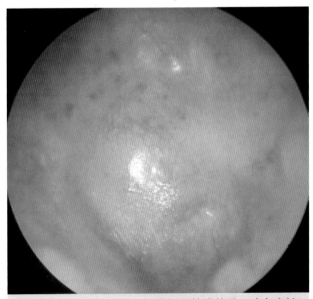

图 14.45 外耳道宽大，但修复的鼓膜外移，成角变钝

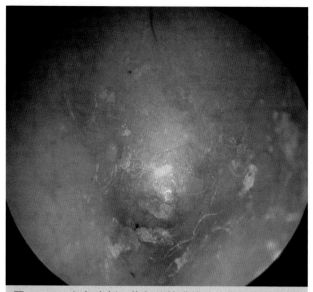

图 14.46　相似病例。修复的鼓膜外移，成角明显变钝

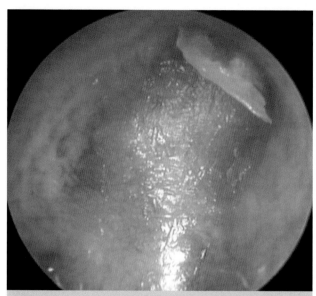

图 14.47　另一例修复的鼓膜外移，成角明显变钝。再次手术极易失败

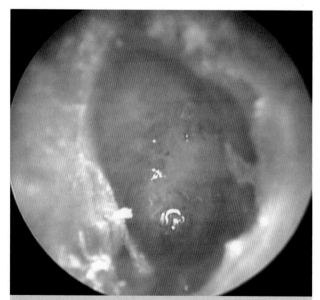

图 14.48　修复的鼓膜外移，外耳道初现狭窄

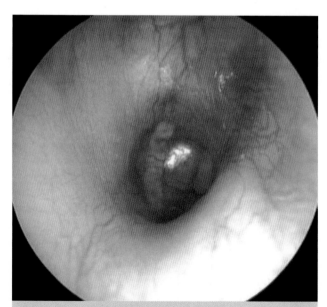

图 14.49　一例 8 岁男孩修复的鼓膜发生外移。后份鼓环与骨壁完全分离。在行鼓室成形术时未扩大外耳道，因此不能完全显示鼓膜前下象限。合并有中耳积液（可见下份有气泡）

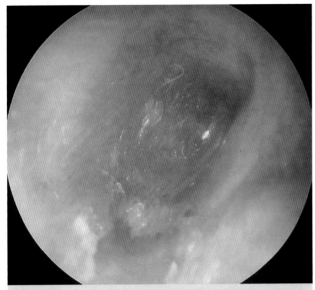

图 14.50 术后鼓膜炎。鼓膜成形术后鼓膜充血、增厚、外移，表皮层为肉芽组织所替代。鼓膜炎是较少见的并发症，通常局部使用激素后即可好转。极个别患者需要再次手术，切除病变鼓膜后取移植物修复

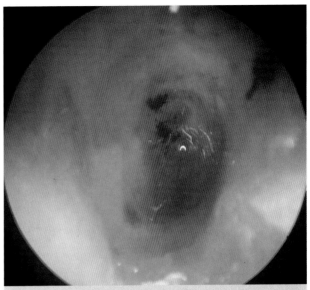

图 14.51 该患者已行 4 次鼓膜成形术。这类患者常发生鼓膜炎和耳道狭窄。因此有必要清除病变组织，行外耳道成形术，并移取游离皮瓣

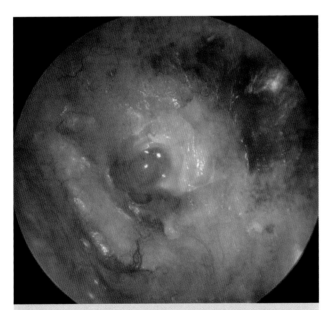

图 14.52 左耳，鼓膜再穿孔，穿孔附近有肉芽组织。在此类病例中，于显微镜下刮除肉芽组织，在穿孔边缘制作新鲜创面后，穿孔常可自行愈合

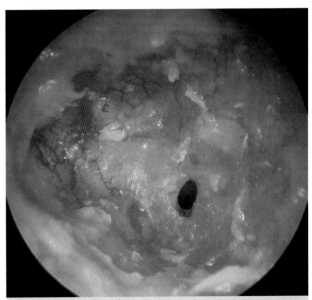

图 14.53 鼓膜再穿孔，可看到鼓膜炎伴溢液。冲洗耳道，穿孔边缘制作新鲜创面，中耳放入吸收性明胶海绵有利于穿孔自行愈合

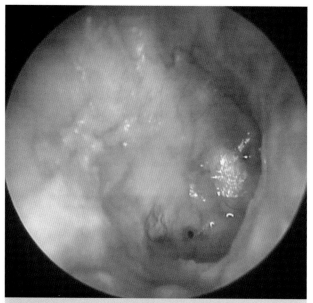

图 14.54 中耳炎急性发作致鼓膜再次小穿孔，并伴耳溢液。局部治疗（冲洗、抗生素滴耳液）及鼻减充血剂、口服抗生素有助于愈合。在该患者中，穿孔可逐渐愈合

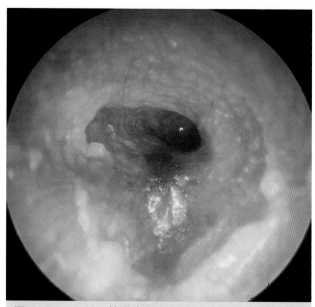

图 14.55 左耳，鼓膜成形术后外耳道狭窄

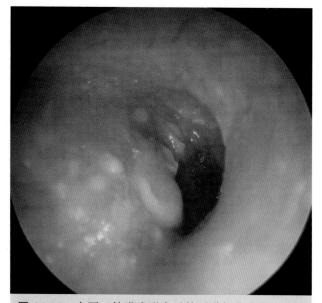

图 14.56 右耳，鼓膜成形术后外耳道部分狭窄。处理这类并发症时，通常只需切开外耳道皮肤，放置一塑料片 20 余天，并局部应用激素滴耳液

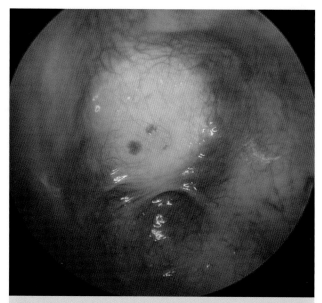

图 14.57 鼓膜成形术后的鼓室内胆脂瘤。这种医源性胆脂瘤可能是中耳内上皮残留或外耳道前角皮瓣移位引起的。可通过切开胆脂瘤包膜后吸出其内容物，再在外耳道放置一塑料片 20 余天来处理

14.4 鼓室成形术

鼓室成形术可分为不伴乳突根治术和伴乳突根治术两类。前者适用于慢性中耳炎鼓膜穿孔伴听骨链坏死，后者适用于慢性化脓性中耳炎伴胆

脂瘤。正如前面所述，鼓室成形术伴乳突根治术既可为闭合式，也可为开放式。

在闭合式鼓室成形术中，外耳道后壁保持完整。该术式适用于儿童及乳突气化良好的患者，以免术腔过大。术后须常规耳镜随访，以了解有

无内陷袋或复发胆脂瘤形成。一旦出现这些情况，应毫不犹豫地改行开放术式。

在开放式鼓室成形术中，要磨除外耳道后壁。该术式治疗胆脂瘤的指征包括：外耳道后壁广泛破坏、唯一听力耳的胆脂瘤、双侧胆脂瘤、Down氏综合征患者的胆脂瘤、乳突腔狭小、较大的迷路瘘、闭合式鼓室成形术后复发的胆脂瘤。由于磨除了外耳道后壁，乳突腔与外界相通，耳镜下可见外耳道与乳突形成一个大腔。如果手术得当，术腔看起来应该圆滑、干燥、上皮化良好。相反，处理不当的术腔则潮湿、不光滑、表面堆积碎屑及覆盖肉芽组织，有时可能还有残余胆脂瘤。在鼓室成形术中，常可透过鼓膜看到重建的听骨链。我们通常选用自体或异体砧骨用以重建听骨链。在笔者的经验中（超过7000例鼓室成形术），使用砧骨重建时，从未碰到过砧骨脱出的情况。相反，当使用生物材料时（如高密度聚乙烯海绵

plastipore、陶瓷、羟基磷灰石），都有不同比例的脱出发生。

虽然从未证实使用异体听骨链可传播慢性病毒（如 Creutzfeldt-Jakob 病），但理论上的风险使得人们更谨慎，更愿意选用自体组织或未来有更好特性的生物材料。

在本章的稍后，将展示采用改良 Bondy 技术处理的患者的耳镜图。该技术为一开放技术，适用于术前听力良好，鼓膜和听骨链完整的上鼓室胆脂瘤。另外也将展示部分行乳突根治术的患者，它主要适用于有感音神经性聋的老年患者，而手术的唯一目的是安全、干耳。

14.4.1 闭合式鼓室成形术

以下图片展示闭合式鼓室成形术，见图14.58~图14.83。

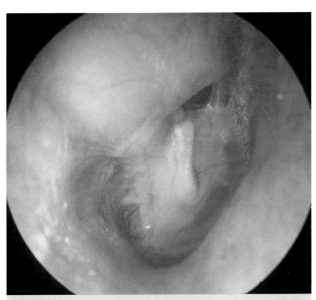

图 14.58 右耳，分期闭合式鼓室成形术。鼓膜正常成角，与锤骨柄贴合紧密，可见重建上鼓室的软骨，在该区域可见到一自洁性小内陷袋

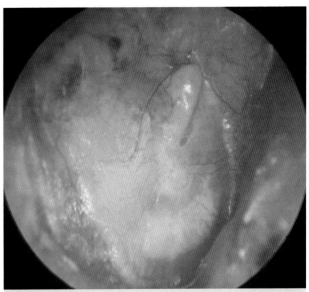

图 14.59 右耳，分期闭合式鼓室成形术治疗胆脂瘤已10年。鼓膜呈白色，较正常略厚，但成角良好。前方鼓环清晰可见，锤骨柄位置良好。外耳道后壁没有被吸收的征象

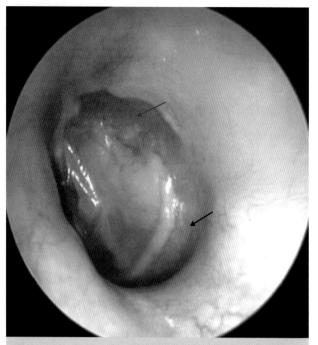

图 14.60　左耳，先天性胆脂瘤的分期闭合式鼓室成形术。扩大后鼓室切开（黑色箭头）。可见用于听骨链成形术的软骨，上鼓室略有内陷（红色箭头）

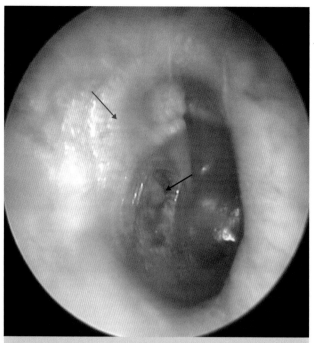

图 14.61　右耳，闭合式鼓室成形术。可见重建上鼓室的软骨（红色箭头）。鼓膜内陷的倾向较明显，主要位于前下象限。还可见到鼓膜与砧骨连接（黑色箭头）

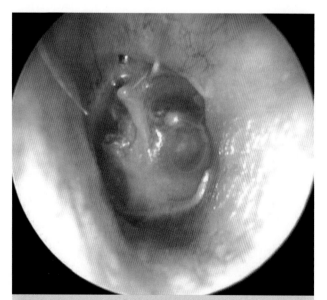

图 14.62　左耳，另一例闭合式鼓室成形术。未用软骨重建，上鼓室可见到自洁性小内陷袋。由于鼓膜与砧骨自然连接，听功能恢复良好。此类患者应密切耳镜随访

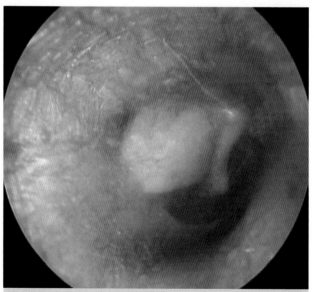

图 14.63　右耳，另一例闭合式鼓室成形术。采用厚软骨片重建上鼓室并行听骨链成形术。该患者的砧骨长突已被破坏，但仍与镫骨头相连接（图 14.64）

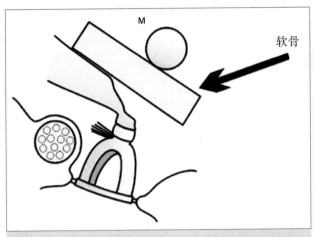

图 14.64 砧镫关节部分破坏时，将软骨置于锤骨柄（M）内侧和砧骨长突外侧

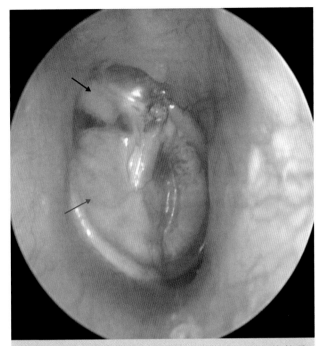

图 14.65 右耳，分期闭合式鼓室成形术。用两块软骨分别重建上鼓室（黑色箭头）和中鼓室区域（红色箭头），后者还用于听骨链成形术。尽管如此，仍可见到上鼓室有内陷倾向

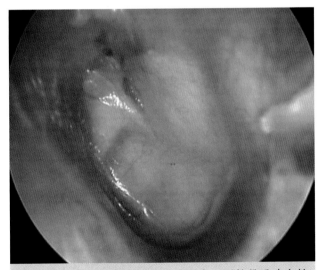

图 14.66 左耳，闭合式鼓室成形术，用软骨重建全鼓膜。鼓膜及锤骨柄位置极佳

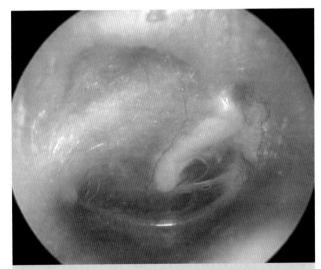

图 14.67 右耳，闭合式鼓室成形术第一期。鼓膜位置良好，上鼓室无内陷。计划于第二期行听骨链成形术

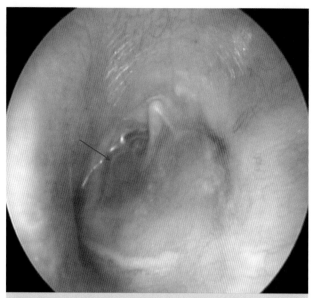

图 14.68 左耳，另一例闭合式鼓室成形术第一期，未用软骨重建。采用一片厚颞筋膜重建鼓膜。计划于第二期行听骨链成形术。前上象限有明显的中耳积液（红色箭头）

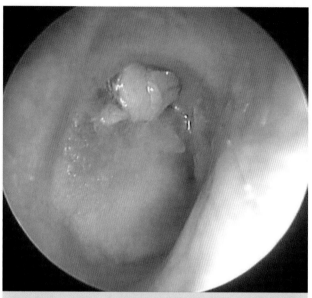

图 14.69 右耳，分期闭合式鼓室成形术。锤骨柄被胆脂瘤破坏。用颞筋膜重建鼓膜，软骨片重建上鼓室。鼓膜略有内移

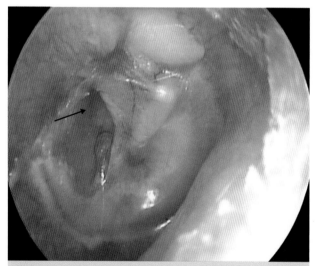

图 14.70 右耳，分期闭合式鼓室成形术后耳镜图。用软骨加固上鼓室。胆脂瘤破坏砧骨和镫骨致二者皆缺失。鼓膜后份内陷袋明显，鼓膜与植入体相连接（箭头）。该病例应密切耳镜随访，为避免胆脂瘤复发有可能要改行开放术式

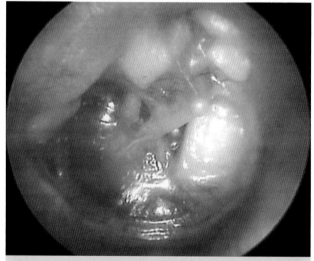

图 14.71 右耳，闭合式鼓室成形术，软骨重建上鼓室和鼓膜前份。鼓膜略有内陷，鼓膜与砧骨连接。该例患者行常规耳镜随访即可

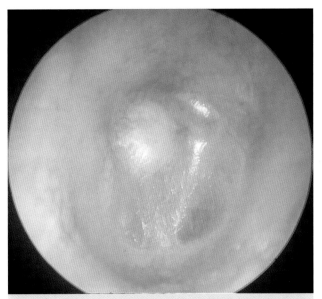

图 14.72 右耳，曾行鼓室成形术。鼓膜菲薄，成角稍变钝。可见重塑的砧骨

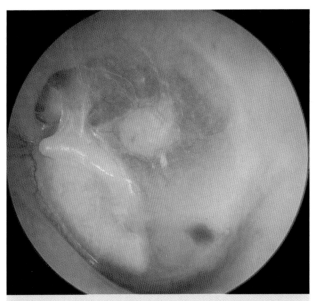

图 14.73 右耳，曾行鼓室成形术。鼓膜菲薄，成角稍变钝。可见重塑的砧骨

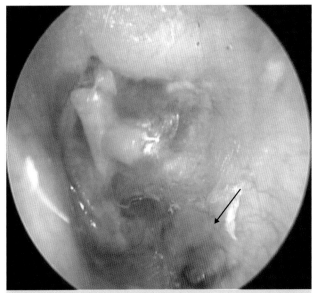

图 14.74 左耳，闭合式鼓室成形术。可见重塑的砧骨。后下方耳道皮肤增厚、凸起（箭头）。该患者应行 CT 检查以排除胆脂瘤

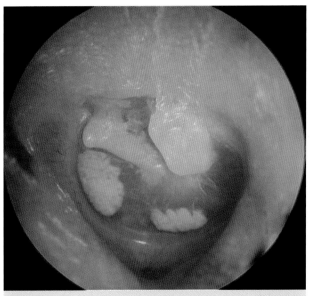

图 14.75 左耳，听骨链成形术。鼓膜内陷，锤骨内移。重塑的砧骨向后移位，与中鼓室后份相粘连。鼓膜前、下份可见两块硬化斑

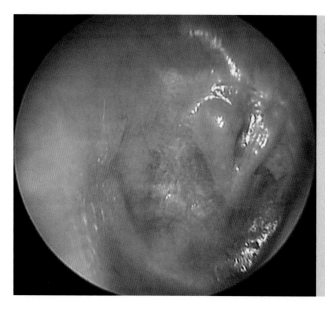

图 14.76 右耳，闭合式鼓室成形术。鼓膜增厚，但位置良好。重塑的砧骨与锤骨和镫骨头连接（图 14.77）

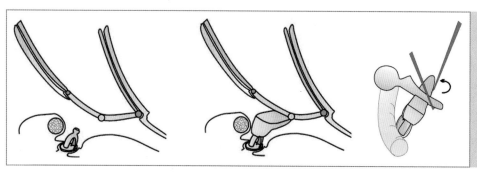

图 14.77 示镫骨完整时用重塑的砧骨行听骨链成形术

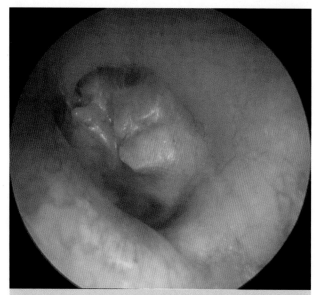

图 14.78 左耳，听骨链成形术后砧骨向后移位。刻在砧骨上容纳锤骨柄的骨槽清晰可见。需要再次手术将移位的砧骨复位，以提高听力

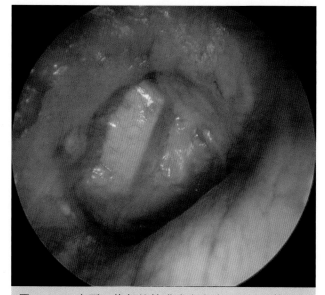

图 14.79 右耳，修复的鼓膜略有内陷。可见异体软骨制取的"T"形听骨小柱，置于鼓膜和镫骨底板之间

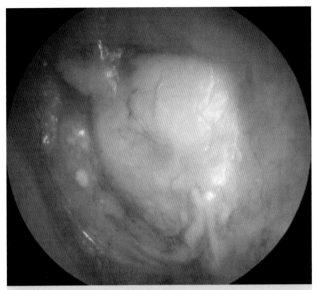

图 14.80 左耳，听骨链成形术。可见置于重建的听骨链与鼓膜间的软骨片，呈白色的厚块，致鼓膜后份隆起

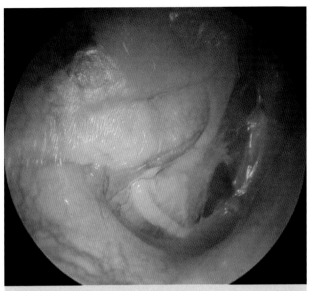

图 14.81 右耳，闭合式鼓室成形术。在修复的鼓膜下重塑的砧骨位置良好，还可见到重建外耳道后上壁的软骨

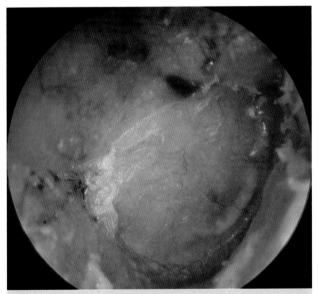

图 14.82 右耳，鼓室成形术后。鼓膜位置良好。由于鼓膜增厚，特别是后份增厚明显，因此难以辨认出听骨链重建的类型

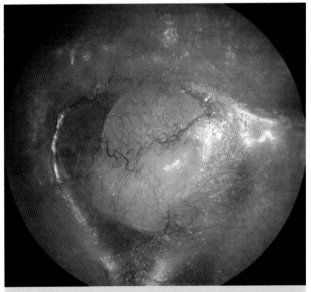

图 14.83 左耳，在后上象限可看到 TORP（全听骨链赝复物）及其圆形头端，叠放的软骨已部分被吸收，假体没有被排出的征象

手术失败与并发症

闭合式鼓室成形术部分失败与并发症病例见图 14.84~ 图 14.113。

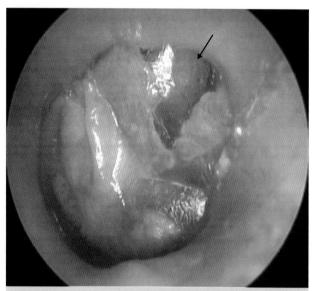

图 14.84 左耳，闭合式鼓室成形术。鼓膜后上份内陷伴穿孔和皮肤移行。透过鼓膜似可见到胆脂瘤（箭头）

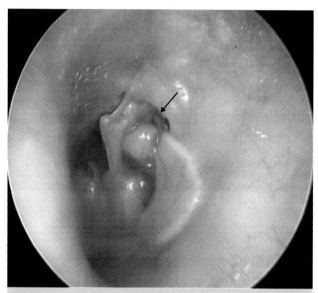

图 14.85 左耳，用重塑的砧骨和软骨行闭合式鼓室成形术。后上份有明显的非自洁性内陷袋（箭头），高度怀疑有复发性胆脂瘤。治疗应改为开放式鼓室成形术

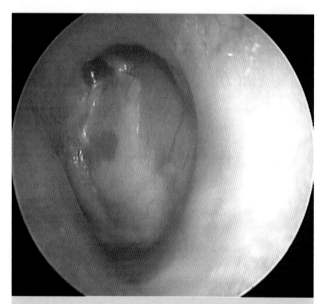

图 14.86 左耳，另一例闭合式鼓室成形术，上鼓室略有内陷。患者诉耳间歇性溢液，CT 扫描示复发性胆脂瘤，予行开放式鼓室成形术

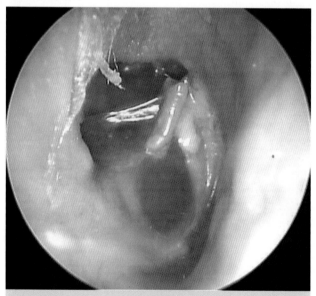

图 14.87 与图 14.86 相似的病例。鼓膜后上象限明显内陷，高度怀疑复发性胆脂瘤。重塑的砧骨有移位。予行修正鼓室成形术（开放术式）

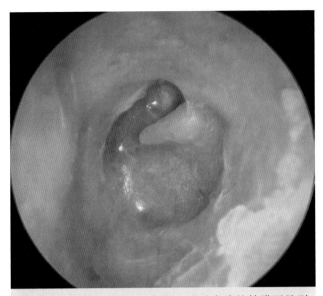

图 14.88 左耳，在后上象限，透过内陷的鼓膜可见到重塑的砧骨，短突指向前方。有听力下降的患者，应再次手术以加固鼓膜，提高听力。手术需要从砧骨分离内陷袋，在重塑的砧骨和鼓膜间置放软骨。软骨可防止（或延迟）再次形成内陷袋，并提高听力

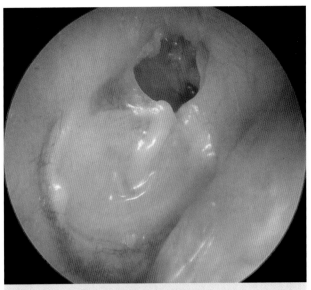

图 14.89 右耳，闭合式鼓室成形术后复发性上鼓室胆脂瘤。重建的鼓膜（紧张部）成角良好，与锤骨柄贴合紧密。该病例应改行开放术式，如果没有听力下降，则应保留鼓膜和听骨链

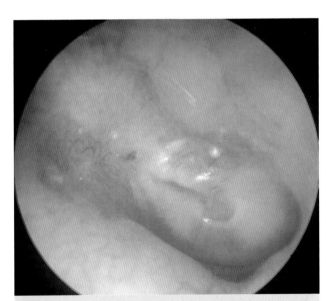

图 14.90 左耳，另一例闭合式鼓室成形术后 2 年。用软骨及骨片重建上鼓室，未见骨质破坏征象。后上象限可见一小胆脂瘤珠，很容易在门诊显微镜下清除

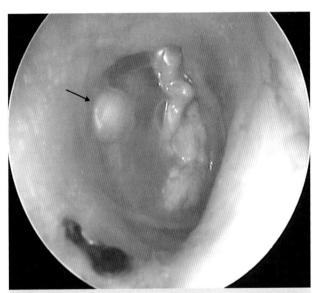

图 14.91 右耳，可见残余胆脂瘤位于鼓膜后份白色隆起处（箭头）

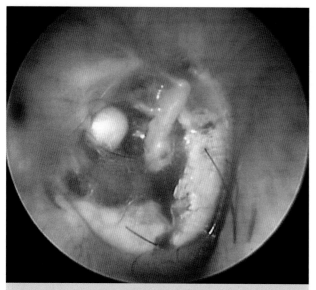

图 14.92　另一例残余胆脂瘤。鼓膜前、下象限可见硬化斑。胆脂瘤珠较小，可采用经耳道径路予清除

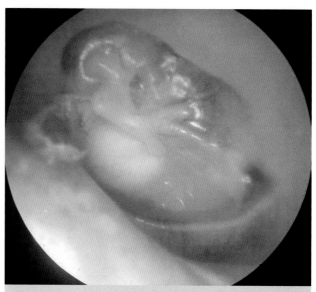

图 14.93　左耳，重建的鼓膜前方成角良好。锤骨前可见胆脂瘤囊，上鼓室内陷袋紧贴锤骨头和砧骨体

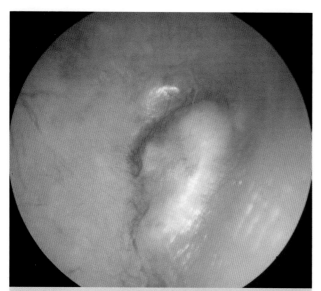

图 14.94　右耳，鼓室成形术后。可见鼓室内白色肿物（前角胆脂瘤）致鼓膜隆起。胆脂瘤可能是由于采用外植法时上皮清除不彻底，陷入的皮肤形成胆脂瘤

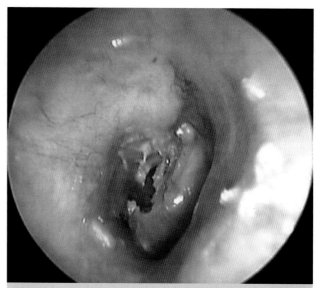

图 14.95　内镜鼓室成形术后复发性胆脂瘤。该患者改行开放式鼓室成形术

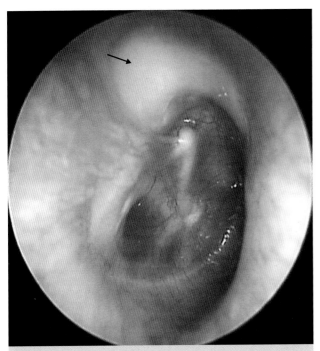

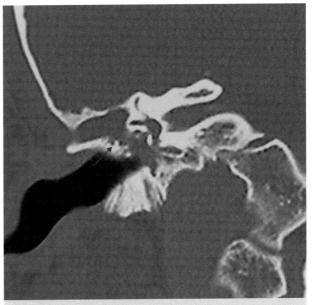

图 14.97 冠状位 CT 扫描。胆脂瘤充满上鼓室和中耳腔。外耳道后壁部分破坏（箭头）

图 14.96 闭合式鼓室成形术后复发性胆脂瘤。可见上鼓室内陷伴溢液（箭头）。CT 扫描显示病变向上鼓室、中鼓室和乳突扩展（图 14.97，图 14.98）。改行开放式鼓室成形术

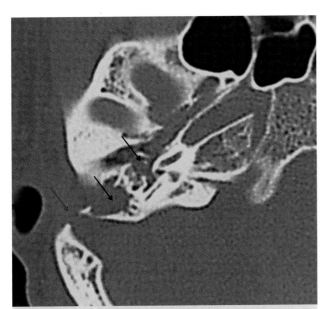

图 14.98 同一病例轴位 CT 扫描。可见复发性胆脂瘤（黑色箭头）。乙状窦表面骨质缺损（红色箭头）。手术开始时切勿损伤乙状窦，特别是在制取肌骨膜瓣时

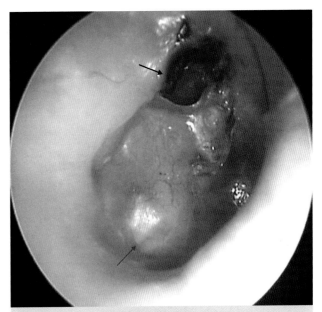

图 14.99 右耳闭合式鼓室成形术。可见靠近鼓岬的残余胆脂瘤（红色箭头）和上鼓室胆脂瘤（黑色箭头）。该病例改行开放式

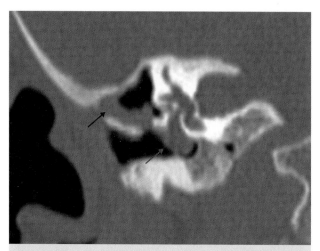

图 14.100 同一病例冠状位 CT 扫描。可见鼓岬区（红色箭头）和上鼓室胆脂瘤（黑色箭头），外耳道后壁亦有骨质破坏

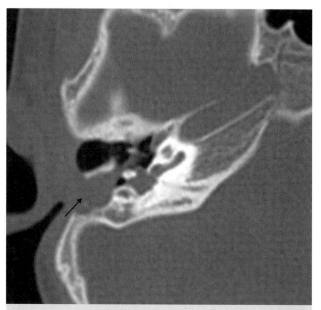

图 14.101 同一病例轴位 CT 扫描。闭合术腔内可见残余胆脂瘤（箭头）

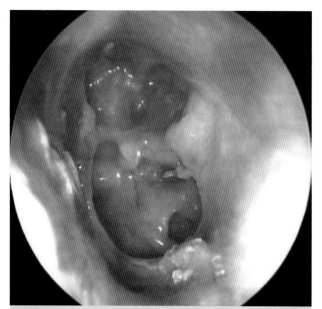

图 14.102 左耳，患者因上鼓室胆脂瘤曾在其他医院行经耳道上鼓室切开术。术腔仍溢液，后上份内陷非常明显，修复的鼓膜完全穿孔。行开放式鼓室成形术，清除全部胆脂瘤

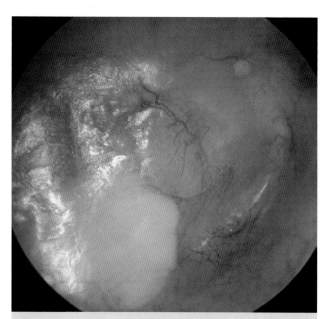

图 14.103 右耳，透过鼓膜可见 TORP。叠放的软骨呈白色，已移位至后下象限。植入体没有排出的征象

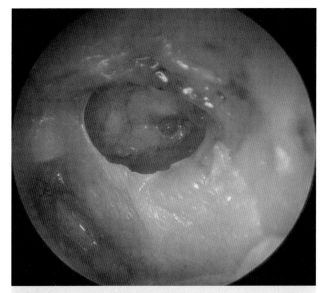

图 14.104 左耳，修复的鼓膜后上份穿孔，TORP 脱出。赝复物的小柱导致镫骨底板破坏（从穿孔看进去为一圆形暗区）

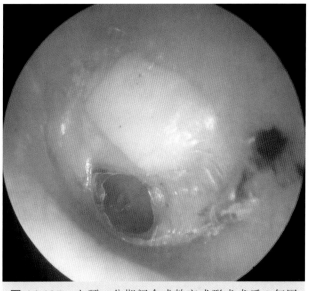

图 14.105 左耳，分期闭合式鼓室成形术术后 3 年因急性中耳炎致鼓膜前下份穿孔。可见用于听骨链成形术的长方形软骨片，与残余鼓膜融合良好

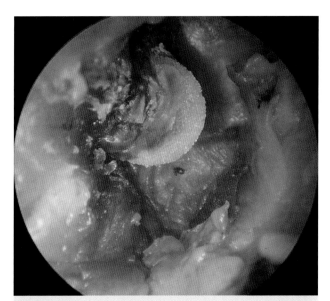

图 14.106 右耳，Ⅱ 期鼓室成形术后 1 年 TORP 被排出。尽管被町聍包裹，仍可见到赝复物的头端。残余鼓膜不张

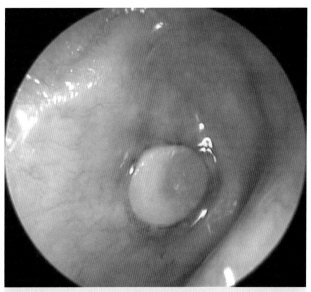

图 14.107 右耳，另一例 TORP 被排出，伴感染和溢液

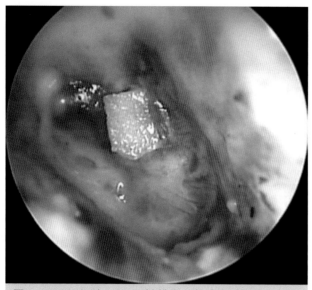

图 14.108　左耳，PORP 被排出，伴感染和溢液

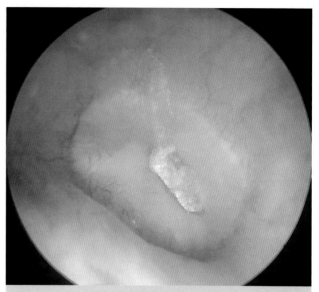

图 14.109　左耳，分期闭合式鼓室成形术后金质赝复物正在被排出中

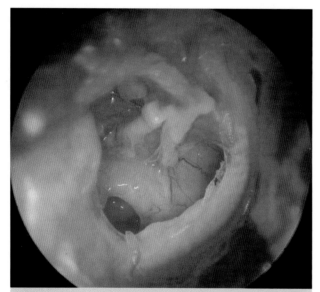

图 14.110　右耳，鼓室成形术后再次大穿孔。在后上象限，Teflon 赝复物位于内移的锤骨和镫骨足板间。后下象限可见到圆窗。鼓膜前缘残边硬化

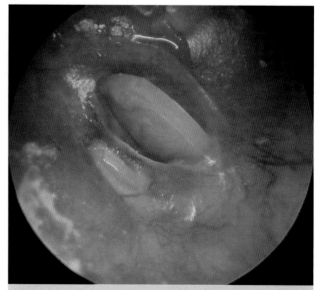

图 14.111　左耳，硅胶片从后上份穿孔脱出，前方可清楚看到锤骨柄。硅胶片通常在第一期鼓室成形术中植入，以利于中耳正常黏膜的恢复，同时避免形成粘连。除非有鼓膜不张的倾向，否则可在 Ⅱ 期鼓室成形术中取出硅胶片

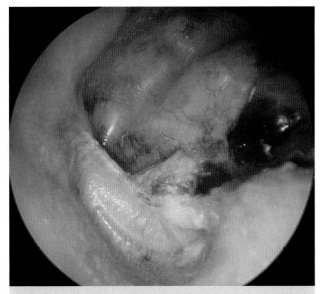

图 14.112 左耳，闭合式鼓室成形术后 3 年，外耳道后壁完全被吸收。耳镜所见与开放式鼓室成形术后所见相似。须再次手术，磨低面神经嵴，并磨平所有的不光滑骨质，以免鳞状上皮潴留，术后长期溢液。同时行耳甲腔成形术以保证耳道足够宽大

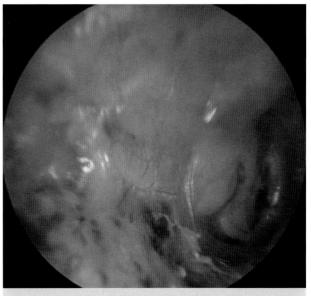

图 14.113 右耳，闭合式鼓室成形术后，鼓环后 7~8mm 处的外耳道后壁部分吸收。萎缩区域因内侧无骨质而呈蓝色，皮肤未见内陷。但由于缺乏骨质，皮肤有可能内陷进乳突腔而导致复发性胆脂瘤。此类患者应常规长期随访

14.4.2 开放式鼓室成形术

开放式鼓室成形术见图 14.114~ 图 14.126。

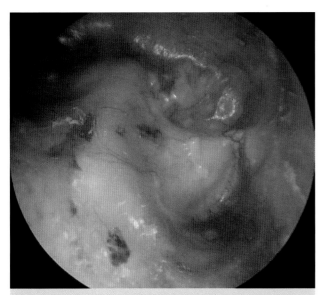

图 14.114 右耳，完成得很好的开放式鼓室成形术。术腔已上皮化，面神经嵴足够低。可见到填塞上鼓室的材料

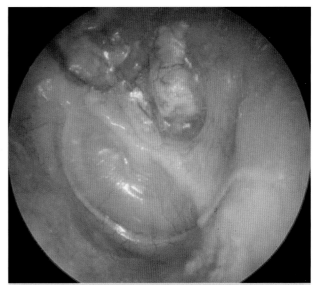

图 14.115 左耳，开放式鼓室成形术。上鼓室用自体骨填塞

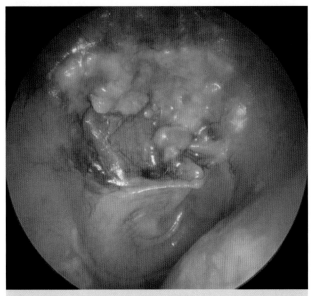

图 14.116 右耳，开放式鼓室成形术。用骨片填塞部分上鼓室

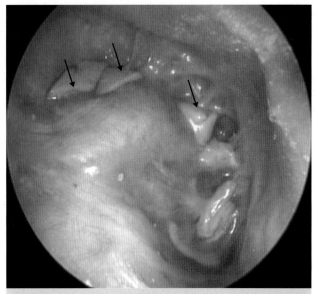

图 14.117 右耳，开放式鼓室成形术。术腔光滑，上皮化良好。面神经嵴足够低。用软骨片填塞部分上鼓室（箭头）

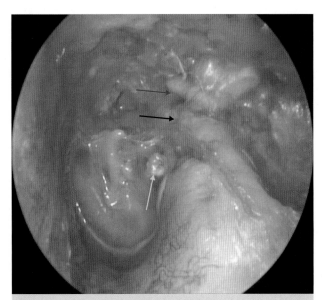

图 14.118 左耳，另一例开放式鼓室成形术。面神经水平段暴露（黑色箭头），软骨片填塞后上鼓室，可见外半规管（红色箭头），鼓膜与镫骨相连接（绿色箭头）

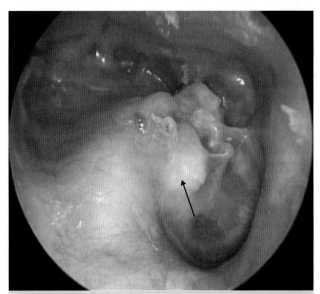

图 14.119 右耳，另一例恢复良好的开放术腔。一软骨片置于镫骨头，行听骨链成形术（箭头）

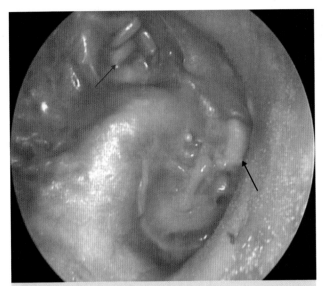

图 14.120 右耳，开放式鼓室成形术。软骨置于管上隐窝（黑色箭头）和上鼓室（红色箭头）。术腔上皮化良好

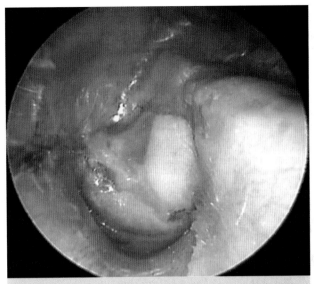

图 14.121 左耳，与图 14.120 相似的病例。患者男性，25 岁，计划行分期开放式鼓室成形术治疗大胆脂瘤。在 I 期手术中，取出被破坏的砧骨，置放一软骨片于镫骨上。8 个月后，行 CT 检查未发现残余胆脂瘤，软骨与镫骨连接良好，听力接近正常，因此未再行 II 期手术

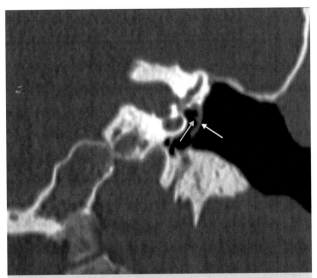

图 14.122 同一病例的冠状位 CT 扫描。可见软骨（白色箭头）与镫骨头（绿色箭头）连接良好

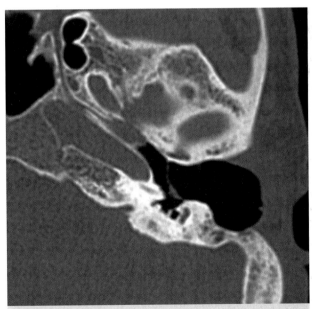

图 14.123 同一病例的轴位 CT 扫描

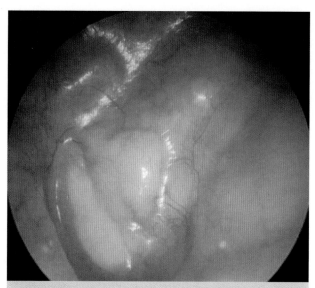

图 14.124　左耳，开放式鼓室成形术，术腔上皮化良好。鼓膜前、后份有硬化斑，可见重建的听骨链

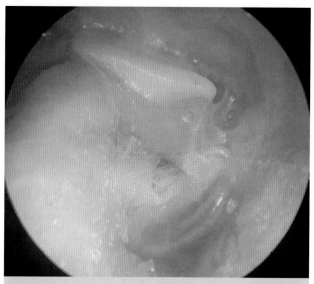

图 14.125　右耳，开放式鼓室成形术。上方可见填塞上鼓室的软骨

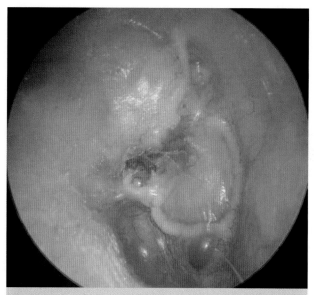

图 14.126　右耳，开放式鼓室成形术。鼓骨因受胆脂瘤侵蚀而磨除。下方可见鼓环，上方可见鼓索神经与用于重建听骨链的砧骨紧邻

乳突根治术

　　该术式见图 14.127~ 图 14.131。

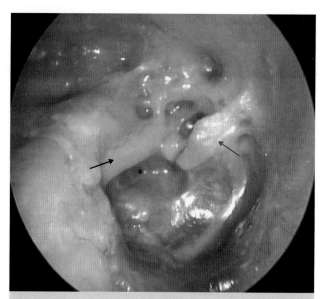

图 14.127　患者 70 岁，因乳突胆脂瘤和鼓膜不张而行乳突根治术。后份鼓膜因内陷与前庭窗相触（星号）而未予处理。面神经水平段裸露（黑色箭头），锤骨仅余小块残体（红色箭头）

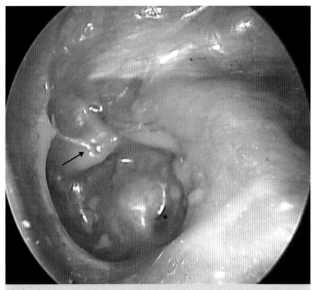

图 14.128 左耳，另一例乳突根治术。面神经水平段裸露，不张的鼓膜直接与前庭窗相触。可看到圆窗（星号）、匙突和鼓膜张肌（箭头）。听骨链完全缺失

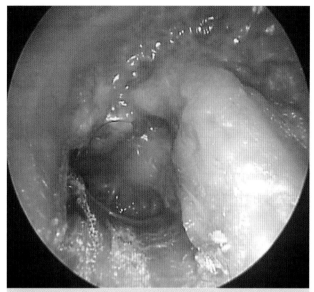

图 14.129 左耳，另一例乳突根治术，鼓膜完全不张

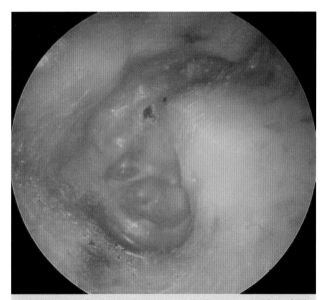

图 14.130 术腔干燥，光滑，上皮化良好，面神经嵴低

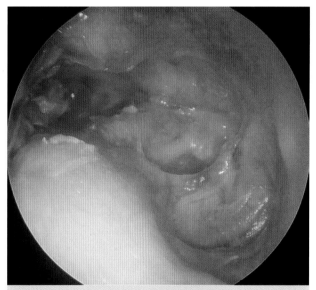

图 14.131 右耳，一例双侧胆脂瘤患者。已行开放式鼓室成形术并术腔填塞。填塞上鼓室的材料（软骨和骨片）几乎完全被吸收。术腔潮湿，有肉芽组织，听力较对侧差，对侧行开放术式且未填塞术腔（图 14.132）

改良 Bondy 式鼓室成形术

该术式见图 14.132~ 图 14.141。

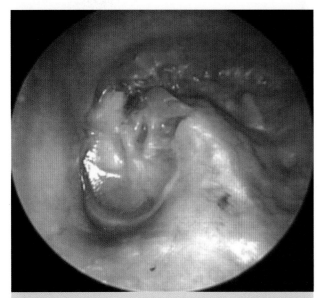

图 14.132 左耳，一例改良 Bondy 术式。该患者术前纯音听阈为 20 dB，术后听力得以保留。改良 Bondy 技术适用于上鼓室胆脂瘤且鼓膜和听骨链完整的患者。它属于开放式，其上鼓室和乳突与外界相通，将面神经嵴削低至鼓环水平，听骨链与鼓膜保持原位不动。如有必要，可用软骨片填塞上鼓室，有助于减少听骨链周围鼓膜内陷的风险。植入筋膜，其前缘带两个舌形瓣，其中一个舌形瓣置于砧骨体之下，另一个舌形瓣置于锤骨柄和砧骨长突间。最后根据术腔大小行耳甲腔成形术

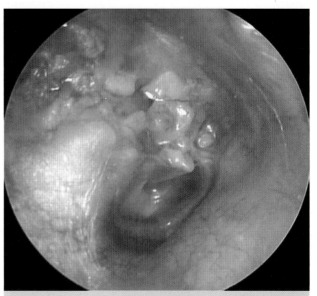

图 14.133 右耳，改良 Bondy 式鼓室成形术，上鼓室用软骨填塞

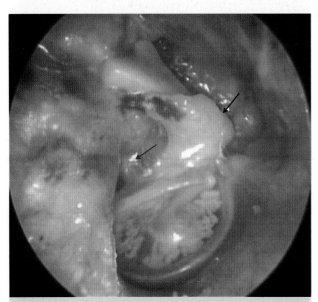

图 14.134 右耳，改良 Bondy 式鼓室成形术，可见锤砧关节（黑色箭头）和砧镫关节（红色箭头）。在砧骨后方和后上鼓室间放置一片软骨

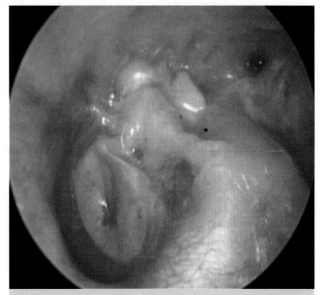

图 14.135 左耳，另一例改良 Bondy 式鼓室成形术治疗上鼓室胆脂瘤。面神经水平段裸露（＊）

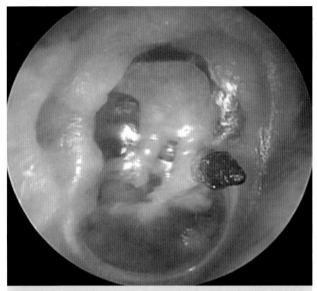

图 14.136 右耳，由于内陷袋的自洁作用形成的自发性 Bondy 式术腔。上鼓室完全显露，听骨链无破坏。患者未诉耳溢液及听力下降。听力图示听力正常。CT 扫描亦排除了胆脂瘤。该患者用耳镜随访即可

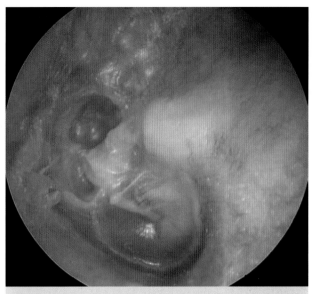

图 14.137 左耳，改良 Bondy 术式。虽然可见到上鼓室内陷，但该术式很少复发胆脂瘤。可见到鼓膜内陷，中耳积液。该患者应予鼓膜置管

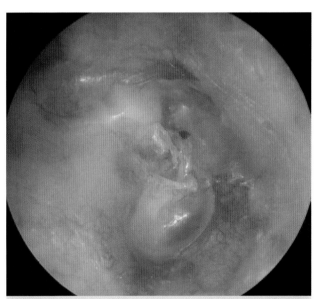

图 14.138 右耳，改良 Bondy 术式，上鼓室用软骨填塞

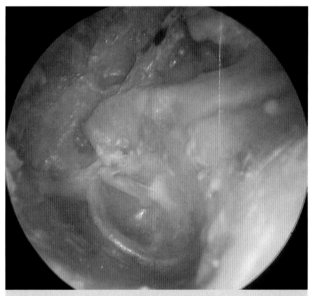

图 14.139 左耳，另一例改良 Bondy 术式。砧骨轻度破坏，在锤骨和砧骨间植入一软骨片，上鼓室用软骨填塞

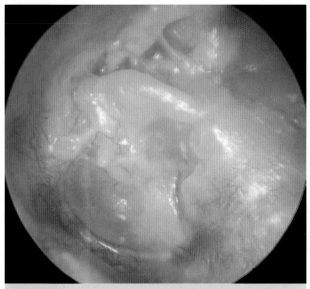

图 14.140　左耳，另一例改良 Bondy 式鼓室成形术

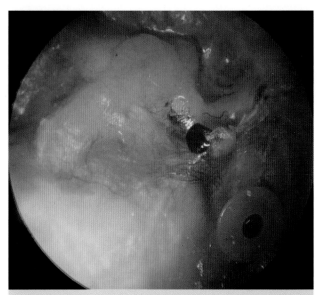

图 14.141　右耳，改良 Bondy 术式。由于有中耳积液，且药物治疗无效，因此植入通气管

手术失败及并发症

开放式鼓室成形术手术失败及并发症的部分图例，见图 14.142~ 图 14.155。

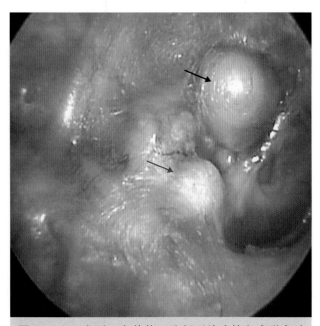

图 14.142　右耳，在其他医院行开放式鼓室成形术后的残余胆脂瘤。可见两个大胆脂瘤珠，分别位于上鼓室（黑色箭头）和紧邻面神经嵴（红色箭头），而面神经嵴磨得不够低。患者再次行鼓室成形术

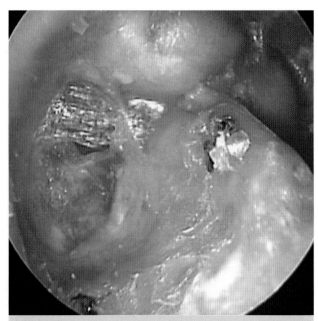

图 14.143　左耳，另一例开放术腔中的残余胆脂瘤。上鼓室呈白色隆起，CT 扫描排除了脑膜脑膨出。该患者的面神经嵴过高。患者再次行鼓室成形术

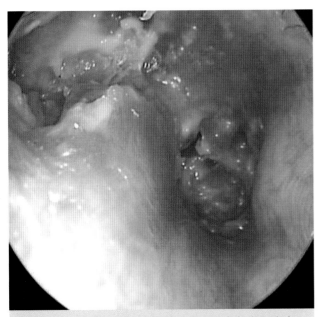

图 14.144　右耳，开放式鼓室成形术后的复发胆脂瘤。术腔不规则（外耳道前壁隆起，乳突腔开放不够），面神经嵴过高。鼓膜次全穿孔，鼓室腔内有恶臭分泌物。患者再次行鼓室成形术

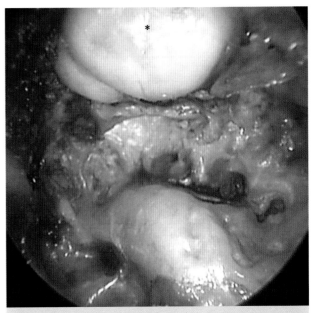

图 14.145　左耳，开放式鼓室成形术后痂皮和耵聍堆积。上鼓室可见白色硬块隆起（星号），CT 扫描（图 14.146）显示为骨块，提示新骨生成并包藏皮肤。患者再次行鼓室成形术，并切除骨块和复发的胆脂瘤

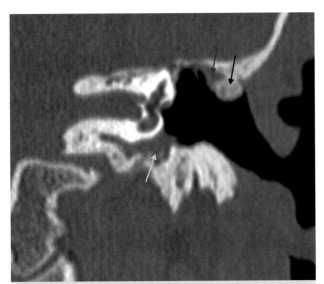

图 14.146　同一患者的冠状位 CT 扫描。可见骨块（黑色箭头）位于上鼓室，包藏的皮肤位于骨块后（红色箭头），复发的胆脂瘤位于下鼓室（绿色箭头）

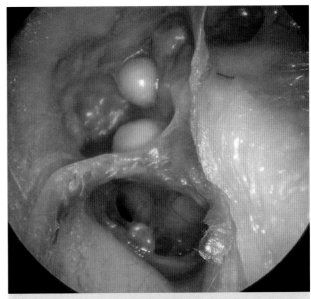

图 14.147　左耳，开放式鼓室成形术。可见修复的鼓膜有大穿孔，胆脂瘤珠位于上鼓室

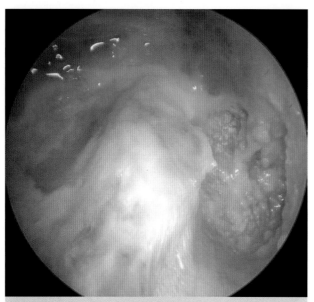

图 14.148 右耳，另一例不规范的开放式鼓室成形术。可见脓性分泌物和过高的面神经嵴

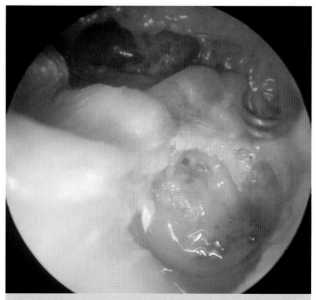

图 14.149 右耳，不规范的开放式鼓室成形术。术腔不规则，潜藏骨坎，面神经嵴过高。中耳及周围术腔有脓性分泌物

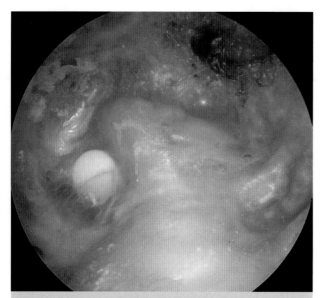

图 14.150 左耳。Ⅱ期开放式鼓室成形术后，TORP 正在被排出。在Ⅰ期手术中，清除了累及上鼓室和中鼓室并破坏听骨链的胆脂瘤。在Ⅱ期手术中，采用 TORP 重建听骨链，将其置于镫骨足板和鼓膜间。术后 1 年可看到赝复物开始排出。为避免此类并发症，应在赝复物和鼓膜间垫放一块耳屏软骨

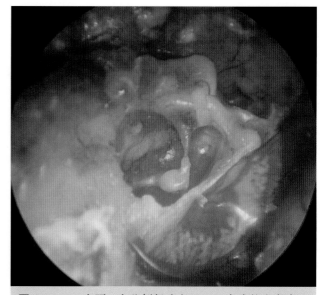

图 14.151 右耳。在此例行改良 Bondy 术式的患者中，术后 3 年因明显的鼓膜内陷而出现砧骨破坏。中耳腔内有卡他性积液

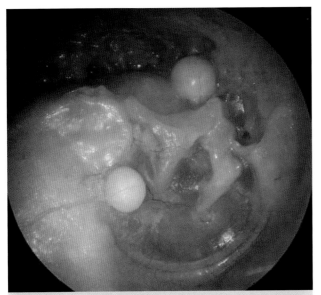

图 14.152 右耳，一例改良 Bondy 术式。术腔可见 2 个胆脂瘤瘤珠，在门诊即可轻松清除。上鼓室、鼓窦和乳突连通开放，听骨链保留在原位

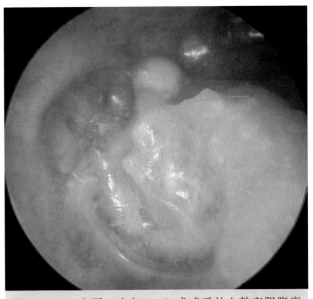

图 14.153 左耳，改良 Bondy 术式后的上鼓室胆脂瘤瘤珠

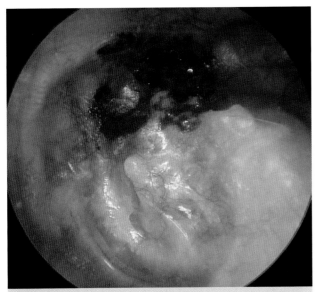

图 14.154 同一患者，在门诊清除胆脂瘤瘤珠后

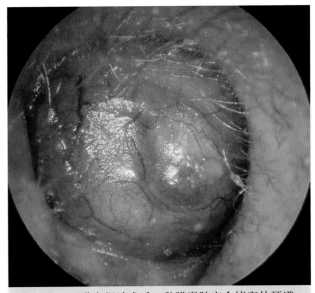

图 14.155 乳突根治术后，黏膜囊肿完全堵塞外耳道

14.4.3 耳甲腔成形术，外耳道盲囊封闭

耳甲腔成形术的示例见图 14.156~ 图 14.160，

外耳道封闭见图 14.161~ 图 14.163。

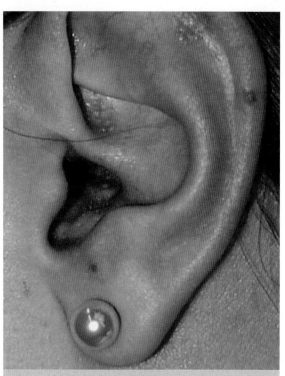

图 14.156 与术腔大小相符的耳甲腔成形术对于保证术腔足够的通气，避免术腔堆积上皮碎屑和耵聍十分重要

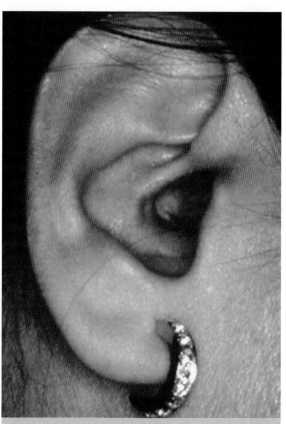

图 14.157 另一例开放式鼓室成形术中施行的耳甲腔成形术

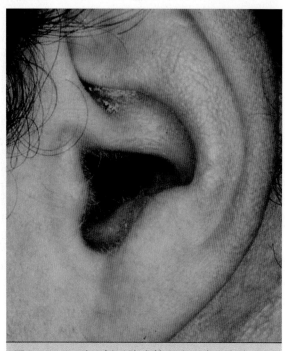

图 14.158 对一例开放式鼓室成形术患者成功施行了大耳甲腔成形术，保证了术腔通气

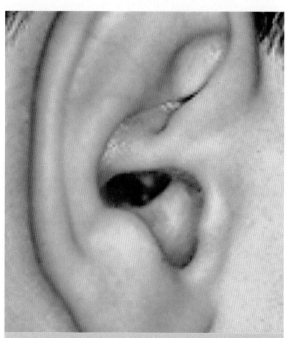

图 14.159 另一例 10 岁男孩的耳甲腔成形术。该患儿因双侧上鼓室胆脂瘤行改良 Bondy 式手术

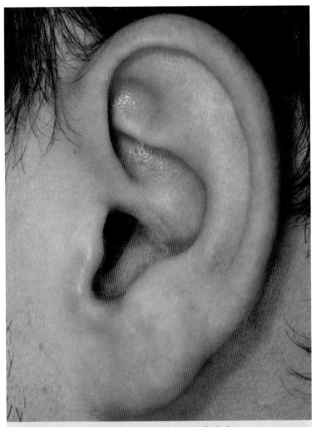

图 14.160　一例耳甲腔成形术后耳道狭窄

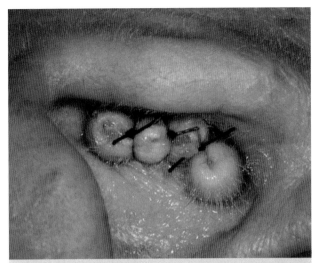

图 14.161　外耳道盲囊封闭的手术图片。皮肤外翻后用可吸收线缝合。数月后封闭的伤口会凹入外耳道，不影响外观（图 14.162）

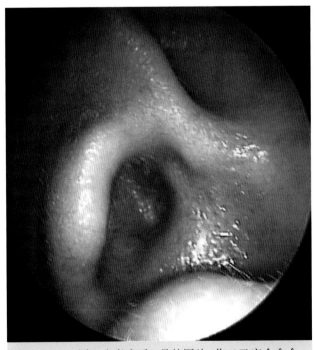

图 14.162　同一患者术后 2 月的图片。伤口已完全愈合，皮肤向内凹入外耳道

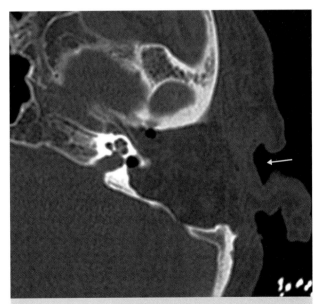

图 14.163　术腔（填塞腹部脂肪）轴位 CT 扫描。外耳道已盲囊封闭（箭头）

14.5 听觉植入

听觉植入学是指用辅助装置帮助完全或部分耳聋的患者恢复听觉功能的一系列手术技术。听觉植入并非是耳的替代品，但对确实耳聋的诸多患者大有裨益。信号通过刺激听神经后传递至大脑，然后转化为"听觉"。对于诸多出生即有重度耳聋的儿童或婴儿来说，听觉植入非常重要，植入的装置使他们在成长过程中具有听觉能力，并有更好的语言能力。

人工耳蜗植入（CI）是指通过手术植入电子装置，帮助重度或极重度耳聋患者感知声音。CI可为因耳蜗听觉毛细胞受损而致聋的患者提供听觉，使这些患者具备足够的听力，从而更好地理解语言。新一代的人工耳蜗和处理策略能让植入者在嘈杂环境中听得更清晰，享受美妙的音乐，甚至在游泳时也能正常使用。

听觉脑干植入（ABI）是指通过手术植入电子装置，帮助极重度感音神经性耳聋患者感知声音，这些患者的耳蜗或听神经因疾病或外伤而受损，因而无法使用人工耳蜗。ABI与CI使用的技术相似，但前者的电刺激作用于脑干，而后者的电刺激作用于耳蜗。

主动式中耳植入（Esteem听觉植入系统、中耳振动声桥、Carina听觉植入系统）是指通过手术在中耳植入助听器，适用于某些有传导性、感音神经性或混合性聋而又不适合其他治疗（如普通助听器、BAHA）的患者。主动性中耳植入可为全植入式或半植入式，通过电磁或压电传感器工作。

骨锚式听觉植入（BAHI）是一种基于骨传导的助听器。主要适用于传导性耳聋、单侧耳聋和混合性耳聋而又不能佩戴"耳内"或"耳后"助听器的患者。例如，外耳/中耳无功能，无法佩戴正常外耳道使用的常规助听器的患者，就可以使用BAHI。由于内耳功能正常，通过颅骨传导的声音可产生正常/接近正常的听觉。

听觉植入的图例见图14.164~图14.167。

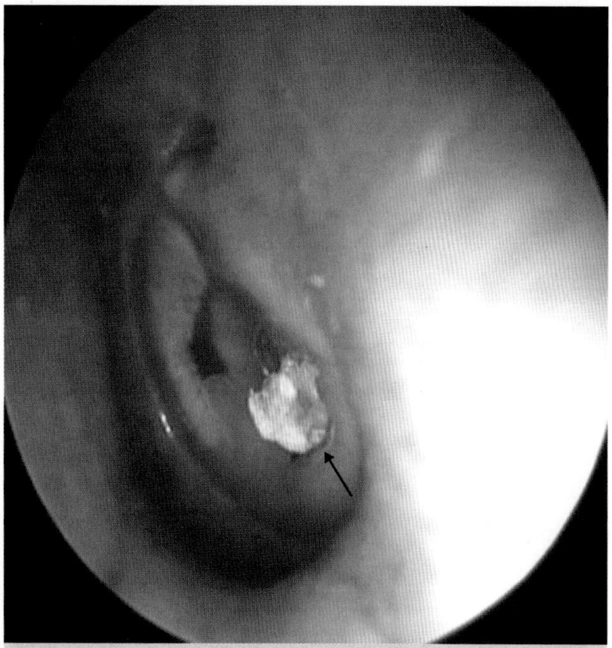

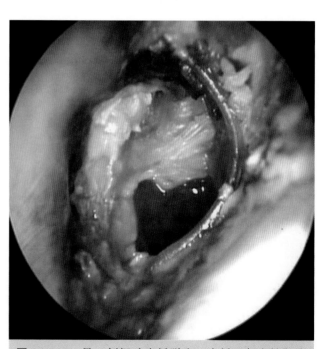

图14.164 左耳，振动声桥脱出，部分漂浮质量传感器（FMT）在鼓膜外（箭头）

图14.165 另一例振动声桥脱出，声桥于复发性胆脂瘤行乳突根治术时同期植入。术腔溢液，与FMT相连的导线脱出。自使用人工耳蜗以来，采用植入装置来恢复听觉功能已有50多年的历史了。对于有溢液和胆脂瘤的病例，笔者主张分期手术，先行岩骨次全切除术，以彻底清除病变，避免植入体脱出

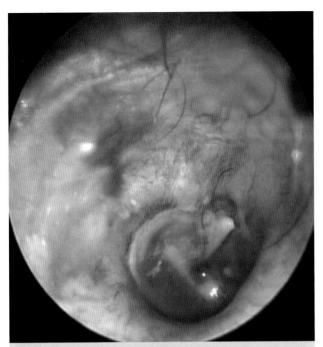

图 14.166 右耳，人工耳蜗植入后的耳镜图。行闭合式乳突根治术，经后鼓室切开将电极植入圆窗

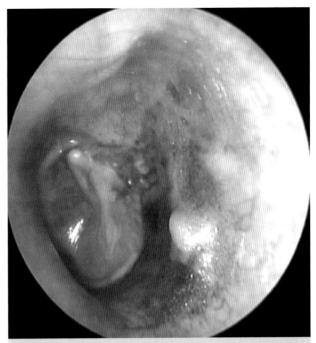

图 14.167 左耳，人工耳蜗脱出。接收器-刺激器与外耳道后壁皮肤相接触

参考文献

参考文献

[1] Amendola S, Falcioni M, Caylan R, et al. Recurrent cholesteatoma in open vs closed technique tympanoplasties and its surgical management. Proceedings of the Fifth International Conference on Cholesteatoma and Mastoid Surgery, Alghero-Sardinia, Italy: September 1–6, 1996. Rome: CIC Edizioni Internazionali

[2] Arìstegui M, Cokkeser Y, Saleh E, et al. Surgical anatomy of the extended middle cranial fossa approach. Skull Base Surg,1994,4(4):181–188

[3] Arìstegui M, Falcioni M, Saleh E, et al. Meningoencephalic herniation into the middle ear: a report of 27 cases. Laryngoscope, 1995,105(5, Pt 1):512–518

[4] Austin DF. The significance of the retraction pockets in the treatment of cholesteatoma//McCabe BF, Sadè J, Abramson M, eds. Cholesteatoma: First International Conference. Birmingham, AL: Aesculapius,1977:379–383

[5] Bacciu A, Clemente IA, Piccirillo E, et al. Guidelines for treating temporal bone carcinoma based on long-term outcomes. Otol Neurotol,2013,34(5):898–907

[6] Bacciu A, Nusier A, Lauda L, et al.Are the current treatment strategies for facial nerve schwannoma appropriate also for complex cases? Audiol Neurootol,2013,18(3):184–191

[7] Bacciu A, Ait Mimoune H, D'Orazio F, et al. Management of facial nerve in surgical treatment of previously untreated fisch class C tympanojugular paragangliomas: long-term results. J Neurol Surg B Skull Base,2014,75(1):1–7

[8] Bacciu A, Medina M, Ait Mimoune H, et al. Lower cranial nerves function after surgical treatment of Fisch Class C and D tympanojugular paragangliomas. Eur Arch Otorhinolaryngol, 2015,272(2):311–319

[9] Balyan FR, Celikkanat S, Aslan A, et al.Mastoidectomy in non-cholesteatomatous chronic suppurative otitis media: is it necessary? Otolaryngol Head Neck Surg,1997,117(6):592–595

[10] Bhatia S, Karmarkar S, DeDonato G, et al. Canal wall down mastoidectomy: causes of failure, pitfalls and their management. J Laryngol Otol,1995,109(7):583–589

[11] Brackmann DE, Shelton C, Arriaga MA. Otologic Surgery. Philadelphia: Saunders,1994

[12] Cama A, Verginelli F, Lotti LV, et al. Integrative genetic, epigenetic and pathological analysis of paraganglioma reveals complex dysregulation of NOTCH signaling. Acta Neuropathol, 2013,126(4):575–594

[13] Caparosa R. An Atlas of Surgical Anatomy and Techniques of the Temporal Bone. Springfield IL: Thomas,1972

[14] Caylan R, Titiz A, De Donato G, et al. Meatoplasty technique in canal wall down procedures. Proceedings of the Fifth International Conference on Cholesteatoma and Mastoid Surgery,Alghero-Sardinia, Italy: September 1–6, 1996. Rome: CIC Edizioni Internazionali

[15] Celikkanat SM, Saleh E, Khashaba A, et al. Cerebrospinal fluid leak after translabyrinthine acoustic neuroma surgery. Otolaryngol Head Neck Surg,1995,112(6):654–658

[16] Charachon R. La tympanoplastie. Grenoble: Presses Universitaires, 1990

[17] Charachon R, Roulleau P, Bremond G, et al,1987

[18] Chole RA. Petrous apicitis: surgical anatomy. Ann Otol Rhinol Laryngol,1985,94(3):251–257

[19] Cody DTR, Taylor W. Mastoidectomy for acquired cholesteatoma: long-term results//McCabe BF, Sadè J, Abramson M, eds. Cholesteatoma: First International Conference. Birmingham, AL: Aesculapius,1977,337–351

[20] Cohen D. Locations of primary cholesteatoma. Am J Otol, 1987,8(1):61–65

[21] Coker NJ, Jenkins HA, Fisch U. Obliteration of the middle ear and mastoid cleft in subtotal petrosectomy: indications, technique, and results. Ann Otol Rhinol Laryngol,1986,95(1, Pt 1):5–11

[22] Cokkeser Y, Naguib M, Aristegui M, et al. Revision stapes surgery: a critical evaluation. Otolaryngol Head Neck Surg, 1994,111(4):473–477

[23] Cokkeser Y, Aristegui M, Naguib M, Saleh E, Sanna M. Surgical anatomy of the vertebral artery at the craniovertebral junction//Mazzoni A, Sanna M. Skull Base Surgery Update. Vol. 1. Amsterdam: Kugler, 1995:43–48

[24] De Donato G, Caylan R, Falcioni M, et al. Facial nerve management and results in petrous bone cholesteatoma surgery. Proceedings of the Fifth International Conference on Cholesteatoma and Mastoid Surgery, Alghero-Sardinia, Italy,September1–6, 1996. Rome: CIC Edizioni Internazionali

[25] Deguine C. Longterm results in cholesteatoma surgery. Clin Otolaryngol Allied Sci,1978,3(3):301–310

[26] De la Cruz A. The transcochlear approach to meningiomas and cholesteatoma of the cerebellopontine angle//Brackmann DE. Neurological Surgery of the Ear nd Skull Base. New York: Raven Press,1982:353–360

[27] Derlacki EL, Clemis JD. Congenital cholesteatoma of the middle ear and mastoid. Ann Otol Rhinol Laryngol, 1965,74(3):706–727

[28] Dichiro G, Fisher RL, Nelson KB. The jugular foramen. J Neurosurg,1964,21:447–460

[29] Donaldson A, Duckert LG, Lambert PM, et al. Anson and

Donaldson Surgical Anatomy of the Temporal Bone. New York: Raven Press,1992

[30] Dort JC, Fisch U. Facial nerve schwannomas. Skull Base Surg,1991,1(1):51–56

[31] Falcioni M, De Donato G, Landolfi M, et al. The modified Bondy technique in the treatment of epitympanic cholesteatoma. Proceedings of the Fifth International Conference on Cholesteatoma and Mastoid Surgery,Alghero-Sardinia, Italy, September 1–6, 1996. Rome: CIC Edizioni Internazionali

[32] Falcioni M, Sanna M. Usefulness of preoperative imaging in chronic ear surgery. Proceedings of the Sixth International Conference on Cholesteatoma and Ear Surgery,Cannes, France, June 29–July 2, 2000. Label Production

[33] Falcioni M, Frisina A, Taibah A, et al. Surgical treatment of labyrinthine fistula in chronic ear surgery. Proceedings of the Sixth International Conference on Cholesteatoma and Ear Surgery, Cannes. France, June 29–July 2, 2000. Label Production

[34] Falcioni M, Caruso A, Avanzini P, et al. Facial nerve iatrogenic palsy in chronic ear surgery. Proceedings of the Sixth International Conference on Cholesteatoma and Ear Surgery, Cannes, France, June 29–July 2, 2000. Label Production

[35] Falcioni M, Russo A, Taibah A, et al. Facial nerve tumors. Otol Neurotol,2003,24(6):942–947

[36] Farrior JB. Anterior facial nerve decompression. Otolaryngol Head Neck Surg,1985,93(6):765–768

[37] Farrior JB. The canal wall in tympanoplasty and mastoidectomy. Arch Otolaryngol,1969,90(6):706–714

[38] Farrior JB. Systematized approach to surgery for cholesteatoma. Arch Otolaryngol,1973,97(2):188–190

[39] Fisch U. Infratemporal fossa approach to tumours of the temporal bone and base of the skull. J Laryngol Otol, 1978, 92(11):949–967

[40] Fisch U. Infratemporal fossa approach for glomus tumors of the temporal bone. Ann Otol Rhinol Laryngol,1982,91(5, Pt 1):474–479

[41] Fisch U. The infratemporal fossa approach for nasopharyngeal tumors. Laryngo-scope,1983,93(1):36–44

[42] Fisch U. Tympanoplasty, Mastoidectomy, and Stapes Surgery. Stuttgart: Thieme,1994

[43] Fisch U, Esslen E. Total intratemporal exposure of the facial nerve. Pathologic findings in Bell's palsy. Arch Otolaryngol, 1972,95(4):335–341

[44] Fisch U, Mattox D. Microsurgery of the Skull Base. New York: Thieme,1988

[45] Fisch U, Fagan P, Valavanis A. The infratemporal fossa approach for the lateral skull base. Otolaryngol Clin North Am,1984,17(3):513–552

[46] Flood LM, Kemink JL. Surgery in lesions of the petrous apex. Otolaryngol Clin North Am,1984,17(3):565–575

[47] Friedberg J. Congenital cholesteatoma. Laryngoscope, 1994,104(3, Pt 2) Suppl:1–24

[48] Gamoletti R, Bellomi A, Sanna M, et al. Histology of extruded Plasti-Pore ossicular prostheses. Otolaryngol Head Neck Surg,1984,92(3):342–345

[49] Gacek RR. Surgical landmark for the facial nerve in the epitympanum. Ann Otol Rhinol Laryngol,1980,89(3, Pt 1):249–250

[50] Gantz BJ, Fisch U. Modified transotic approach to the cerebellopontile angle. Arch Otolaryngol, 1983,109(4):252–256

[51] Glasscock ME, Ⅲ. Surgical technique for open mastoid procedures. Laryngoscope,1982,92(12):1440–1442

[52] Glasscock ME, Ⅲ, Harris PF, Newsome G. Glomus tumors: diagnosis and treatment. Laryngoscope, 1974,84(11):2006–2032

[53] Glasscock ME, Miller GW. Intact canal wall tympanoplasty in the management of cholesteatoma. Laryngoscope, 1976, 86(11):1639–1657

[54] Glasscock ME, Shambaugh GE. Surgery of the Ear. 4th ed. Philadelphia PA: Saunders,1990

[55] Goodhill V. Tragal perichondrium and cartilage in tympanoplasty. Arch Otolaryngol,1967,85(5):480–491

[56] Guild SR. A hitherto unrecognized structure, the glomus jugularis in man. Anat Rec,1941,79((Suppl 2)):28

[57] Guild SR. The glomus jugulare, a nonchromaffn paraganglion, in man. Ann Otol Rhinol Laryngol, 1953, 62(4):1045–1071

[58] Hakuba A, Nishimura S, Jang BJ. A combined retroauricular and preauricular transpetrosal-transtentorial approach to clivus meningiomas. Surg Neurol,1988,30(2):108–116

[59] Hoffman RA. Cerebrospinal fluid leak following acoustic neuroma removal. Laryngoscope,1994,104(1, Pt 1):40–58

[60] House WF. Surgical exposure of the internal auditory canal and its contents through the middle, cranial fossa. Laryngoscope, 1961,71:1363–1385

[61] House WF. Middle cranial fossa approach to the petrous pyramid: report of 50 cases. Arch Otolaryngol, 1963, 78: 460–469

[62] House WF, Hitselberger WE. Transtemporal bone microsurgical removal of acoustic neuromas: total versus subtotal removal of acoustic tumors. Arch Otolaryngol, 1964,80:751–752

[63] House WF, Sheehy JL. Functional restoration in tympanoplasty. Arch Otolaryngol, 1963,78:304–309

[64] House WF, Glasscock ME, Ⅲ. Glomus tympanicum tumors. Arch Otolaryngol,1968,87(5):550–554

[65] House WF, Hitselberger WE. The transcochlear approach to the skull base. Arch Otolaryngol,1976,102(6):334–342

[66] House JL, Hitselberger WE, House WF. Wound closure and

cerebrospinal fluid leak after translabyrinthine surgery. Am J Otol,1982,4(2):126–128

[67] House JW, Brackmann DE. Facial nerve grading system. Otolaryngol Head Neck Surg,1985,93(2):146–147

[68] Jackler RK. Overview of surgical neuro-otology//Jackler RK, Brackmann DE, eds. Neuro-otology. Baltimore, MD: Mosby,1993,651–684

[69] Jackson CG. Surgery of Skull Base Tumors. New York, NY: Churchill Livingstone,1991

[70] Jackson CG, Glasscock ME Ⅲ, McKennan KX, et al. The surgical treatment of skull-base tumors with intracranial extension. Otolaryngol Head Neck Surg,1987,96(2):175–185

[71] Jackson CG, Cueva RA, Thedinger BA, et al. Conservation surgery for glomus jugulare tumors: the value of early diagnosis. Laryngoscope,1990,100(10,Pt 1):1031–1036

[72] Jansen C. The combined approach for tympanoplasty (report on 10 years' experience). J Laryngol Otol,1968,82(9):779–793

[73] Jansen C. Posterior tympanotomy: experiences and surgical details. Otolaryngol Clin North Am,1972,5(1):79–96

[74] Jansen C. Intact canal wall tympanoplasty//Shambaugh G, Shea J. Fifth International Workshop on Middle Ear Microsurgery. Huntsville, AL: Strode,1977:370–375

[75] Jenkins HA, Fisch U. Glomus tumors of the temporal region. Technique of surgical resection. Arch Otolaryngol, 1981, 107(4):209–214

[76] Karmarkar S, Bhatia S, Saleh E, et al. Cholesteatoma surgery: the individualized technique. Ann Otol Rhinol Laryngol, 1995,104(8):591–595

[77] Karmarkar S, Bhatia S, Khashaba A, et al. Congenital cholesteatomas of the middle ear: a different experience. Am J Otol, 1996,17(2):288–292

[78] Krmpotic-Nemanic J, Draf W, Helms J. Surgical Anatomy of the Head and Neck. Berlin: Springer,1985

[79] Kveton JF, Cooper MH. Microsurgical anatomy of the jugular foramen region. Am J Otol,1988,9(2):109–112

[80] Landolfi M, Taibah A, Russo A, et al. Revalidation of the Bondy technique//Nakano Y. Cholesteatoma and Mastoid Surgery. Amsterdam: Kugler, 1993:719–721

[81] Lang J. Topographical anatomy of the skull base and adjacent tissues//Scheune-mann H, Schurmann K, Helms J. Tumors of the Skull Base. Berlin: de Gruyter,1986:3–28

[82] Lau T, Tos M. Treatment of sinus cholesteatoma. Long-term results and recurrence rate. Arch Otolaryngol Head Neck Surg,1988a,114(12):1428–1434

[83] Lau T, Tos M. Sinus cholesteatomas: Recurrencies and observation time. Acta Otolaryngol,1988b,105 suppl 449: 191–193

[84] Lau T, Tos M. Tensa retraction cholesteatoma: treatment and long-term results. J Laryngol Otol,1989,103(2):149–157

[85] Levenson MJ, Michaels L, Parisier SC. Congenital cholesteatomas of the middle ear in children: origin and management. Otolaryngol Clin North Am,1989,22(5):941–954

[86] Liden-Jerger. Tympanoplasty-procedures, interpretation and variables//Feldman AS, Wilber LA, eds. Acoustic Impedance and Admittance—The Measurement of Middle Ear Function. Baltimore, MD: Williams andWilkins, 1976: 103–155

[87] Lope Ahmad RA, Sivalingam S, Konishi M, et al. Oncologic outcome in surgical management of jugular paraganglioma and factors influencing outcomes. Head Neck, 2013,35(4):527–534

[88] Magnan J, Brémond G. Les conditions de guérison de l'otite chronique cholestéatomateuse. Ann Otolaryngol Chir Cervicofac,1985,102(8):565–573

[89] Magnan J, Chays A, Gignac D, et al.Reconstruction of posterior canal wall: long-term results//Charachon R, Garcia-Ibanez E, eds. Long-Term Results and Indications in Otology and Otoneurosurgery. Amsterdam: Kugler, 1991: 57–61

[90] Magnan J, Sanna M. Endoscopy in Neuro-otology. Stuttgart: Thieme,1999

[91] Mancini F, Taibah AK, Falcioni M. Complications and their management in tympanomastoid surgery. Otolaryngol Clin North Am,1999,32(3):567–583

[92] Marquet J. Eradication of cholesteatoma//Tos M, Thomsen J, Peitersen E, eds. Cholesteatoma and Mastoid Surgery. Amsterdam: Kugler,1989: 811–816

[93] Martin C, Prades JM. Removal of selected infralabyrinthine lesions without facial nerve mobilization. Skull Base Surg,1992,2(4):220–226

[94] May M. Total facial nerve exploration: transmastoid, extralabyrinthine, and subtemporal indications and results. Laryngoscope,1979,89(6, Pt 1):906–917

[95] Mazzoni A. Internal auditory canal arterial relations at the porus acusticus. Ann Otol Rhinol Laryngol, 1969, 78(4): 797–814

[96] Mazzoni A. Internal auditory artery supply to the petrous bone. Ann Otol Rhinol Laryngol,1972,81(1):13–21

[97] Mazzoni A. Jugulo-petrosectomy. Arch Ital Otyol Rhinol Laring,1974,2:20–35

[98] Mazzoni A, Sanna M. The petro-occipital trans-sigmoid approach to the posterolateral skull base: results and indications. Paper presented at the Third Annual Meeting of the North American Skull Base Society, Acapulco, Mexico, February 15–20, 1992

[99] Medina M, Prasad SC, Patnaik U, et al. The effects of tympanomastoid paragangliomas on hearing and the audiological outcomes after surgery over a long-term follow-up. Audiol Neurootol,2014,19(5):342–350

[101] Michaels L. An epidermoid formation in the developing middle ear: possible source of cholesteatoma. J Otolaryngol, 1986,15(3):169–174

[102] Morimitsu T, Nagai T, Nagai M, et al. Pathogenesis of cholesteatoma based on clinical results of anterior tympanotomy. Auris Nasus Larynx,1989,16 Suppl 1:S9–S14

[103] Nadol JB, Jr. Causes of failure of mastoidectomy for chronic otitis media. Laryngoscope,1985,95(4):410–413

[104] Nager GT. Pathology of the Ear and Temporal Bone. Baltimore, MD: Williams and Wilkins,1993

[105] Naguib MB, Aristegui M, Saleh E, et al. Surgical anatomy of the petrous apex as it relates to the enlarged middle cranial fossa approaches. Otolaryngol Head Neck Surg, 1994, 111(4):488–493

[106] Naguib MB, Aristegui M, Saleh E, et al.Surgical management of epitympanic cholesteatoma with intact ossicular chain: the modified Bondy technique. Otolaryngol Head Neck Surg,1994,111(5):545–549

[107] Nakano Y. Cholesteatoma surgery and mastoid obliteration// Nakano Y. Cholesteatoma and Mastoid Surgery. Amsterdam: Kugler,1993:769–773

[108] Neely JG, Alford BR. Facial nerve neuromas. Arch Otolaryngol, 1974,100(4):298–301

[109] Omran A, De Denato G, Piccirillo E, et al. Petrous bone cholesteatoma: management and outcomes. Laryngoscope,2006,116(4):619–626

[110] Palva T. Reconstruction of ear canal and middle ear in chronic otitis. Acta Otolar-yngol Suppl,1964,188 suppl: 188–, 228

[111] Palva T, Mäkinen J. The meatally based musculoperiosteal flap in cavity obliteration. Arch Otolaryngol, 1979, 105(7): 377–380

[112] Palva T, Palva A, Kärjä J. Cavity obliteration and ear canal size. Arch Otolaryngol, 1970,92(4):366–371

[113] Pandya Y, Piccirillo E, Mancini F,et al. Management of complex cases of petrous bone cholesteatoma. Ann Otol Rhinol Laryngol,2010,119(8):514–525

[114] Paparella MM, Jung TTK. Intact bridge tympanomastoidectomy (I.B.M.)–combining essential features of open vs. closed procedures. J Laryngol Otol, 1983, 97(7): 579–585

[115] Paparella MM, Jung TTK. Intact-bridge tympanomastoidectomy. Otolaryngol Head Neck Surg, 1984, 92(3):334–338

[116] Paparella MM, Shumrick DA. Otolaryngology. Philadelphia, PA: Saunders, 1988,3

[117] Pellet W, Cannoni M, Pech A. The widened transcochlear approach to jugular foramen tumors. J Neurosurg,1988, 69(6):887–894

[118] Piazza P, Di Lella F, Bacciu A, et al.Preoperative protective stenting of the internal carotid artery in the management of complex head and neck paragangliomas: long-term results. Audiol Neurootol,2013,18(6):345–352

[119] Piccioni L, Piccirillo E, Falcioni M, et al. Middle ear cholesteatoma in children. Proceedings of the Sixth International Conference on Cholesteatoma and Ear Surgery,Cannes, France, June 29–July 2, 2000. Label Production

[120] Plester D. Tympanic membrane homografts in ear surgery. Acta Otorhinolaryngol Belg,1970,24(1):34–37

[121] Portmann M. The Ear and Temporal Bone. New York: Masson, 1979

[122] Prasad SC, Shin SH, Russo A, et al. Current trends in the management of the complications of chronic otitis media with cholesteatoma. Curr Opin Otolaryngol Head Neck Surg,2013,21(5):446–454

[123] Prasad SC, D'Orazio F, Medina M, et al. State of the art in temporal bone malignancies. Curr Opin Otolaryngol Head Neck Surg,2014,22(2):154–165

[124] Prasad SC, Mimoune HA, D'Orazio F, et al. The role of wait-and-scan and the effcacy of radiotherapy in the treatment of temporal bone paragangliomas. Otol Neurotol,2014,35(5):922–931

[125] Prasad SC, Mimoune HA, Khardaly M P, et al. Strategies and long-term outcomes in the surgical management of tympanojugular paragangliomas. Head Neck,2016,38(6): 871–885

[126] Prasad SC, Giannuzzi A, Nahleh EA, et al. Is endoscopic ear surgery an alternative to the modified Bondy technique for limited epitympanic cholesteatoma? Eur Arch Otorhin olaryngol,2016,273(9):2533–2540

[127] Proctor B. Surgical anatomy of the posterior tympanum. Ann Otol Rhinol Laryngol, 1969,78(5):1026–1040

[128] Proctor B. Surgical Anatomy of the Ear and Temporal Bone. Stuttgart: Thieme,1989

[129] Rambo JHT. A new operation to restore hearing in conductive deafness of chronic uppurative origin. AMA Arch Otolaryngol, 1957,66(5):525–532

[130] Rambo JHT. Musculoplasty for restoration of hearing in chronic suppurative ears. Arch Otolaryngol, 1969, 89(1): 184–190

[131] Rhoton AL, Jr, Buza R. Microsurgical anatomy of the jugular foramen. J Neurosurg, 1975,42(5):541–550

[132] Rhoton AL Jr, Pulec JL, Hall GM, et al.Absence of bone over the geniculate ganglion. J Neurosurg, 1968,28(1):48–53

[133] Russo A, Taibah A, Landolfi M, et al. Congenital cholesteatoma. Proceedings of the Fourth International Conference on Cholesteatoma and Mastoid Surgery, Niigata, Japan, September 8–12, 1992. Amsterdam: Kugler Publications

[134] Russo A, Taibah AK, De Donato G, et al.Congenital cholesteatomas: A different experience. Proceedings of the Fifth International Conference on Cholesteatoma and Mastoid Surgery,Alghero-Sardinia, Italy,September 1–6, 1996. Rome: CIC Edizioni Internazionali

[135] Sadè J. Postoperative cholesteatoma recurrence//McCabe BF, Sadè J, Abramson M. Cholesteatoma: First International Conference. Birmingham, AL: Aesculapius, 1977: 284–289

[136] Sadè J. Secretory Otitis Media and Its Sequelae. New York: Churchill Livingstone,1979

[137] Saleh EA, Aristegui M, Taibah AK, et al. Management of the high jug-ular bulb in the translabyrinthine approach. Otolaryngol Head Neck Surg,1994a,110(4):397–399

[138] Saleh EA, Taibah AK, Achilli V, et al. Posterior fossa meningioma: surgical strategy. Skull Base Surg, 1994b, 4(4): 202–212

[139] Saleh E, Achilli V, Naguib M, et al. Facial nerve neuromas: diagnosis and manage-ment. Am J Otol, 1995a,16(4):521–526

[140] Saleh E, Naguib M, Aristegui M, et al.Lower skull base: anatomic study with surgical implications. Ann Otol Rhinol Laryngol,1995b,104(1):57–61

[141] Saleh E, Naguib M, Aristegui M, et al. Surgical anatomy of the jugular foramen area//Mazzoni A, Sanna M, eds. Skull Base Surgery Update. Vol,1. Amsterdam: Kugler,1995c:3–8

[142] Samii M, DrafW. Surgery of the Skull Base. Berlin: Springer, 1989

[143] Sanna M. Anatomy of the posterior mesotympanum//Zini C, Sheehy JL, Sanna M, eds. Microsurgery of Cholesteatoma of the Middle Ear. Milan: Ghedini,1980:69–73

[144] Sanna M. Ossicular chain reconstruction in closed tympanoplasties//Zini C, Sheehy JL, Sanna M, eds. Microsurgery of Cholesteatoma of the Middle Ear. Milan: Ghedini, 1980:91–96

[145] Sanna M. Congenital cholesteatoma of the middle ear//Zini C, Sheehy JL, Sanna M, eds. Microsurgery of Cholesteatoma of the Middle Ear. Milan: Ghedini, 1980: 149–156

[146] Sanna M. Cholesteatoma in children (Experience of 2nd ENT clinic of Parma)//Zini C, Sheehy JL, Sanna M, eds. Microsurgery of Cholesteatoma of the Middle Ear. Milan: Ghedini,1980:157–160

[147] Sanna M. Proceedings of the Fifth International Conference on Cholesteatoma and Mastoid Surgery,Alghero-Sardinia, Italy,September 1–6, 1996. Rome: CIC Edi-zioni Internazionali

[148] Sanna M, Magnani M, Gamoletti R. Ossicular chain reconstruction with plastipore prostheses. Am J Otol, 1981, 2(3):225–229

[149] Sanna M, Mazzoni A. The modified transcochlear approach to the tumors of the petroclival area and prepontine cistern. Paper presented at the Third Annual Meeting of the North American Skull Base Society,Acapulco, Mexico, February 15–20,1992

[150] Sanna M, Zini C, Scandellari R, et al. Residual and recurrent cholesteatoma in closed tympanoplasty. Am J Otol,1984,5(4): 277–282

[151] Sanna M, Zini C. "Congenital cholesteatoma" of the middle ear. A report of 11 cases. Am J Otol,1984,5(5):368–373

[152] Sanna M, Gamoletti R, Magnani M, et al. Failures with Plasti-Pore ossicu-lar replacement prostheses. Otolaryngol Head Neck Surg,1984,92(3):339–341

[153] Sanna M. Management of labyrinthine fistulae//Marquet J, ed. Surgery and Pathology of the Middle Ear. Boston, MA: Martinus Niihoff,1985

[154] Sanna M, Gamoletti R, Scandellari R, et al. Autologous fitted incus versus Plastipore PORP in ossicular chain reconstruction. J Laryngol Otol,1985,99(2):137–141

[155] Sanna M, Gamoletti R, Bortesi G, et al. Posterior canal wall atrophy after intact canal wall tympanoplasty. Am J Otol,1986,7(1):74–75

[156] Sanna M, Zini C, Gamoletti R, et al. Prevention of recurrent cholesteatoma in closed tympanoplasty. Ann Otol Rhinol Laryngol,1987a,96(3, Pt 1):273–275

[157] Sanna M, Zini C, Gamoletti R, et al. The surgical management of childhood cholesteatoma. J Laryngol Otol,1987b,101(12): 1221–1226

[158] Sanna M, Zini C, Gamoletti R, et al. Surgical treatment of cholesteatoma in children. Adv Otorhinolaryngol,1987c, 37:110–116

[159] Sanna M, Zini C, Bacciu S, et al. Surgery for cholesteatoma in children. Proceedings of the Third International Conference on Cholesteatoma and Mastoid Surgery, Copenhagen, Denmark,June 5–9, 1988. Amsterdam: Kugler & Ghedini Publications

[160] Sanna M, Zini C, Gamoletti R, et al.Closed versus open technique in the management of labyrinthine fistulae. Am J Otol,1988,9(6):470–475

[161] Sanna M, Zini C, Gamoletti R, et al.Primary intratemporal tumours of the facial nerve: diagnosis and treatment. J

Laryngol Otol,1990,104(10):765–771

[162] Sanna M, Shea CM, Gamoletti R, et al. Surgery of the 'only hearing ear' with chronic ear disease. J Laryngol Otol,1992,106(9):793–798

[163] Sanna M, Zini C, Bacciu S, et al. Management of labyrinthine fistula. Proceedings of the Fourth International Conference on Cholesteatoma and Mastoid Surgery, Niigata, Japan, September 8–12, 1993. Amsterdam: Kugler Publications

[164] Sanna M, Zini C, Gamoletti R, et al. Petrous bone cholesteatoma. Skull Base Surg,1993,3(4):201–213

[165] Sanna M, Mazzoni A, Saleh EA, et al.Lateral approaches to the median skull base through the petrous bone: the system of the modified transcochlear approach. J Laryngol Otol,1994,108(12):1036–1044

[166] Sanna M, Mazzoni A, Taibah A, et al.The modified transco-chlear approaches to the skull base: results and indications//Mazzoni A, Sanna M, eds. Skull Base Surgery Update. Vol. 1. Amsterdam: Kugler,1995a:315–323

[167] Sanna M, Saleh E, Russo A, et al. Atlas of Temporal Bone and Lateral Skull Base Surgery. Stuttgart: Thieme,1995b

[168] Sanna M Atlas of Acoustic Neurinoma Microsurgery. Stuttgart: Thieme,1998

[169] Sanna M, Russo A, De Donato G, et al. Color Atlas of Otoscopy. Stuttgart: Thieme,1999

[170] Sanna M, Agarwal M, Khrais T, et al.Modified Bondy's technique for epitympanic cholesteatoma. Laryngoscope,2003,113(12):2218–2221

[171] Sanna M, Piazza P, Ditrapani G, et al. Management of the internal carotid artery in tumors of the lateral skull base: preoperative permanent balloon occlusion without reconstruction. Otol Neurotol,2004,25(6):998–1005

[172] Sanna M, Russo A, Khrais T, et al.Canalplasty for severe external auditory meatus exostoses. J Laryngol Otol,2004, 118(8):607–611

[173] Sanna M, De Donato G, Piazza P, et al. Revision glomus tumor surgery. Otolaryngol Clin North Am, 2006, 39(4): 763–782, vii

[174] Sanna M, Khrais T, Mancini F, et al.The Facial Nerve in Temporal Bone and Lateral Skull Base Surgery. Stuttgart: Thieme,2006

[175] Sanna M, Bacciu A, Falcioni M, et al.Surgical management of jugular foramen schwannomas with hearing and facial nerve function preservation: a series of 23 cases and review of the literature. Laryngoscope, 2006, 116(12): 2191–2204

[176] Sanna M, Saleh E, Khrais T et al. Atlas of Microsurgery of the Lateral Skull Base. 2nd ed. Stuttgart: Thieme,2007

[177] Sanna M, Bacciu A, Falcioni M, et al.Surgical management of jugular foramen meningiomas: a series of 13 cases and review of the literature. Laryngoscope, 2007, 117(10): 1710–1719

[178] Sanna M, Bacciu A, Pasanisi E, et al.Posterior petrous face meningiomas: an algorithm for surgical management. Otol Neurotol,2007,28(7):942–950

[179] Sanna M, Bacciu A, Pasanisi E, et al. Chondrosarcomas of the jugular foramen. Laryngoscope, 2008, 118(10):1719–1728

[180] Sanna M, Dispenza F, Flanagan S, et al. Management of chronic otitis by middle ear obliteration with blind sac closure of the external auditory canal. Otol Neurotol, 2008, 29(1):19–22

[181] Sanna M, Fois P, Russo A, et al. Management of meningoencephalic herniation of the temporal bone: Personal experience and literature review. Laryngoscope, 2009, 119(8):1579–1585

[182] Sanna M, Dispenza F, Mathur N, et al. Otoneurological ma-nagement of petrous apex cholesterol granuloma. Am J Otolaryngol,2009,30(6):407–414

[183] Sanna M, Facharzt AA, Russo A, et al. Modified Bondy's technique: refinements of the surgical technique and long-term results. Otol Neurotol,2009,30(1):64–69

[184] Sanna M, Piazza P, De Donato G, et al. Combined endovascular-surgical management of the internal carotid artery in complex tympanojugular paragangliomas. Skull Base, 2009,19(1):26–42

[185] Sanna M, De Donato G, Di Lella F, et al. Nonvascular lesions of the jugular foramen: the gruppo otologico experience. Skull Base,2009,19(1):57–74

[186] Sanna M, Fois P, Pasanisi E, et al.Middle ear and mastoid glomus tumors (glomus tympanicum): an algorithm for the surgical management. Auris Nasus Larynx, 2010, 37(6): 661–668

[187] Sanna M, Pandya Y, Mancini F, et al. Petrous bone cholesteatoma: classification, management and review of the literature. Audiol Neurootol,2011,16(2):124–136

[188] Sanna M, Shin SH, De Donato G, et al. Management of complex tympanojugular paragangliomas including endovascular intervention. Laryngoscope, 2011, 121(7): 1372–1382

[189] Sanna M, Sunose H, Mancini F, et al. Middle Ear and Mastoid Microsur-gery. 2nd ed. Stuttgart: Thieme,2012

[190] Sanna M, Piazza P, Shin S, et al.Microsurgery of Skull Base Paragangliomas. Stuttgart: Thieme,2013

[191] Sanna M, Shin SH, Piazza P, et al. Infratemporal fossa approach type a with transcondylar-transtubercular extension for Fisch type C2 to C4 tympanojugular paragangliomas. Head Neck,2014,36(11):1581–1588

[192] Saunders WH, Paparella MM. Atlas of Ear Surgery. St. Louis, MO: Mosby,1971

[193] Sbaihat A, Bacciu A, Pasanisi E,et al.Skull base chondrosarcomas: surgical treat-ment and results. Ann Otol Rhinol Laryngol, 2013,122(12):763–770

[194] Schuknecht HF. Pathology of the Ear. 2nd ed. Malvern: Lea & Febiger,1993

[195] Schuknecht HF, Gylya JA. Anatomy of the Temporal Bone with Surgical Implications. Philadelphia, PA: Lea and Febiger,1986

[196] Shambaugh GE, Glasscock ME Ⅲ. Surgery of the Ear. 3rd ed. Philadelphia, PA: Saunders,1980

[197] Shaan M, Landolfi M, Taibah A, et al. Modified Bondy technique. Am J Otol,1995,16(5):695–697

[198] Shea JJ, Homsy CA. The use of Proplast TM in otologic surgery. Laryngoscope,1974,84(10):1835–1845

[199] Shea MC Jr, Gardner G, Jr. Mastoid obliteration using homograft bone. Preliminary report. Arch Otolaryngol, 1970, 92(4):358–365

[200] Sheehy JL. Surgery of chronic otitis media//Coates BM, Schenk HD, Miller MV, eds. Otolaryngology. Hagerstown: Prior,1965

[201] Sheehy JL. The intact canal wall technique in management of aural cholesteatoma. J Laryngol Otol,1970a,84(1):1–31

[202] Sheehy JL. Tympanoplasty with mastoidectomy—a reevaluation. Laryngoscope,1970b,80(8):1212–1230

[203] Sheehy JL. Surgery of chronic otitis media// English GM, ed. Otolaryngology. Hagerstown: Harper and Row,1972,2: 1–86

[204] Sheehy JL. Cholesteatoma surgery: canal wall down procedures. Ann Otol Rhinol Laryngol,1988,97(1):30–35

[205] Sheehy JL. Surgery for chronic otitis media//English GM, ed. Otolaryngology. 2nd ed. Philadelphia: Lippincott, 1990, 1:1–86

[206] Sheehy JL, Patterson ME. Intact canal wall tympanoplasty with mastoidectomy. A review of eight years' experience. Laryngoscope,1967,77(8):1502–1542

[207] Sheehy JL, Brackmann DE, Graham MD. Cholesteatoma surgery: residual and recurrent disease. A review of 1,024 cases. Ann Otol Rhinol Laryngol,1977,86(4, Pt1):451–462

[208] Shin SH, Sivalingam S, De Donato G, et al. Vertebral artery involvement by tympanojugular paragangliomas: management and outcomes with a proposed addition to the fisch classification. Audiol Neurootol,2012,17(2):92–104

[209] Shin SH, Piazza P, De Donato G, et al. Management of vagal paragangliomas including application of internal carotid artery stenting. Audiol Neurootol, 2012,17(1):39–53

[210] Sivalingam S, Konishi M, Shin SH, et al.Surgical management of tympanojugular paragangliomas with intradural extension, with a proposed revision of the Fisch classification. Audiol Neurootol,2012,17(4):243–255

[211] Smyth GDL. A preliminary report of a technique in tympanoplasty designed to eliminate the cavity problem. J Laryngol Otol,1962,76:460–463

[212] Smyth G. Combined approach tympanoplasty. Arch Otolaryngol,1969,89(2):250–251

[213] Smyth GD, Dowe AC. Cartilage canalplasty. Laryngoscope, 1971,81(5):786–792

[214] Taibah A, Russo A, Landolfi M, et al.Open technique in cholesteatoma. Proceedings of the Fourth International Conference on Cholesteatoma and Mastoid Surgery, Niigata, Japan,September 8–12, 1993. Amsterdam: Kugler Publications

[215] Taibah A, Russo A, Caylan R, et al.Canal wall down procedures: Causes of failure and pitfalls. Proceedings of the Fifth International Conference on Cholesteatoma and Mastoid Surgery,Alghero-Sardinia, Italy: September 1–6, 1996. Rome: CIC Edizioni Internazionali

[216] Takahashi S, Nakano Y. Tympanoplasty with mastoid obliteration using hydroxyapatite granules//Yanagihara N, Suzucki Y, eds. Transplants and Implants in Otology. Amsterdam: Kugler,1992,159–163

[217] Tos M. Obliteration of the cavity in mastoidectomy. Acta Otolaryngol,1969,67(5):516–520

[218] Tos M. Pathogenesis and pathology of chronic secretory otitis media. Ann Otol Rhinol Laryngol Suppl,1980,89(3, Pt 2):91–97

[219] Tos M. Modification of combined-approach tympanoplasty in attic cholesteatoma. Arch Otolaryngol, 1982, 108(12): 772–778

[220] Tos M. Manual of Middle Ear Surgery. Approaches. Myringoplasty. Ossiculoplasty. Tympanoplasty. Stuttgart: Thieme,1993,1

[221] Tos M. Manual of Middle Ear Surgery. Mastoid Surgery and Reconstructive Procedures. Stuttgart: Thieme, 1995,2

[222] Tos M. Manual of Middle Ear Surgery. Surgery of the External Auditory Canal. Stuttgart: Thieme,1997,3

[223] Tos M, Lau T. Attic cholesteatoma. Recurrence rate related to observation time. Am J Otol,1988,9(6):456–464

[224] Tos M, Stangerup SE. The causes of asymmetry of the mastoid air cell system. Acta Otolaryngol, 1985, 99(5–6): 564–570

[225] Tos M, Stangerup SE, Andreassen UK. Size of the mastoid air cells and otitis media. Ann Otol Rhinol Laryngol, 1985, 94(4, Pt 1):386–392

[226] Wigand ME, Trillsch K. Surgical anatomy of the sinus epitympani. Ann Otol Rhinol Laryngol, 1973, 82(3):378–383

[227] Wullstein H. The restoration of the function of the middle ear, in chronic otitis media. Ann Otol Rhinol Laryngol,

1956, 65(4):1021–1041

[228] Wullstein HL, Wullstein SR. Tympanoplasty: Osteoplastic Epitympanotomy. Stuttgart: Thieme,1990

[229] Wullstein SR. Osteoplastic epitympanotomy. Ann Otol Rhinol Laryngol,1974,83(5):663–669

[230] Yanagihara N, Gyo K, Sasaki Y, et al. Prevention of recurrence of cholesteatoma in intact canal wall tympanoplasty. Am J Otol,1993,14(6):590–594

[231] Zini C. Homotransplantation de dent en tympanoplastie. Rev Laryngol,1970,91:258–261

[232] Zini C, Sanna M, Jemmi G, Gandolfi A. Transmastoid extralabyrinthine approach in traumatic facial palsy. Am J Otol,1985,6(3):216–221

[233] Zini C, Sanna M, Bacciu S, Delogu P, et al.Molded tympanic heterograft. An eight-year experience. Am J Otol, 1985,6(3): 253–256

[234] Zini C, Sheehy JL, Sanna M. Microsurgery of Cholesteatoma of the Middle Ear. Milan: Ghedini,1993

[235] Zöllner C, Büsing CM. How useful is tricalcium phosphate ceramic in middle ear surgery? Am J Otol,1986,7(4):289–293

[236] Zöllner F. Tympanoplasty//Coates G, Schenck HP, Miller MV. Otolaryngology. Hagerstown: Prior,1959,1

索引

索　引

说明：索引中列出的词为常用词，仅列出名词第一次出现的页码。

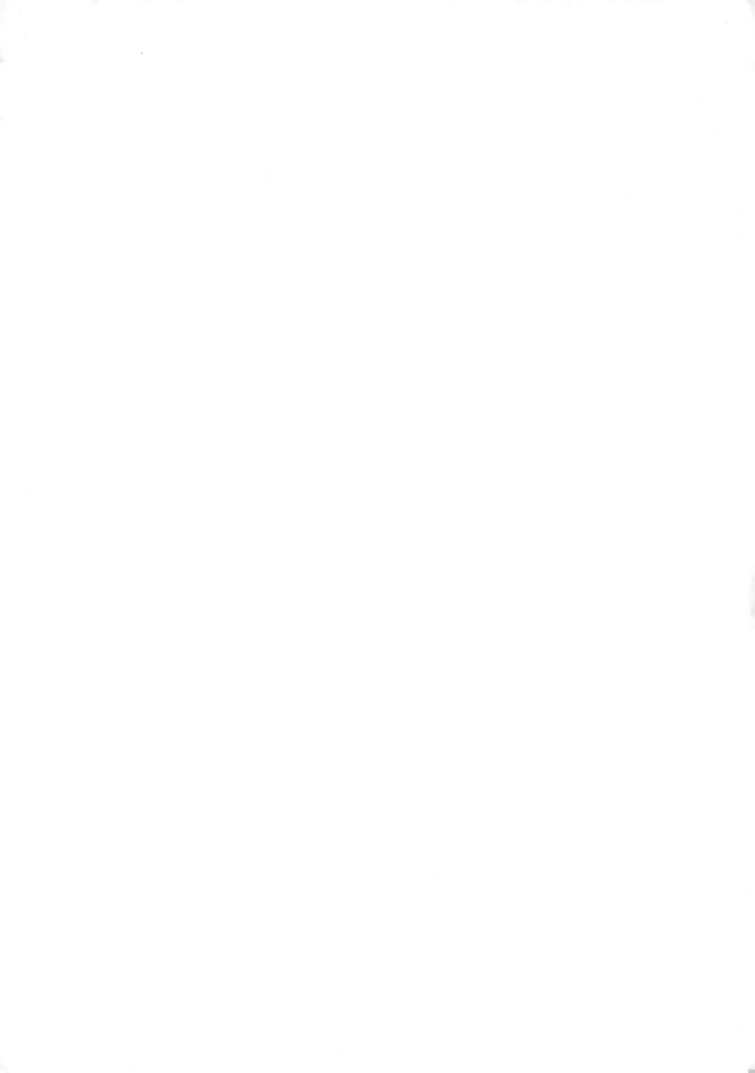